Häusliche Gewalt erkennen
und richtig reagieren

Verlag Hans Huber
Programmbereich Gesundheit

W0105341

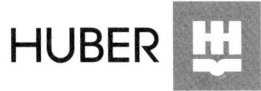

HUBER

Bücher aus verwandten Sachgebieten

Hurrelmann / Klotz / Haisch (Hrsg.)
**Lehrbuch Prävention und
Gesundheitsförderung**
2004. ISBN 978-3-456-84070-3

Hurrelmann / Kolip (Hrsg.)
**Geschlecht, Gesundheit und Krankheit
Männer und Frauen im Vergleich**
2002. ISBN 978-3-456-83691-1

Lorenz-Krause / Uhländer-Masiak (Hrsg.)
**Frauengesundheit
Perspektiven für Pflege- und Gesundheits-
wissenschaften**
2003. ISBN 978-3-456-83674-4

Dutton
**Gewalt gegen Frauen
Diagnostik und Intervention**
2002. ISBN 978-3-456-83633-1

Dreßing / Gass
**Stalking!
Verfolgung, Bedrohung, Belästigung**
2005. ISBN 978-3-456-84196-0

Breakwell
**Aggression bewältigen
Umgang mit Gewalttätigkeit in Klinik,
Schule und Sozialarbeit**
1998. ISBN 978-3-456-83001-8

Aguilera
**Krisenintervention
Grundlagen – Methoden – Anwendung**
2000. ISBN 978-3-456-83255-5

Weitere Informationen über unsere Neuerscheinungen finden Sie im Internet unter
www.verlag-hanshuber.com.

Fachstelle für Gleichstellung Stadt Zürich
Frauenklinik Maternité, Stadtspital Triemli Zürich
Verein Inselhof Triemli, Zürich
(Herausgeber)

Häusliche Gewalt erkennen und richtig reagieren

Handbuch für Medizin, Pflege und Beratung

Konzept und Projektleitung: Martha Weingartner
Redaktion: Katharina Belser

Verlag Hans Huber

Lektorat: Dr. Klaus Reinhardt
Korrektorat: Christina Weiblen
Herstellung: Peter E. Wüthrich
Umschlagillustration: Claudia Labhart
Umschlag: Atelier Mühlberg, Basel
Layout: Focus Grafik, Zürich
Druck und buchbinderische Verarbeitung: AZ Druck und Datentechnik, Kempten
Printed in Germany

Bibliographische Information der Deutschen Bibliothek
Die Deutsche Bibliothek verzeichnet diese Publikation in der Deutschen Nationalbibliographie; detaillierte bibliographische Daten sind im Internet über http://dnb.ddb.de abrufbar.

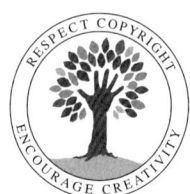

Anregungen und Zuschriften bitte an:
Verlag Hans Huber
Hogrefe AG
Lektorat Medizin/Gesundheit
Länggass-Strasse 76
CH-3000 Bern 9
Tel: 0041 (0)31 300 4500
Fax: 0041 (0)31 300 4593
verlag@hanshuber.com
www.verlag-hanshuber.com

1. Auflage 2007
© 2007 by Verlag Hans Huber, Hogrefe AG, Bern
ISBN 978-3-456-84424-4

Inhalt

Vorwort der Herausgeberinnen 9

Martha Weingartner

Einleitung 11

Daniela Gloor und Hanna Meier

1. Zahlen und Fakten zum Thema häusliche Gewalt 15
1.1 Was wird unter häuslicher Gewalt verstanden? 15
1.2 Zahlen zum Ausmass häuslicher Gewalt 18
1.3 Erkenntnisse zu Ursachen und Risikofaktoren 22
1.4 Auswirkungen und Folgen häuslicher Gewalt 24
1.5 Schluss 32

Annina Truninger

2. Was Gesundheitsfachleute gegen häusliche Gewalt tun können 35
2.1 Einleitung 35
2.2 Gesundheitliche Folgen von häuslicher Gewalt 36
2.3 Welche Berufsgruppen des Gesundheitswesens sind mit
     häuslicher Gewalt konfrontiert? 38
2.4 Was es so schwierig macht, eine Frau zu fragen, ob ihr Partner
     sie misshandelt 40
2.5 Warum es so wichtig ist, Gewalt anzusprechen 41
2.6 Was können MitarbeiterInnen im Gesundheitswesen tun? 43
2.7 Grenzen 45
2.8 Berufliche Schweigepflicht und Anzeigepflicht bzw. -befugnis 46
2.9 Aus- und Weiterbildung 46
2.10 Institutionelle Konzepte zum Umgang mit häuslicher Gewalt 49

Gabriella Schmid

3. Die Situation von Frauen, die Gewalt in der Paarbeziehung erleben . . 51
3.1 Dynamik der Gewalt in Paarbeziehungen 51
3.2 Häusliche Gewalt in Trennungssituationen 53
3.3 Strukturelle Gründe, die eine Trennung erschweren 56

3.4   Zur besondere Situation von Migrantinnen im Kontext
        von häuslicher Gewalt 57
3.5   Häusliche Gewalt als Trauma 59
3.6   Auswirkungen von häuslicher Gewalt auf die Kinder 62

Klaus Mayer

4.   Männer, die Gewalt gegen die Partnerin ausüben 65
4.1   Gewalttäter und Gewalttaten 65
4.2   Ursachen und Bedingungen von Beziehungsgewalt 68
4.3   Der Umgang mit gewalttätig gewordenen Männern 75

Lu Decurtins und Werner Huwiler

5.   Angebote für Täter 83
5.1   Vorgeschichte 83
5.2   Beratung für gewalttätige Männer in der Schweiz 84
5.3   Aktuelle Situation 84

Regula Flury

6.   Grundsätze der Beratung gewaltbetroffener Frauen 87
6.1   Der Auftrag der Fachleute im Gesundheitswesen 87
6.2   Prinzipien der Beratung und der Krisenintervention 88
6.3   Interventionen, die vermieden werden sollen 91
6.4   Auf häusliche Gewalt spezialisierte Stellen 93

Silvia Tschupp

7.   Schutz der Kinder bei häuslicher Gewalt 95

Barbara Ingenberg und Matthias Hagner

8.   Männer, die Opfer von Gewalt in Paarbeziehungen werden 99
8.1   Erfahrungen aus der Beratungspraxis 99
8.2   Geschlechtsspezifische Aspekte in der Beratung 102
8.3   Ausblick 104

Cornelia Kranich Schneiter

9.   Rechtliche Interventionsmöglichkeiten 105
9.1   Beweissicherung und deren Bedeutung 105

9.2 Rechtliche Interventionen zum kurzfristigen, unmittelbaren
Schutz in akuten Gewaltsituationen 113

9.3 Rechtliche Interventionen zum mittel- bis langfristigen Schutz:
Trennung oder weiteres Zusammenleben? 116

9.4 Schutz der Kinder 124

9.5 Spezialfragen 125

Marlene Eggenberger

10. Interventionsprojekte gegen häusliche Gewalt 129

10.1 Entstehungsgeschichte und Zielsetzungen der Interventions-
projekte und -stellen 129

10.2 Kooperationsbündnisse gegen häusliche Gewalt 130

10.3 Rechtliche Entwicklungen auf kantonaler Ebene:
neue Gesetze erleichtern die Intervention 131

10.4 Gesetzesänderung als Normverdeutlichung auf Bundesebene 132

10.5 Schlussfolgerung 133

Sandra Fausch und Andrea Wechlin

11. Anleitungen für das Vorgehen im Gesundheitsbereich 135

11.1 Einleitung 135

11.2 Häusliche Gewalt als Krankheitsursache erkennen 136

11.3 Häusliche Gewalt als mögliche Krankheitsursache ansprechen 142

11.4 Umgang mit gewaltbetroffenen Frauen in verschiedenen Kontexten . . . 152

11.5 Dokumentation von Verletzungen und Folgen häuslicher Gewalt 159

11.6 Schutz und Sicherheit der Patientin haben oberste Priorität 164

11.7 Möglichkeiten und Grenzen im Umgang mit
gewaltbetroffenen Frauen 165

11.8 Schlusswort 168

Dokumentationsbogen Häusliche Gewalt (Mustervorlage) 169

Beispiel eines Sicherheitsplanes 173

Franziska Greber

12. Barrieren beim Erkennen und Handeln 175

12.1 Einleitung 175

12.2 Beziehungskonflikt oder häusliche Gewalt? 175

12.3 Macht, Abhängigkeit und Gewalt 176

12.4 Verbreitete Fehleinschätzungen und ihre Konsequenzen 177

12.5 Was Frauen hindert, Hilfsangebote anzunehmen und
sich vom Täter zu lösen. 178
12.6 Täter-Opfer-Dynamik und wie Täter eine Intervention zu
verhindern suchen 179
12.7 Umgang mit Ambivalenzen 180
12.8 Barrieren und Abwehrreaktionen auf Seiten der Helfenden 182
12.9 Institutionelle Schwierigkeiten 183
12.10 Warum das Handeln von Gesundheitsfachpersonen so wichtig ist 185

Vreni Bänziger, Barbara Bass, Marlene Fleischli,
Anatinna Trionfini und Martha Weingartner

13. **Ein Spital wird aktiv**
Das Projekt «Häusliche Gewalt – wahrnehmen – intervenieren»
in der Frauenklinik Maternité, Sadtspital Triemli Zürich 187
13.1 Geschichte und Initiierung des Projekts 187
13.2 Zielsetzungen des Projekts 189
13.3 Vorgehen und Projektstruktur 190
13.4 Wie nehmen die Mitarbeitenden der Frauenklinik Maternité
häusliche Gewalt bei den Patientinnen wahr? 191
13.5 Die Befragung der Patientinnen 193
13.6 Leitlinien zum Vorgehen bei häuslicher Gewalt 197
13.7 Sensibilisierung und Schulung der Mitarbeitenden 202
13.8 Informations- und Öffentlichkeitsarbeit. 206
13.9 Projektabschluss und Verankerung 207
13.10 Schlussfolgerungen und Empfehlungen 208

Barbara Bass, Marlene Fleischli und Pascale Navarra

Fallbeispiel 214

Leitlinien für die Frauenklinik Maternité, Stadtspital Triemli 220

Nützliche Adressen 252

Angaben zu den Autorinnen und Autoren 258

Literatur 261

Stichwortverzeichnis 269

Adressen der Herausgeberinnen 272

Vorwort der Herausgeberinnen

Am Anfang dieses Handbuchs stand ein gemeinsames Projekt der Fachstelle für Gleichstellung der Stadt Zürich und der Frauenklinik Maternité (deren Trägerschaft zu Beginn des Projekts noch der Verein Inselhof Triemli war), das sich zum Ziel setzte, relevante Zahlen zum Thema häusliche Gewalt zu erfassen und den Einfluss häuslicher Gewalt auf den Gesundheitszustand von Frauen zu untersuchen. Dabei war es uns ein Anliegen, nicht nur Daten zu erheben und Fakten zu dokumentieren, sondern gleichzeitig das Thema – sowohl für die Klinikmitarbeitenden als auch für die Patientinnen – zu enttabuisieren und so den Weg zu öffnen, um betroffenen Frauen Hilfe anbieten zu können. Mit Schulungen und detaillierten Leitlinien zum Vorgehen bei häuslicher Gewalt konnten sich die Mitarbeitenden mehr Sicherheit und Kompetenz im Umgang mit häuslicher Gewalt aneignen.

Häusliche Gewalt ist nicht nur ein soziales oder rechtliches Problem, sondern auch ein medizinisches. Sie kann – je nach Art, Intensität und Dauer der erlittenen Gewalt – weitreichende und langfristige gesundheitliche Folgen haben. Das hat die Untersuchung an der Frauenklinik Maternité sehr eindrücklich gezeigt. Häusliche Gewalt muss deshalb als mögliche Ursache von Verletzungen und gesundheitlichen Beschwerden viel stärker einbezogen werden. Fachleute im Gesundheitswesen sind zudem wichtige Ansprechpersonen für gewaltbetroffene Frauen. Dem Gesundheitswesen kommt also eine Schlüsselrolle bei der Bekämpfung der häuslichen Gewalt zu.

Mit diesem Handbuch stellen wir Institutionen und Fachpersonen im Gesundheitsbereich die nötigen Grundlagen zur Verfügung, damit sie häusliche Gewalt erkennen und kompetent dagegen vorgehen können. Ziel ist dabei, die vielfältigen negativen Folgen von häuslicher Gewalt durch frühzeitige und fachgerechte Intervention und Behandlung zu reduzieren.

Martha Weingartner, Mitarbeiterin der Fachstelle für Gleichstellung, war verantwortlich für die Konzeption und Realisierung dieses Handbuchs. Wir danken ihr für die ausgezeichnete Arbeit. Als Expertin zu häuslicher Gewalt konnte sie ausgewiesene Fachleute mit langjähriger Erfahrung als Autorinnen und Autoren gewinnen. Auch ihnen danken wir ganz herzlich. Ein besonderer Dank geht auch an Katharina Belser für die sorgfältige Redaktionsarbeit. Für die finanzielle Unterstützung bedanken wir uns herzlich bei der Dora Maurer Stiftung.

Für die Herausgeberinnen:

Dr. med. Brida von Castelberg
Chefärztin Frauenklinik Maternité, Stadtspital Triemli Zürich

Einleitung

■ Martha Weingartner

Warum ein Handbuch für den Gesundheitsbereich?

In der Arztpraxis, im Spital, in der psychotherapeutischen Praxis, in der Hauspflege – in vielen medizinischen und paramedizinischen Einrichtungen sind Fachleute des Gesundheitswesens mit häuslicher Gewalt konfrontiert. Gemäss Studien sind sie oft die ersten, bei denen Menschen, die Gewalt in Familie oder Partnerschaft erlebt haben, Hilfe suchen. Die Schwelle, sich an die Polizei oder an spezialisierte Stellen zu wenden, ist für viele Gewaltbetroffene deutlich höher. Ausserdem führt Gewalt oft zu Verletzungen und Beschwerden, die behandelt werden müssen. Aber auch bei Menschen, die aus anderen Gründen Institutionen im Gesundheitsbereich aufsuchen, können sensibilisierte Fachpersonen Hinweise auf erlebte Gewalt erkennen und aufnehmen. Das Gesundheitswesen ist deshalb ein wichtiger Ort, um häusliche Gewalt wahrzunehmen und Gewaltopfer zu unterstützen.

Häusliche Gewalt, d. h. Gewalt unter erwachsenen Menschen, die in einer engen sozialen Beziehung stehen, ist heute ein öffentliches Thema und es besteht Einigkeit darüber, dass man etwas dagegen tun muss. Doch im konkreten Einzelfall gibt es viele Hindernisse, die ein Ansprechen und eine Veränderung der Gewaltsituation erschweren. So braucht es Mut, das unangenehme Thema anzusprechen und sich auf Berichte der Opfer über belastende Erlebnisse einzulassen. Es braucht Verständnis für die Situation Gewaltbetroffener, die sich oft schämen oder Angst haben, gegenüber Dritten über ihre Erlebnisse zu sprechen.

Neben Mut und Verständnis ist aber auch Fachwissen nötig, um häusliche Gewalt zu erkennen, sie angemessen anzusprechen, zu dokumentieren und bei Bedarf weitere Schritte einzuleiten. Das vorliegende Handbuch vermittelt eine Fülle von Informationen und Erkenntnissen, die helfen, das komplexe Geschehen bei häuslicher Gewalt besser verstehen und einordnen zu können. Das Handbuch dient sowohl als Nachschlagewerk wie auch als Grundlage für eine intensivere Auseinandersetzung mit dem Thema, insbesondere in Fort- und Weiterbildungen. Praktikerinnen und Praktiker verschiedener Professionen finden darin Hintergrundwissen zur Dynamik häuslicher Gewalt und zu ihren Auswirkungen auf die Betroffenen wie auch ganz konkrete Handlungsanleitungen und Fallbeispiele. Die rechtlichen Informationen sowie die Hinweise zur Beratung zeigen auf, welche Interventionen möglich sind und wie sie gestaltet werden müssen, um weiterer Gewalt vorzubeugen und Opfer in ihrer Eigenständigkeit und Selbstbestimmung zu unterstützen.

Das Handbuch richtet sich an Fachleute, die in weitestem Sinne im Gesundheitswesen tätig sind: Ärztinnen und Ärzte, Pflegefachpersonen, therapeutisch tätige Fachleute, SozialarbeiterInnen und Ausbildungsverantwortliche.

Ganz besonders angesprochen sind auch die Berufsverbände, Ärzteorganisationen, Curriculums-Verantwortliche sowie Führungskräfte in Spitälern. Sie finden in diesem Handbuch Argumente und Grundlagen für die Behandlung des Themas «häusliche Gewalt» in der Aus-, Fort- und Weiterbildung und für den Umgang mit dem Thema auf institutioneller Ebene. Am Beispiel der Frauenklinik Maternité in Zürich wird anschaulich aufgezeigt, wie ein Spital Massnahmen im Bereich häusliche Gewalt entwickeln und verankern kann.

Häusliche Gewalt hat vielfältige Ursachen, die Folgen sind weitreichend und betreffen alle Lebensbereiche. Verschiedene Fachleute sind in ihrer Arbeit damit konfrontiert. Kooperation zwischen den verschiedenen Institutionen und Fachbereichen sowie interdisziplinäre Zusammenarbeit sind wichtige Voraussetzungen, um häusliche Gewalt zu stoppen und Opfer zu schützen. Damit dies gelingt, muss sich jede Berufsgruppe des eigenen Auftrags bewusst sein und über die nötigen Kenntnisse verfügen. Nur mit vielfältigen und koordinierten Massnahmen kann häusliche Gewalt längerfristig vermindert werden.

Häusliche Gewalt – vom privaten zum gesellschaftlichen Problem

Häusliche Gewalt ist kein neues Phänomen. In früheren Jahrhunderten war es dem Ehemann und Vater sogar erlaubt, seine Ehefrau und die Kinder zu schlagen. Lange Zeit wurde Gewalt innerhalb der Familie als weniger schlimm eingestuft als Gewalt ausserhalb von Paarbeziehungen und Familien. Häusliche Gewalt wurde – und wird zum Teil heute noch – als etwas Privates betrachtet, in das der Staat und auch das Umfeld sich nicht einmischen sollte. Diese Form der Gewalt war demzufolge lange Zeit nicht Gegenstand von Debatten über Menschenrechte und Sicherheit. Ebensowenig befasste sich die Forschung mit häuslicher Gewalt, und es gab keine rechtlichen Bestimmungen, die vor häuslicher Gewalt schützen und diese bestrafen sollten. Im Gegenteil: Häusliche Gewalt wurde tabuisiert, ihr Ausmass nicht wahrgenommen.

In den 70er-Jahren des letzten Jahrhunderts hat die Frauenbewegung erstmals öffentlich auf die Gewalt aufmerksam gemacht, die zuhause hinter verschlossenen Türen von Männern gegenüber ihren Frauen ausgeübt wird. Es entstanden die ersten Frauenhäuser, die gewaltbetroffene Frauen und ihren Kindern Zuflucht und Unterstützung boten. Doch in der breiten Öffentlichkeit wurde das Problem noch während Jahren weitgehend verdrängt.

Erst in den 1990er-Jahren wurde eine neue Debatte zum öffentlichen Umgang mit dieser Form der Gewalt eingeleitet und die Verantwortung des Staates für den Schutz der Bürgerinnen und Bürger vor jeder Form von Gewalt, also auch vor Gewalt in der Privatsphäre, eingefordert. Internationale Organisationen wie die Vereinten Nationen, die Weltgesundheitsorganisation WHO und die Weltbank erstellten Berichte über das Ausmass von Gewalt gegen Frauen und forderten die Staaten auf, Massnahmen zu deren Verhinderung zu treffen. Die WHO fordert seit 1996, diesem Thema im Gesundheitswesen Priorität einzuräumen.

Bei den ersten Interventionsprojekten, die Mitte der 1990er-Jahre auch in der Schweiz im Aufbau waren, stand die Verbesserung der rechtlichen Situation von Opfern von häuslicher Gewalt im Zentrum. Polizei und Justiz sollten die bestehenden Grundlagen konsequent nutzen, um häusliche Gewalt zu stoppen und die Opfer besser zu schützen. Ein wichtiges Anliegen der Interventionsprojekte war von Anfang an, häusliche Gewalt mit verschiedenen ineinander greifenden Massnahmen zu vermindern, Massnahmen, die bei Opfern und Tätern ansetzen und nebst rechtlichen Konsequenzen auch längerfristige Beratung und Unterstützung beinhalten. Die Koordination und die Zusammenarbeit zwischen Opfer-Beratungsstellen, Polizei und Justiz wurde stark gefördert und hat zu wesentlichen Verbesserungen geführt. Gleichzeitig wurden Gesetzesänderungen vorangetrieben. Seit dem 1. April 2004 ist häusliche Gewalt in der Schweiz ein Offizialdelikt. Das heisst, dass viele Delikte im häuslichen Bereich, die früher nur auf Antrag des Opfers geahndet wurden, heute von der Polizei und den Strafverfolgungsbehörden verfolgt werden müssen. Dies ist ein deutliches Zeichen, dass der Staat seine Verantwortung bei der Bekämpfung der häuslichen Gewalt wahrnehmen will.

Die Frauenbewegung der 70er-Jahre des letzten Jahrhunderts sowie die feministische Forschung waren in ihren Analysen zum Schluss gekommen, dass Gewalt gegen Frauen auf dem ungleichen Geschlechterverhältnis beruht, das Frauen eine untergeordnete Stellung zuweist. Die Gewalt gegen Frauen sei einerseits Ausdruck dieser Geschlechterhierarchie und diene zugleich dazu, diese weiterhin aufrechtzuerhalten. Diese Analyse hat nach wie vor ihre Gültigkeit. In den letzten Jahren hat in Forschung und Praxis jedoch eine Erweiterung der Sichtweise stattgefunden. Die Geschlechterfrage wird zwar weiterhin als zentraler Faktor bei der Entstehung und Aufrechterhaltung von häuslicher Gewalt betrachtet, doch ist sie nicht mehr allein massgebend. Nach und nach werden weitere Risikofaktoren sowie individuelle und gesellschaftliche Voraussetzungen und Zusammenhänge einbezogen.

Durch diese erweiterte Betrachtungsweise sind auch Opfer ins Blickfeld gerückt, die bisher noch wenig im Zentrum standen: Kinder als Zeugen und Mitbetroffene von häuslicher Gewalt sowie männliche Opfer. Gewalt in homosexuellen Beziehungen wird thematisiert und macht deutlich, dass häusliche Gewalt nicht nur zwischen Männern und Frauen stattfindet, sondern in allen nahen Beziehungen, in denen Abhängigkeiten und Machtunterschiede hergestellt und ausgenutzt werden können. Differenzierte Analysen, die mitbetroffene Kinder, Männer als Opfer oder Frauen als Täterinnen im Fokus haben, liegen allerdings erst wenige vor, Konzepte und Massnahmen sind noch kaum entwickelt. Im vorliegenden Handbuch kann daher auf diese Gruppen von Betroffenen nur teilweise eingegangen werden.

Häusliche Gewalt abbauen – ein wichtiges Ziel der Fachstelle für Gleichstellung

Die Fachstelle für Gleichstellung hat im Jahre 1996 zusammen mit der Fachstelle Opferhilfe des Sozialdepartements der Stadt Zürich im Auftrag des Zürcher Stadtrates das Zürcher Interventionsprojekt (ZIP) aufgebaut. Das ZIP bewirkte unter anderem ein neues Einsatzkonzept der Stadtpolizei bei häuslicher Gewalt, die heute nach dem Grundsatz «Ermitteln statt Vermitteln» handelt und dem Opferschutz hohe Priorität gibt. Ein neues Beratungsangebot für gewaltbetroffene Frauen wurde geschaffen und ein Lernprogramm für Gewalt ausübende Männer aufgebaut. Ebenso wichtig war die Verbesserung der Zusammenarbeit zwischen den verschiedenen Institutionen, die sich mit häuslicher Gewalt befassen.

Da die verschiedenen Institutionen des Gesundheitswesen wie erwähnt bei häuslicher Gewalt oft als Erste involviert sind, beschloss die Fachstelle für Gleichstellung, ihre Tätigkeit im Schwerpunkt häusliche Gewalt auf den Gesundheitsbereich zu fokussieren. Sie setzte sich zum Ziel, genauere Daten über das Vorkommen und den Umgang mit häuslicher Gewalt im Gesundheitsbereich zu erheben. Die Erkenntnisse aus dieser Forschung sollten in praxisnahe Massnahmen umgesetzt werden. In der Frauenklinik Maternité konnte ein Spital gefunden werden, das bereit war, zusammen mit der Fachstelle für Gleichstellung ein Forschungs- und Praxisprojekt auszuarbeiten und durchzuführen. Das Projekt in der Frauenklinik Maternité und die daraus gewonnenen Erkenntnisse werden im letzten Kapitel dieses Handbuchs ausführlich vorgestellt.

Das vorliegende Handbuch gibt Einblick in das heute verfügbare Wissen aus Forschung und Praxis im Bereich häusliche Gewalt gegen Frauen. Fachleute im Gesundheitsbereich erhalten ein fundiertes und breit abgestütztes Instrumentarium, um häusliche Gewalt als Gesundheitsproblem zu erkennen, zu behandeln und an der Prävention dieser Form von Gewalt mitzuwirken.

Die Autorinnen und Autoren dieses Handbuchs sind grösstenteils Praktikerinnen und Praktiker, die sich zum Teil seit Jahrzehnten vertieft mit der Thematik der häuslichen Gewalt befassen. In diesem Handbuch geben sie ihr Wissen weiter mit dem Ziel, dass Opfer von häuslicher Gewalt immer häufiger auf Unterstützung und kompetente Hilfe zählen können. Dies ist das Fundament, auf dem Veränderungen in individueller wie auch in gesellschaftlicher Hinsicht stattfinden können – auf dem Weg zu einer gewaltfreieren Beziehung zwischen den Geschlechtern.

1. Zahlen und Fakten zum Thema häusliche Gewalt

■ Daniela Gloor und Hanna Meier

1.1 Was wird unter häuslicher Gewalt verstanden?

Der Begriff «häusliche Gewalt» wird erst seit einigen Jahren verwendet. In den 1980er-Jahren, als das Thema Gewalt gegen Frauen von der Neuen Frauenbewegung aufgegriffen wurde und die ersten Frauenhäuser oder Häuser für misshandelte Frauen entstanden, lag der Fokus auf «Männergewalt gegen Frauen» beziehungsweise auf der «Misshandlung von Frauen». Die Rede war auch von «geschlagenen Frauen». Ab Mitte der 1990er-Jahre hat sich der Sprachgebrauch verändert. Heute wird vorwiegend von «häuslicher Gewalt», «Gewalt in Ehe und Partnerschaft» oder von «Gewalt im sozialen Nahraum» gesprochen. Ausschlaggebend für diese Entwicklung sind verschiedene Faktoren:

- Frauenhäuser und Frauenberatungsstellen nahmen sich als Erste vertieft und fundiert des Themas an. Zu ihrer Klientel gehören Frauen und ihre Kinder, die von Gewalt betroffen sind. Mittlerweile kümmern sich weitere private und öffentliche Institutionen um das Thema: Polizei, Justiz, Sozialarbeit, Gesundheitswesen, Vormundschaftsbehörde etc. Diese Institutionen sehen sich in ihrer Arbeit mit weiblichen und männlichen Opfern konfrontiert. Deshalb ist es für diese Stellen wichtig, mit einem neutraleren Begriff arbeiten zu können.
- Die neuere Entwicklung weg von der isolierten Einzelarbeit der Institutionen hin zu einer vermehrten Zusammenarbeit der Stellen, die mit dem Problem konfrontiert sind, hat zur Herausbildung eines eingängigen Begriffs beigetragen. Die Klärung, was das gemeinsame Thema ist, ermöglicht eine Verständigung zwischen diesen Institutionen und konstruktive Kooperationen. Mit dem Begriff «häusliche Gewalt» wurde ein gemeinsamer Nenner gefunden, der verschiedene Situationen beinhalten kann.
- Nachdem Gewalt gegen Frauen institutionell zum Thema geworden war, wurde in der öffentlichen und politischen Diskussion der 1990er-Jahre Kritik laut, nicht nur Frauen, sondern auch Männer würden in nahen Beziehungen Gewalt erleben. Der Begriff «häusliche Gewalt» kann auch als Zugeständnis an diese Kritik gelesen werden. Er berücksichtigt darüber hinaus die Tatsache, dass Kinder und Jugendliche häufig direkt oder indirekt von Gewalt (mit)betroffen sind.

Der Begriff «häusliche Gewalt» trägt den genannten Anliegen und Entwicklungen Rechnung und hat sich in der gesellschaftlichen und institutionellen Auseinandersetzung als übergreifende Problembezeichnung weitgehend etabliert. Wenn von häuslicher Gewalt die Rede ist, sind damit verschiedene Gewaltformen angesprochen. Häusliche Gewalt kann sowohl physische, psychische als auch sexuelle Gewalt sein; aber auch soziale Gewalt, wie zum Beispiel das Verbieten von Kontakten, ökonomische Gewalt und Stalking (das wiederholte, zwanghafte Verfolgen, Belästigen und Terrorisieren einer Person), wird zu den Formen häuslicher Gewalt gerechnet.

An der Tatsache, dass in erster Linie Frauen von häuslicher Gewalt betroffen sind, hat sich in dieser ganzen Zeit, in der das Thema diskutiert, hinterfragt und teilweise breiter gefasst wurde, nichts geändert (vgl. 1.2 Zahlen zum Ausmass häuslicher Gewalt). Die Auseinandersetzungen in Praxis und Forschung haben aber zu Definitionen geführt, die umfassender sind und mehr Konstellationen von Opfern und TäterInnen beinhalten, als dies früher der Fall war.

Folgende **wissenschaftliche Definitionen** häuslicher Gewalt oder von Gewalt im sozialen Nahraum sind heute gebräuchlich:[1]

- Gewalt im sozialen Nahraum umfasst schädigende interpersonale Verhaltensweisen, intendiert oder ausgeübt in sozialen Situationen, die bezüglich der beteiligten Individuen durch Intimität und Verhäuslichung gekennzeichnet sind (Godenzi, 1993).
- Häusliche Gewalt umfasst jede Verletzung der körperlichen oder seelischen Integrität einer Person, die unter Ausnutzung eines Machtverhältnisses durch die strukturell stärkere Person zugefügt wird (Büchler, 1998).
- Häusliche Gewalt liegt vor, wenn Personen innerhalb einer bestehenden oder aufgelösten familiären, ehelichen oder eheähnlichen Beziehung physische, psychische oder sexuelle Gewalt ausüben oder androhen (Schwander, 2003).

Aus dem Kontext der **Praxis** seien, beispielhaft, die Definitionen häuslicher Gewalt erwähnt, die das Interventionsprojekt Halt-Gewalt in Basel mit der Polizei des Kantons Basel-Stadt erarbeitet hat, sowie die Definition, die im Projekt der Frauenklinik Maternité des Stadtspitals Triemli und der Fachstelle für Gleichstellung der Stadt Zürich verwendet wird.

Die Definition von Halt-Gewalt in Basel lautet:
Häusliche Gewalt ist angedrohte oder ausgeübte psychische, physische oder sexuelle Gewalt
- unter hetero- oder homosexuellen Paaren in ehemaligen oder bestehenden partnerschaftlichen Beziehungen
- unter Geschwistern

---

1   Quelle: www.against-violence.ch/d/themen.htm: «Gewaltbegriffe» (Factsheet 4; Zugriff: 9. Juni 2006)

- zwischen Eltern und Kind
- zwischen Verwandten bzw. Bekannten einer Partei des Paares und
  der anderen Partei des Paares (bestehend oder ehemalig, zum Beispiel:
  der Exfreund der Partnerin gegenüber dem neuen Freund)

wenn
- die Gewalt im Zusammenhang mit der bestehenden oder aufgelösten
  Beziehung geschieht

unabhängig davon, ob die beiden Beteiligten je zusammengelebt haben oder zusammenleben.

Die **Definition der Frauenklinik Maternité und der Fachstelle für Gleichstellung Stadt Zürich** lautet:

Häusliche Gewalt ist Gewalt unter erwachsenen Menschen, die in einer engen sozialen Beziehung stehen oder standen. Das bedeutet in den meisten Fällen eine Partnerschaft oder eine Verwandtschaftsbeziehung. Der Begriff Gewalt im sozialen Nahraum wird synonym verwendet.

Häusliche Gewalt umfasst folgende Verhaltensweisen:
- Physische Gewalt wie Schlagen, Treten, Würgen, mit einem Gegenstand
  verletzen etc.
- Psychische Gewalt wie Beschimpfen, Erniedrigen, Drohen, für verrückt
  erklären, Kinder als Druckmittel benutzen, Sachen absichtlich beschädigen etc.
- Sexuelle Gewalt wie zu sexuellen Handlungen zwingen, Vergewaltigen etc.
- Soziale Gewalt wie Kontakte verbieten, sozial isolieren, Einsperren etc.
- Ökonomische Gewalt wie Geld entziehen, verbieten oder zwingen zu
  arbeiten etc.

Soziale Gewalt und ökonomische Gewalt sind als Ausformungen psychischer Gewalt zu verstehen. Charakteristisch für diese Verhaltensweisen ist, dass sie darauf abzielen, das Gegenüber zu kontrollieren (kontrollierendes Verhalten) und seinen freien Willen zurückzubinden.

Deutlich wird an den Beispielen, dass wissenschaftliche Definitionen eher kurz und prägnant gehalten sind. Definitionen, die sich in der Praxis bewähren müssen, sind hingegen konkreter und ausführlicher. Sie müssen im konkreten Einzelfall möglichst anschaulich und direkt anwendbar sein.

Die Betroffenheit von Kindern und Jugendlichen kommt in den Definitionen häuslicher Gewalt selten explizit zum Ausdruck. Bislang wird die direkte Betroffenheit von Kindern und Jugendlichen (Kindsmisshandlung und sexuelle Ausbeutung) sowohl juristisch als auch in der sozialwissenschaftlichen Forschung vornehmlich als eigenständiges Problem thematisiert. Ausserdem bleibt oft unbeachtet, dass Kinder und Jugendliche auch indirekt betroffen sein können: Findet in einer Paarbeziehung Gewalt statt, so sind sie als ZeugInnen dieser Gewalt regelmässig mitbetroffen. Dieser problematischen Situation wird in der Forschung erst in jüngerer Zeit vermehrt Aufmerksamkeit geschenkt. Ein neues Handbuch widmet sich den Belangen von Kindern und Jugendlichen im Problembereich «häusliche Gewalt» und bemüht sich um integrative Ansätze (Kavemann & Kreyssig, 2006).

Die Frage, ob jede aggressive Handlung im sozialen Nahraum als häusliche Gewalt zu bezeichnen ist, erfordert eine differenzierte Sichtweise der Thematik. Ein einmaliger Ausbruch, zum Beispiel eine Ohrfeige, darf nicht mit systematischem, wiederholtem oder schwerem Kontroll- und/oder Gewaltverhalten gleichgesetzt werden. Verschiedene Vorschläge gehen deshalb dahin, gewalttätiges Verhalten im Rahmen eines spontanen Konflikts in einer Partnerschaft klar von systematischem Gewalt- und Kontrollverhalten zu unterscheiden (Gloor & Meier, 2003a, S. 535ff.). Mit Gewalt als **spontanem Konfliktverhalten** in der Partnerschaft ist der Sachverhalt angesprochen, dass manche Paare in Konfliktsituationen hin und wieder physisch aggressiv reagieren und gewalttätige Verhaltensweisen anwenden. Auslöser sind Meinungsverschiedenheiten und Uneinigkeiten, wie sie wohl viele Paare kennen. Ein hitziger, verbaler Konflikt entgleitet und es kommt gelegentlich (nicht regelmässig) Gewalt ins Spiel. Bei solchen spontanen Gewalthandlungen ist die Gewalt ausübende Person nicht unbedingt immer dieselbe. Etwas ganz anderes meint der Begriff **systematisches Gewalt- und Kontrollverhalten**, nämlich dass ein Paarteil wiederholt gewalttätig wird, Gewalt ausübt und androht, Einschüchterungen sowie repressive Verhaltensweisen einsetzt und damit die andere Person systematisch in eine unterlegene Position versetzt und ein Klima der Angst und Kontrolle etabliert. Das Ungleichgewicht in der Partnerschaft ist ein wesentlicher Bestandteil dieses Gewalttyps. Physische Übergriffe werden ebenso wie andere Repressionsformen und Einschränkungen des Gegenübers immer wieder zur Herstellung und Aufrechterhaltung der asymmetrischen Positionen eingesetzt.

Als Fazit zur Definitionsfrage lässt sich festhalten, dass heute – je nach Land und Institution, ob in der Praxis oder in der Forschung – mehrere Definitionen mit unterschiedlicher Akzentsetzung nebeneinander existieren. Dies scheint auch gut so, denn nicht alle befassen sich aus der gleichen Perspektive mit den gleichen Problemen. Der Sinn einer Definition ist es, dass alle Mitglieder einer Institution oder eines Kooperationszusammenhangs eine gemeinsame Sicht des Problems teilen. Insgesamt hat die Arbeit an der Frage, was denn genau das Thema sei, in der Praxis wie auch in der Forschung und der Politik zu einer vertieften Sensibilisierung für das Problem der häuslichen Gewalt und den Umgang damit geführt.

1.2 Zahlen zum Ausmass häuslicher Gewalt

Wir stellen im Folgenden eine Auswahl an Untersuchungen vor, die Antworten auf die Frage suchen, wie häufig häusliche Gewalt vorkommt, und wir diskutieren einige Aspekte rund um das Thema. Der Fokus liegt auf nationalen Prävalenzstudien.

Bei der Prävalenz wird danach gefragt, wie häufig das untersuchte Objekt – hier die häusliche Gewalt – in einer Population (untersuchte Gruppe) vorkommt. Im Falle von nationalen Prävalenzstudien wird vorrangig untersucht, wie häufig Erwachsene (Frauen bzw. Frauen und Männer) im betreffenden Land Opfer häuslicher Gewalt werden. Inwiefern Kinder von dieser Gewalt mitbetroffen sind, wird kaum untersucht. Ausnahmen sind Kavemann & Kreyssig (2006) sowie Seith (2006).

Seit den 1990er-Jahren wurden in Europa verschiedene nationale Prävalenzstudien zu häuslicher Gewalt initiiert. Holland ist als Vorreiter zu bezeichnen, diese Untersuchung wurde bereits 1986 durchgeführt. Seit 2000 kamen in verschiedenen Ländern weitere Untersuchungen hinzu und es fand eine Entwicklung der Methodologie statt.

Nationale Studien sind gemäss Martinez et al. (2005) für folgende europäische Länder verfügbar:[2] Holland (1986, 1997, 2002, 2003, 2004), Deutschland (1992, 2003), Schweiz (1994), England und Wales (1995, 2001), Portugal (1995), Island (1996), Finnland (1997), Litauen (1999; 2000), Schweden (1999/2000), und Spanien (1999/2002), Frankreich (2000), Estland (2001) sowie Russland (2002).

1.2.1 Was leisten Prävalenzstudien?

Was ist der Sinn und Zweck solcher Studien? Gerade für Fachleute aus der Praxis, die häufig, vielleicht täglich, mit Opfern häuslicher Gewalt arbeiten, ist es nicht immer einsichtig, weshalb das offensichtliche Vorhandensein des Problems nochmals aufwändig und kostspielig «bewiesen» werden sollte. Mit Blick auf die Öffentlichkeit und die Politik wird jedoch deutlich, dass das, was am einen Ort offenkundig und in seinen Folgen weitreichend zu Tage tritt, am andern Ort noch längst nicht als reales Problem wahrgenommen werden muss. Konkrete Gewaltvorkommnisse werden als Ausnahmen, als Einzelfälle, kurz als so genanntes «Randphänomen» wahrgenommen, das kein gesellschaftliches Handeln und keinen Einsatz öffentlicher Ressourcen erfordert.

Prävalenzstudien sollen hier Abhilfe schaffen. Sie liefern klare Fakten über das Ausmass des Problems für diejenigen, die es aus eigenem Erleben, aus ihrem sozialen Umfeld oder ihrer beruflichen Praxis nicht kennen, die aber – wie die Politik und die Öffentlichkeit – auf entsprechendes Wissen angewiesen sind.[3] Prävalenzstudien haben wesentlich dazu beigetragen, dass das Phänomen der häuslichen Gewalt verstärkt ans Licht gebracht und die Diskussion darüber versachlicht wurde.

Die in den verschiedenen Ländern durchgeführten Prävalenzstudien kommen zu unterschiedlichen Ergebnissen bezüglich der Verbreitung von häuslicher Gewalt. Diese Tatsache gibt immer wieder Anlass zu Kontroversen. Fragen tauchen auf: Ist den

2 Chronologische Aufzählung, in Klammer ist das Erhebungsjahr der Untersuchungen vermerkt.
3 In der öffentlichen Diskussion um Zahlen zu häuslicher Gewalt wird häufig auch auf Polizeistatistiken oder Zahlen anderer Institutionen, die mit häuslicher Gewalt konfrontiert sind, hingewiesen. Zahlen und Auswertungen von Polizeistatistiken sind jedoch nicht mit Ergebnissen von Prävalenzstudien gleichzusetzen; die beiden Arten von Daten unterscheiden sich grundlegend voneinander. Polizeistatistiken geben Auskunft darüber, wie häufig die Institution Polizei mit dem Problem konfrontiert ist, d. h. sie erfassen das Ausmass der bekannt resp. aktenkundig werdenden häuslichen Gewalt, das so genannte «Hellfeld». Prävalenzstudien haben hingegen zum Ziel, das tatsächliche Ausmass eines Problems zu erfassen. Sie ermitteln den Anteil der Bevölkerung, der in seinem Leben vom Problem betroffen (gewesen) ist. Prävalenzstudien geben somit auch Auskunft über das «Dunkelfeld» der häuslichen Gewalt.

Untersuchungen zu trauen? Sind die Zahlen verlässlich, wenn sie doch von Land zu Land stark schwanken? Wird mit hohen Betroffenheitsraten übertrieben? In diesem Zusammenhang ist es unabdingbar, auf einige methodologische Punkte hinzuweisen.

1.2.2 Einfluss der Methoden

Unterschiede im methodischen Vorgehen führen zu Unterschieden in den Ergebnissen (Martinez et al., 2005). Dies gilt nicht nur für Studien zu häuslicher Gewalt, sondern für empirische Untersuchungen generell.

Die vielfältigen methodischen Möglichkeiten werden offensichtlich, wenn man sich vor Augen führt, welche Elemente an einer empirischen Untersuchung zum Beispiel zu häuslicher Gewalt beteiligt sind: Die Stichprobe (z. B. Anzahl der Befragten, ausgewählte Altersspanne, Geschlecht, Nationalität/Status), die Erhebungsart der Untersuchung (z. B. telefonisch, postalisch, persönlich, aber auch die verwendeten Sprachen), die Arten der erfragten Gewalt (z. B. körperliche, sexuelle, psychische Gewalt), die Formulierung der einzelnen Fragen (z. B. als konkrete Handlungen beschrieben oder als Gewaltvorkommnisse bezeichnet), die Tatpersonen (z. B. PartnerIn, Verwandte, Fremde), der zeitliche Bezug zur vorgefallenen Gewalt (z. B. die letzten zwölf Monate, als Erwachsene, während des ganzen Lebens) sowie Geschlecht und Schulung von allfälligen interviewenden Personen. Diese Aufzählung ist nicht vollständig, enthält aber wesentliche Elemente, deren Ausgestaltung Konsequenzen für die Ergebnisse hat.

Insgesamt bewirken diese Faktoren so viele Unterschiede, dass das europäische Forschungsprojekt CAHRV – Co-ordination Action on Human Rights Violation – zum Schluss kommt, ein Vergleich der Ergebnisse zwischen den einzelnen Länderstudien sei schwierig (Martinez et al., 2005). Dennoch, ein Ergebnis bleibt in allen Studien gleich: Das Ausmass des Phänomens ist erheblich.

1.2.3 Zwei neuere Länderstudien

Wir stellen im Folgenden die Ergebnisse von zwei europäischen Länderstudien aus England und Wales und Deutschland vor.[4] Beide Untersuchungen gehören zur Generation der jüngeren Prävalenzstudien, die Datenerhebungen fanden 2001 resp. 2003 statt, und sie basieren methodisch auf dem neusten Stand der Prävalenzfor-

---

4 In der Schweiz wurden zwei Prävalenzstudien durchgeführt (Gillioz et al., 1997; Killias, Simonin & De Puy 2005). Die Ergebnisse der Studie von Gillioz et al. werden heute in der Schweiz oft zitiert. Die Studie zeigt auf, dass in der Schweiz jede fünfte Frau, die in einer Paarbeziehung lebt, im Verlauf ihres Lebens schon ein Mal körperliche und/oder sexuelle Gewalt durch einen Partner erfahren hat. Die jüngere (methodisch anders angelegte) Untersuchung von Killias et al. befasst sich generell mit Gewalt gegen Frauen und verweist auf niedrigere Betroffenheitsraten durch Partnergewalt. Gemäss dieser Untersuchung erleidet jede zehnte Frau im Verlauf ihres Lebens Gewalt durch einen Partner. Ergebnisse der Untersuchung von Killias et al. sind einsehbar unter: http://www.unil.ch/webdav/site/esc/shared/Crimiscope/Crimscope025_2005_D_.pdf.

schung (persönliche Befragungen, Computereinsatz zur Wahrung der Anonymität der Befragten, Verwenden von quantitativen und qualitativen Vorgehen).

England und Wales

Die Untersuchung in England und Wales (Walby & Allen, 2004) gehört zu den grössten Studien, die in Europa durchgeführt worden sind. Der so genannte «British Crime Survey» umfasst 22 462 Frauen und Männer im Alter zwischen 16 und 59 Jahren, die persönlich befragt wurden. Dieser Survey wird von der britischen Regierung im Rahmen ihrer Verbrechensbekämpfung regelmässig durchgeführt. Der Fokus der Untersuchung von 2001 lag auf häuslicher Gewalt, sexuellen Übergriffe und Stalking, d. h. das wiederholte, zwanghafte Verfolgen, Belästigen und Terrorisieren einer Person.

45 Prozent der Frauen und 26 Prozent der Männer berichten in der britischen Studie, dass sie mindestens ein Mal – in ihrem bisherigen Leben (seit dem Alter von 16 Jahren) – häusliche Gewalt, sexuelle Übergriffe oder Stalking erlebt haben. 21 Prozent der Frauen und 10 Prozent der Männer haben mindestens ein Mal häusliche Gewalt erlebt, hier definiert als Drohungen oder verschiedene andere Gewaltformen, aber ausgenommen sexuelle, finanzielle und emotionale Gewalt.

89 Prozent aller Betroffenen der britischen Studie, die schwere häusliche Gewalt erlebt haben (vier und mehr Vorfälle durch dieselbe Tatperson), sind Frauen. 11 Prozent sind Männer. Frauen erlitten insgesamt häufiger und schwerere Verletzungen als Männer.

Die britische Studie zeigt, dass häusliche Gewalt, sexuelle Übergriffe und Stalking weit verbreitete Gewaltformen sind. Über ein Drittel der Befragten (36 %) berichtet über solche Erfahrungen. Es sind vor allem Frauen, die über mehrmalige Erfahrungen und schwere Verletzungen berichten.

Deutschland

Die deutsche Studie wurde 2003 als erste repräsentative Untersuchung zu Gewalt gegen Frauen in Deutschland durchgeführt (Müller & Schröttle, 2004). Die Hauptuntersuchung umfasst 10 264 Interviews mit Frauen im Alter von 16 bis 85 Jahren.

Von allen befragten Frauen, die in einer Partnerschaft leben oder gelebt haben, haben 25 Prozent mindestens ein Mal körperliche und zum Teil zusätzlich sexuelle Übergriffe durch aktuelle oder frühere BeziehungspartnerInnen erlebt; in 99 Prozent wurden Männer als Tatpersonen angegeben. Werden auch Gewalthandlungen ausserhalb einer Partnerschaft einbezogen, dann haben 40 Prozent der Befragten seit dem 16. Lebensjahr mindestens ein Mal körperliche und/oder sexuelle Gewalt erlebt.

Die Analyse der Viktimisierung durch körperliche und sexuelle Gewalt zeigt auf, dass die Gewalt überwiegend durch männliche Partner oder Expartner verübt wurde. 50 Prozent der Befragten nannten Partner oder Expartner als Täter. 30 Prozent nannten jemanden aus der Familie, 20 Prozent jemand Unbekanntes, 16 Prozent jemand aus Arbeit, Ausbildung oder Schule, 12 Prozent Freunde, Bekannte oder Nachbarn, 11 Prozent jemand flüchtig Bekanntes und 3 Prozent nannten als Täter Betreuungspersonen, professionelle Helfer oder sonstige Personen (Mehrfachnennungen).

Gemäss der deutschen Untersuchung bestätigt sich, dass Gewalt gegen Frauen überwiegend häusliche Gewalt durch männliche Beziehungspartner ist.

1.2.4 Fazit

Auf die in der Praxis häufig gestellte Frage nach dem tatsächlichen Ausmass und der genauen Häufigkeit des Problems der häuslichen Gewalt hat die Forschung bisher keine einfache Antwort gefunden. Dank der Tatsache, dass in verschiedenen Ländern Prävalenzstudien durchgeführt und zum Teil wiederholt wurden, ist heute sowohl die Existenz als auch die Relevanz des Problems anerkannt.

Zwar weisen die konkreten Zahlen der einzelnen Studien unterschiedliche Prozentanteile und Betroffenheitsraten aus, dennoch werden über diese Differenzen hinweg Übereinstimmungen deutlich. So zeigen die Studien allesamt auf, dass häusliche Gewalt kein vernachlässigbares Einzelvorkommnis, sondern ein Problem von erheblichem Ausmass ist.

Zudem verweisen die Zahlen aus Prävalenzstudien auf ein dominantes Muster: Häusliche Gewalt ist stark geschlechtsspezifisch geprägt. Im häuslichen Bereich sind Frauen deutlich häufiger diejenigen, die Gewalt erleiden, und Männer deutlich häufiger diejenigen, die Gewalt ausüben. Dieses Muster bleibt erhalten oder verstärkt sich sogar, wenn nur die schwereren Formen und nur die Gewalt mit direkten Folgen beachtet werden.

Im Weiteren zeigen die Untersuchungsergebnisse, dass die Gewalt, die Frauen erleiden, mehrheitlich Gewalt durch nahe Personen ist, das heisst meist häusliche Gewalt durch den aktuellen oder den Expartner. Für Männer ist das Risiko, Opfer häuslicher Gewalt zu werden, geringer. Männer werden dagegen viel eher Opfer von Gewalthandlungen im ausserhäuslichen Bereich.

1.3 Erkenntnisse zu Ursachen und Risikofaktoren

1.3.1 Ursachen

Auf die Frage nach den Ursachen der häuslichen Gewalt gibt es keine einfache Antwort. Ausgehend von unterschiedlichen theoretischen Ansätzen versucht die Forschung zu erklären, wann und unter welchen Umständen es zu häuslicher Gewalt kommt. Damit verbindet sich in der Praxis auch der Wunsch, häusliche Gewalt frühzeitig erkennen zu können respektive gar nicht entstehen zu lassen.

Bei den Erklärungsmodellen für häusliche Gewalt lassen sich gemäss Kindler & Unterstaller (2006) feministische Ansätze, psychologische Ansätze, familiensystemische Ansätze, psychiatrische sowie biologische oder genetische Ansätze unterscheiden.

Eindimensionale Erklärungen sind seit Längerem von umfassenderen komplexeren Modellen abgelöst worden. Es ist heute in der Forschung weitgehend Konsens, dass mit einem einfachen Schema nicht erklärt werden kann, warum wer in welcher Situation gegen wen und in welcher Form Gewalt ausübt. «Simple» Aussagen, dass zum Beispiel Gewalterfahrung in der Kindheit oder die ungleiche Rollenverteilung in der Gesellschaft zwingend zu Gewalt führen müssen, sind nicht haltbar. Verschiedene Faktoren und ihr Zusammenspiel tragen zur Entstehung von Gewalt bei.

Als eine der ursächlich wirkenden Strukturen wurden verschiedentlich die **Geschlechterverhältnisse** untersucht. Hier zeigt sich zum Beispiel, dass mehr Gleichstellung in der Gesellschaft mit weniger Gewalt gegen Frauen einhergeht (z. B. Yodanis, 2004).

Weitere Studien haben den Einfluss der **männlichen Geschlechtsrollensozialisation** untersucht. Dabei zeigt sich, dass Männer, die dominanz- und überlegenheitsbezogene Männlichkeitsbilder haben und die Weiblichkeit abwerten, in Partnerschaften häufiger gewalttätig sind (z. B. Moore & Stuart, 2005).

Breit untersucht ist die Frage, inwiefern **Erfahrungen aus der Kindheit und Jugend** mit dem Erleben und Verhalten im Erwachsenenalter zusammenhängen. Sowohl Querschnittstudien, in denen Erwachsene nach früher erlebter Gewalt, mangelnder Fürsorge etc. gefragt werden, wie auch Längsschnittuntersuchungen, die die Befragten von der Kindheit bis zum Erwachsenenleben begleiten, verweisen auf ähnliche Ergebnisse: Die Erfahrung am eigenen Leib wie auch das Miterleben von Gewalt in der Kindheit erhöht die Wahrscheinlichkeit, im Erwachsenenalter – als ausübende oder erleidende Person – Gewalt zu erleben (z. B. Jaspard et al., 2003).

Aus verschiedenen Forschungen ergeben sich auch Hinweise im Zusammenhang mit **Suchterkrankungen**: Die Wahrscheinlichkeit von Partnergewalt nimmt bei Vorhandensein einer Suchtkrankheit (Alkohol, illegale Suchtmittel) zu (z. B. Leonard, 2005). In der Forschungsdiskussion wird dabei darauf hingewiesen, dass die Suchterkrankung nicht als eigentliche Ursache für gewalttätiges Handeln zu verstehen ist, sondern als ein Faktor, der vorhandene Gewaltbereitschaft zulassen oder erhöhen kann.

Andere Forschungen widmen sich der **Paardynamik** und den Ereignissen, die diese verändern. So zeigt sich, dass etwa Eheschliessung, Migrationserfahrung, Schwangerschaft, Veränderungen der Erwerbssituation oder Trennung mit einer Zunahme von Gewalt einhergehen (Kindler & Unterstaller, 2006).

Walby und Allen weisen darauf hin, dass Ursachen und Risikofaktoren für Gewalt unterschieden werden müssen (2004, S. 73). Während Risikofaktoren lediglich dazu dienen, die Verteilung der Gewaltbetroffenheit in verschiedenen Gruppen zu beschreiben, will die Ursachenforschung einen Beitrag zur Frage leisten, welche Bedingungen und Hintergründe zu Gewalt führen.

1.3.2 Risikofaktoren

Aufgrund ihrer Repräsentativbefragung in England und Wales haben Walby & Allen (2004) mehrere Risikofaktoren eruiert. Als zentraler Risikofaktor erweist sich das **Geschlecht**. Weiter zeigte die britische Studie, dass der sozioökonomische Status oder ein beschränkter **Zugang zu finanziellen Ressourcen** mit Opfer- oder Täterwerden von häuslicher Gewalt korreliert. Die Ethnie stellt gemäss dieser Untersuchung keinen Risikofaktor dar. Zwischen der Region, in der die Befragten wohnen, und der Häufigkeit von Gewalt zeigte sich ebenfalls kein Zusammenhang. Das **Alter** bzw. die Jugendlichkeit, nämlich unter 25 Jahre alt zu sein, erhöht hingegen das Risiko, Opfer interpersoneller Gewalt zu werden. Ein weiterer Risikofaktor ist der **Zivilstand** bzw. die Familiensituation: Geschiedene Frauen gaben am häufigsten an, häusliche Gewalt erlebt zu haben.

Neuere Ansätze widmen sich seit einiger Zeit nicht mehr nur dem Auftreten bzw. der Entstehung von Gewalt, sondern fragen danach, weshalb sie wo nicht auftritt. Ausgangspunkt ist dabei zum Beispiel der Befund, dass 50 Prozent der Frauen, die in ihrer Kindheit körperliche Gewalt erfahren haben, im Erwachsenenalter trotzdem keine häusliche Gewalt erleben (Jaspard et al., 2003, S. 187). Die so genannte Resilienzforschung[5] setzt hier an und fragt, wie ein solch positiver Ausgang möglich wird, welche Faktoren dazu beitragen. In eine ähnliche Richtung geht die Salutogeneseforschung, die allgemein untersucht, warum und wie eine Person gesund und unversehrt bleibt, obwohl sie verschiedenen beeinträchtigenden Einflüssen ausgesetzt war (Antonovsky, 1997). Von solchen Analysen erwartet man zukünftig einen Beitrag zur Frage, wie Gewalt verringert und vermieden werden kann.

1.4 Auswirkungen und Folgen häuslicher Gewalt

Bei den Auswirkungen und Folgen häuslicher Gewalt muss zwischen gesellschaftlichen und individuellen Dimensionen differenziert werden.

1.4.1 Gesellschaftliche Auseinandersetzung mit Gewalt

Die Wahrnehmung der häuslichen Gewalt durch die Gesellschaft und ihre Institutionen sowie ihre Reaktion darauf hat sich in der Schweiz in den letzten 20 Jahren verändert. Einen wesentlichen Beitrag dazu hat die Frauenhausbewegung geleistet. Mit der landesweiten Öffentlichkeitskampagne der Schweizerischen Konferenz der

---

5 Resilienz bedeutet die Fähigkeit, Lebenskrisen ohne anhaltende Beeinträchtigung zu bewältigen.

Gleichstellungsbeauftragten im Jahr 1997 sowie der nationalen Repräsentativunter-suchung zu häuslicher Gewalt gegen Frauen (Gillioz et al., 1997) erlebte die Sensi-bilisierung für das Thema einen weitere Schub.

Das Entstehen verschiedener kantonaler und städtischer Interventionsprojekte (s. Kap. 10) – interinstitutionelle Austausch- und Kooperationsforen – ab Mitte der 1990er-Jahre macht augenfällig, dass sich die im Alltag wiederholt mit häuslichen Gewaltfällen konfrontierten Institutionen nicht mehr länger nur von Fall zu Fall mit dem Problem beschäftigen wollten, sondern dass die Zeit für explizite und koordi-nierte Auseinandersetzungen gekommen war. Die Institutionen sollten sich über ihre Zuständigkeit und ihre Interventions- und Unterstützungsmöglichkeiten bewusst werden, ihre Aufgaben erkennen und ihre Handlungsspielräume nutzen. Dabei spielten Interventionsprojekte eine wichtige Rolle (Gloor et al., 2000). Neue Mög-lichkeiten eröffnen sich auch durch Gesetzesänderungen im Zivil- und Strafrecht (Büchler, 1998; Wyss, 2005).

Die zunehmende Enttabuisierung häuslicher Gewalt und die Interventionspro-jekte haben dazu geführt, dass heute zahlreiche gesellschaftliche Institutionen mit häuslicher Gewalt konfrontiert sind. Dazu gehören neben Frauenhäusern, Frauen-beratungsstellen, Nottelefonen und Opferhilfestellen auch Beratungsstellen für männliche Opfer, Polizei, Zivil- und Strafgerichte, Vormundschaftsbehörden, An-wälte / Anwältinnen, Strafvollzugsbehörden, Spitäler und ihre Notfallstellen, Ärzte / Ärztinnen, Psychologen / Psychologinnen, Sozialdienste, kirchliche und seelsorgeri-sche Stellen, Eheberatungsstellen, Männerberatungsstellen und andere mehr.

Häusliche Gewalt stellt für die tägliche Arbeit verschiedenster Institutionen eine Herausforderung und Belastung dar. Nebst Fortschritten im Umgang mit dem Pro-blem, vor allem bei Polizei und bei (an verschiedenen Orten tätigen) sozialarbeite-rischen Fachkräften, die sich zum Teil in ihrer Ausbildung mit häuslicher Gewalt auseinandergesetzt haben, sind in anderen Institutionen auch heute noch deutliche Wissens- und Handlungsdefizite zu konstatieren. So gaben in einer 2004 durchge-führten Untersuchung am Universitätsspital Basel 58 Prozent der Ärzteschaft so-wie 70 Prozent des Pflegepersonals an, häusliche Gewalt sei weder in ihrer Aus-noch in Fort- oder Weiterbildungen ein Thema gewesen. Dies ist bedenklich, weil die gleiche Untersuchung zu Tage brachte, dass 82 Prozent aller Befragten in den drei Monaten vor der Befragung mindestens eine, häufig auch mehrere Personen betreut hatten, von denen sie wussten oder vermuteten, dass sie Gewalt durch eine nahe Person erfahren hatten. Nicht unerwartet erleben die Professionellen denn auch ihren eigenen Wissensstand als defizitär, fühlen sich häufig überfordert und bemängeln das Fehlen institutioneller Vorgaben und Richtlinien, die Handlungssi-cherheit vermitteln (Gloor & Meier, 2005). Eine Befragung der MitarbeiterInnen der Frauenklinik Maternité Zürich ergab ähnliche Ergebnisse (Gloor & Meier, 2003b).

Die gesellschaftlichen Folgen häuslicher Gewalt werden auch auf der monetären Ebene sichtbar. Der beachtliche institutionelle Aufwand im Umgang mit häuslicher Gewalt verursacht ebenso Kosten wie die direkten Auswirkungen auf Seiten der Betroffenen. Einzurechnen sind die Arbeitsleistungen der erwähnten Institutionen,

Versicherungsleistungen, Erwerbsausfallleistungen etc. für Opfer respektive ArbeitgeberInnen. In Studien wurde versucht, die enormen Kosten häuslicher Gewalt zu beziffern. So zeigte etwa Walby (2004) für England und Wales auf, dass – nebst dem Leid und den individuell wie intergenerationell verheerenden Folgen häuslicher Gewalt – auch die Gesellschaft einen hohen Preis zahlt. Insgesamt belaufen sich die Kosten in England und Wales (53 Mio. EinwohnerInnen) für ein Jahr auf 23 Mia. Pfund. Diese verteilen sich auf das Strafrechtswesen (1.0 Mia.), das Gesundheitswesen (1.4 Mia.), das Sozialwesen (0.2 Mia.), das Wohnungswesen (0.2 Mia.), den zivilrechtlichen Bereich (0.3 Mia.), die Wirtschaft (Erwerbsausfall: 2.7 Mia.) und die Humankosten der Opfer (17.1 Mia.).

Die Schlussfolgerung drängt sich auf, dass die Bemühungen Gewalt zu stoppen bzw. ihr Entstehen zu verhindern, zwar etwas kosten, dass sie indes längerfristig zu Einsparungen bei der öffentlichen Hand sowie im privaten Sektor beitragen werden.

1.4.2 Individuelle Auswirkungen

Wenden wir uns nun den individuellen Auswirkungen und Folgen für die Opfer häuslicher Gewalt zu. Die Untersuchung an der Frauenklinik Maternité im Jahr 2003 bot erstmals die Möglichkeit, die Frage der gesundheitlichen Folgen in der Schweiz eingehender zu fokussieren. 1772 Frauen, die sich in den zwölf Monaten vor der Befragung in der Klinik ambulant oder stationär behandeln liessen, gaben anhand eines in Deutsch, Englisch, Spanisch und Serbokroatisch vorliegenden Fragebogens ausführlich über ihre gesundheitliche Situation Auskunft: Über ihren Gesundheitszustand, Beschwerden und Ressourcen sowie über das allgemeine Wohlbefinden. Sie wurden gefragt, ob und allenfalls in welchem Ausmass sie häusliche Gewalt durch aktuelle und ehemalige Partner und durch Verwandte erlebt hatten. Untersucht wurden auch die unmittelbaren Folgen der häuslichen Gewalt wie Verletzungen und andere Auswirkungen auf die Gesundheit (Gloor & Meier, 2004).

Direkte Folgen

Die Ergebnisse der Maternité-Untersuchung zeigen, wie oft häusliche Gewalt zu gesundheitlichen Beeinträchtigungen führt. Jede zweite Frau, die physische Gewalt erlebt hat, berichtet über Verletzungen und weitere körperliche Auswirkungen. 21.8 Prozent nennen zwischen drei und zwölf konkrete Auswirkungen. 55.1 Prozent tragen keine körperlichen Auswirkungen davon (vgl. Tabelle 1).

Folgende Verletzungen und körperliche Auswirkungen wurden, in abnehmender Häufigkeit, genannt: Blaue Flecken, Beulen oder Prellungen, ausgerissene Haare, Verletzungen im Gesicht (Nase, Zähne, Lippen), Übelkeit und Erbrechen, Schürfungen, Unterleibsschmerzen, Verstauchungen und Zerrungen, offene Wunden, Schnitt- oder Brandwunden, Ohnmacht/Bewusstlosigkeit, Verletzungen im Genitalbereich, Komplikationen bei der Schwangerschaft, Knochenbrüche oder -risse, innere Verletzungen und Fehlgeburten.

Tabelle 1:

Anzahl Verletzungen und körperliche Auswirkungen	
	Prozent
Keine Verletzungen / körperlichen Auswirkungen	55.1 %
1–2 Verletzungen / körperliche Auswirkungen	23.2 %
3–12 Verletzungen / körperliche Auswirkungen	21.8 %
Total	100.0 %
Anzahl Frauen	N = 855

Tabelle 2:

Anzahl seelische und psychosomatische Folgen	
	Prozent
Keine seelischen und psychosomatischen Folgen	26.6 %
1–5 seelische und psychosomatische Folgen	28.3 %
6–10 seelische und psychosomatische Folgen	27.0 %
11–17 seelische und psychosomatische Folgen	18.2 %
Total	100.0 %
Anzahl Frauen	N = 853

Frauen, die häusliche Gewalt erfahren haben, berichten auch über seelische und psychosomatische Beschwerden, die sie als Folge der erlebten Gewalt sehen. Seelische und psychosomatische Auswirkungen werden häufiger beobachtet als körperliche Verletzungen und Beeinträchtigungen. Insgesamt berichten 73.4 Prozent der Frauen, die häusliche Gewalt erlebt haben, über Folgen im seelischen und psychosomatischen Bereich. Nur jede vierte Frau hat trotz erlebter Gewalt keine solchen Folgen verspürt (vgl. Tabelle 2).

Von den betroffenen Frauen werden folgende seelische und psychosomatische Folgen genannt (in der Reihenfolge abnehmender Häufigkeit): Wut- oder Hassgefühle, Angstgefühle, geringes Selbstwertgefühl, Niedergeschlagenheit oder Depressionen, Scham- oder Schuldgefühle, Ohnmachtsgefühle / Machtlosigkeit, Müdigkeit und Lustlosigkeit, Schlafstörungen oder Albträume, Schwierigkeiten in der Beziehung zu Männern, Konzentrationsschwierigkeiten, Probleme mit der Sexualität, Suizidgedanken, Essstörungen, Schwierigkeiten bei der Arbeit oder in der Ausbildung, Erwerbsunfähigkeit, Schwierigkeiten mit gynäkologischen Untersuchungen, Selbstverletzungen.

Indirekte Auswirkungen auf den Gesundheitszustand

Die Untersuchung an der Frauenklinik Maternité ging im Weiteren der Frage nach, inwiefern die allgemeine gesundheitliche Situation der Befragten mit erlebter Gewalt zusammenhängt. Über einen solchen Zusammenhang wird in US-amerikanischen Untersuchungen berichtet. Grössere europäische Studien dazu gibt es bisher kaum, Hinweise auf einen Zusammenhang liefern aber einzelne qualitativ orientierte Untersuchungen (z. B. Romito, 2004).

Die aus der Maternité-Studie vorliegenden Zahlen erlauben einen Vergleich zwischen der gesundheitlichen Situation von Frauen, die keine häusliche Gewalt erlebt haben, und Frauen, die häusliche Gewalt in unterschiedlichem Ausmass erlebt haben. Dabei wird unterschieden zwischen geringerem, mittlerem und stärkerem Ausmass der erlebten Gewalt.[6]

Im Folgenden werden ausgewählte Ergebnisse der Maternité-Untersuchung vorgestellt. Sie umfassen die Einschätzung der Befragten zu ihrem körperlichen Befinden, zum aktuellen Gesundheitszustand, Suizidalität, psychosoziale Belastungserfahrungen sowie die Zufriedenheit der Befragten mit ihrer aktuellen Lebenssituation. Geprüft wird jeweils, ob Frauen, die in ihrem Erwachsenenalter Gewalt im sozialen Nahraum erlebt haben, ihren Gesundheitszustand schlechter einschätzen als Frauen ohne Gewalterfahrung oder ob sich diesbezüglich keine Unterschiede ergeben.

Körperliches Befinden

Die Ergebnisse zu den **physischen Beschwerden** zeigen, dass ein Drittel aller Befragten keine oder wenige körperliche Probleme hat (31.8 %; vgl. Tabelle 3). Gewisse körperliche Beschwerden geben über die Hälfte der befragten Frauen an (54.8 %). Gut eine von zehn Frauen leidet unter deutlichen respektive häufigen körperlichen Belastungen (13.4 %).

Werden die Angaben zu den physischen Beschwerden daraufhin analysiert, ob respektive welches Ausmass an Gewalt eine Frau im sozialen Nahraum erlitten hat, so zeigen sich signifikante Unterschiede. Der Zusammenhang ist linear, das heisst, je stärker das Ausmass an erlittener Gewalt, desto grösser die Beschwerden. Während fast die Hälfte der Frauen, die keine Gewalt erlebt haben, keine oder wenig Beschwerden verzeichnet, sinkt dieser Anteil bei der Gruppe von Frauen, die ein stärkeres Ausmass an Gewalt erlitten haben auf 17 %. Umgekehrt weist bei der Gruppe der Frauen ohne Gewalterfahrung lediglich jede zwanzigste Frau deutli-

---

6 Als geringes Ausmass wird psychische Gewalt respektive kontrollierendes Verhalten in begrenztem Mass eingestuft. Dem mittleren Ausmass werden Gewalterfahrungen zugeordnet, die entweder **sowohl** psychische **als auch** physische und / oder sexuelle Gewalt von leichterem Umfang umfassen oder psychische Gewalt allein, aber in starker Form. Mit stärkerem Ausmass werden Erfahrungen von psychischer **und** physischer und / oder sexueller Gewalt bezeichnet, bei der eine oder mehrere dieser Gewaltformen in grösserer Intensität auftreten (vgl. für die Methodik Gloor & Meier, 2004, S. 26ff.).

che oder häufige Beschwerden auf, während der Anteil der gesundheitlich stark Belasteten entsprechend dem Gewaltausmass sukzessive zunimmt und bei Frauen mit stärkerer Gewalterfahrung jede vierte Frau betrifft.

Aktueller Gesundheitszustand

Was den aktuellen Gesundheitszustand der Befragten betrifft, so ergeben sich gesamthaft folgende Resultate: Jede vierte Frau erteilt ihrem Gesundheitszustand die Bestnote 10 auf der Skala von 1 bis 10 (vgl. Tabelle 4). Sechs von zehn Frauen stufen ihren Gesundheitszustand als gut oder mittel ein (7–9 auf der Skala). Jede siebte Frau wählt einen tieferen Wert (1–6 auf der Skala).

Wiederum ergeben sich bei der Analyse nach **unterschiedlicher Gewalterfahrung** erhebliche Unterschiede. Jede dritte Frau ohne Gewalterfahrung beurteilt ihren aktuellen Gesundheitszustand als optimal. Bei den Frauen, die in stärkerem Ausmass Gewalt erlebt haben, ist der Anteil viel kleiner: Lediglich jede siebte Frau dieser

Tabelle 3:

Physische Beschwerden (letzte 12 Monate) und Gewalteinwirkung						
			Gewalteinwirkung			
		Alle Befragten	Keine Gewalt	Geringeres Ausmass	Mittleres Ausmass	Stärkeres Ausmass
Physische Beschwerden	keine / wenig	31.8 %	48.6 %	38.2 %	27.4 %	17.0 %
	teilweise	54.8 %	46.4 %	53.2 %	59.5 %	58.6 %
	deutlich / häufig	13.4 %	5.0 %	8.6 %	13.1 %	24.4 %
	Total	100.0 %	100.0 %	100.0 %	100.0 %	100.0 %
	Anzahl	N = 1753	N = 362	N = 476	N = 420	N = 495

Tabelle 4:

Aktueller Gesundheitszustand und Gewalteinwirkung						
			Gewalteinwirkung			
		Alle Befragten	Keine Gewalt	Geringeres Ausmass	Mittleres Ausmass	Stärkeres Ausmass
Aktueller Gesundheitszustand	sehr gut	24.9 %	35.6 %	30.2 %	21.4 %	14.9 %
	mittel	60.4 %	54.7 %	59.4 %	65.1 %	61.6 %
	(eher) schlecht	14.7 %	9.7 %	10.4 %	13.5 %	23.4 %
	Total	100.0 %	100.0 %	100.0 %	100.0 %	100.0 %
	Anzahl	N = 1750	N = 360	N = 480	N = 415	N = 495

Gruppe beurteilt ihre gesundheitliche Situation mit der Bestnote 10. Das umgekehrte Bild zeigt sich am anderen Ende der Gesundheitsskala: Während bei der Gruppe der Frauen ohne Gewalterfahrung lediglich jede zehnte Frau ihren Gesundheitszustand als weniger gut oder schlecht bezeichnet, ist dieser Anteil bei den Frauen mit stärkerer Gewalterfahrung mehr als doppelt so hoch.

Suizidalität

Bei der Frage nach der Suizidalität zeigt sich, dass jede zwanzigste der befragten Frauen insgesamt schon ein Mal versucht hat, sich das Leben zu nehmen (vgl. Tabelle 5). Gut jede fünfte Frau hat sich schon ein Mal überlegt, dies zu tun. Keine Suizidalität ist bei knapp drei von vier Frauen festzustellen.

Die nach unterschiedlichen Gewalterfahrungen differenzierte Analyse ergibt folgendes Bild: Die Suizidalität ist bei Frauen, die keine Gewalt erlebt haben, deutlich geringer als bei Frauen mit Gewalterlebnissen. Praktisch neun von zehn nicht von Gewalt betroffenen Frauen haben sich weder überlegt noch jemals versucht, sich das Leben zu nehmen. Dies trifft nur für gut die Hälfte der Frauen zu, die ein stärkeres Ausmass an Gewalt erlitten haben.

Umgekehrt steigt der Anteil derjenigen, die schon ein Mal daran gedacht haben, sich das Leben zu nehmen, mit zunehmendem Ausmass der erlittenen Gewalt an. Bei Frauen ohne Gewalterfahrung ist es jede elfte, bei Frauen mit geringerem Gewaltausmass etwa jede sechste bis siebte, bei mittlerem Gewaltausmass haben mehr als jede vierte und bei den am stärksten von Gewalt Betroffenen jede dritte Frau schon ein Mal daran gedacht, sich das Leben zu nehmen.

Bei den ausgeführten Suizidversuchen ergeben sich ebenfalls klare Unterschiede. Wer keine Gewalt erlitten hat, gibt sehr selten an, einen Suizidversuch unternommen zu haben. Hingegen hat bei den stärker gewaltbetroffenen Frauen jede zehnte schon ein Mal versucht, sich das Leben zu nehmen.

Tabelle 5:

Suizidalität (Gesamtlebenszeit) und Gewalteinwirkung						
			Gewalteinwirkung			
		Alle Befragten	Keine Gewalt	Geringeres Ausmass	Mittleres Ausmass	Stärkeres Ausmass
Suizidalität	nicht vorhanden	72.2 %	89.2 %	82.4 %	68.1 %	53.4 %
	Suizid überlegt	22.6 %	9.1 %	15.5 %	26.7 %	35.8 %
	Suizidversuch(e)	5.2 %	1.7 %	2.1 %	5.2 %	10.7 %
	Total	100.0 %	100.0 %	100.0 %	100.0 %	100.0 %
	Anzahl	N = 1754	N = 362	N = 478	N = 420	N = 494

Psychosoziale Belastungsfaktoren

Psychosoziale Belastungen – z. B. sich überlastet und gestresst fühlen, sich anderen Menschen ausgeliefert fühlen, sich mutlos und ängstlich fühlen, Schuldgefühle haben, sich bei der Arbeit oder im Privatleben ungerecht behandelt fühlen – hängen ebenfalls mit dem Erleben von Gewalterfahrungen zusammen. Es zeigt sich für die Befragten insgesamt, dass knapp jede dritte Frau eine eher geringe psychosoziale Belastung feststellt (vgl. Tabelle 6). Die Erfahrung eines mittleren Masses an solchen Belastungen macht knapp jede zweite Frau. Für gut jede fünfte Frau ist der Alltag durch deutliche psychosoziale Belastungen geprägt.

Die Differenzierung nach dem erlittenen Gewaltausmass macht massive Belastungsunterschiede sichtbar: Während jede zweite Frau, die keine Gewalt erlebt hat, geringe psychosoziale Belastungen aufweist, sinkt dieser Anteil bei den stärker betroffenen Frauen auf ein Sechstel. Eine deutlich belastete Situation wiederum hat nur eine unter fünfzehn Frauen ohne Gewalterlebnisse, während dieser Anteil bei den stärker gewaltbetroffenen Frauen sechs Mal höher ist und bei vier von zehn Frauen liegt.

Zufriedenheit mit der aktuellen Lebenssituation

Die Analysen bezüglich der Zufriedenheit mit der aktuellen Lebenssituation zeigen für die Befragten insgesamt, dass etwa eine von sieben Frauen die höchste Punktzahl wählt (10 auf der Skala), also sehr zufrieden ist (vgl. Tabelle 7). Zwei Drittel geben mit sieben bis neun Punkten auf der Skala eine mittlere Zufriedenheit an. Eher oder deutlich unzufrieden mit ihrer aktuellen Situation (1–6 Punkte auf der Skala) ist etwa eine von sechs Befragten.

Die Zufriedenheit mit der aktuellen Lebenssituation differiert wiederum erheblich für die vier Gruppen mit unterschiedlicher Gewalterfahrung: Während jede vierte Frau, die keine Gewalt erlebt hat, die höchste Punktzahl wählt, um ihre Zufriedenheit auszudrücken, sind bei den stärker von Gewalt betroffenen Frauen drei

Tabelle 6:

Psychosoziale Belastungen (aktuelle Situation) und Gewalteinwirkung						
			Gewalteinwirkung			
		Alle Befragten	Keine Gewalt	Geringeres Ausmass	Mittleres Ausmass	Stärkeres Ausmass
Psychosoziale Lebenssituation: Belastungen	keine/wenig	29.4 %	51.8 %	31.8 %	22.1 %	16.9 %
	mittel	47.4 %	41.6 %	52.2 %	52.9 %	42.4 %
	deutlich	23.1 %	6.6 %	16.0 %	25.0 %	40.6 %
	Total	100.0 %	100.0 %	100.0 %	100.0 %	100.0 %
	Anzahl	N = 1746	N = 361	N = 475	N = 420	N = 490

Tabelle 7:

Zufriedenheit (aktuelle Situation) und Gewalteinwirkung						
			Gewalteinwirkung			
		Alle Befragten	Keine Gewalt	Geringeres Ausmass	Mittleres Ausmass	Stärkeres Ausmass
Zufriedenheit Lebenssituation insgesamt	ganz zufrieden	15.3 %	27.1 %	18.1 %	10.2 %	8.3 %
	eher zufrieden	67.3 %	65.2 %	70.9 %	72.9 %	60.7 %
	(eher) unzufrieden	17.4 %	7.7 %	11.0 %	16.9 %	31.0 %
	Total	100.0 %	100.0 %	100.0 %	100.0 %	100.0 %
	Anzahl	N = 1751	N = 362	N = 474	N = 421	N = 494

Mal weniger ebenso zufrieden mit ihrer Lebenssituation. Die Zahlen am andern Pol präsentieren sich praktisch umgekehrt. Deutlich weniger als zehn Prozent der Frauen ohne Gewalterfahrung äussern sich über ihre Lebenssituation unzufrieden. Dieser Anteil ist bei den Frauen, die ein stärkeres Ausmass an Gewalt erlitten haben, vier Mal grösser: Fast jede dritte Frau dieser Gruppe ist unzufrieden mit ihrer aktuellen Lebenssituation.

Die Auswertung der Daten der insgesamt 1772 befragten Frauen zeigt – neben den unmittelbaren Folgen von Gewalt (Tabellen 1 und 2) – einen deutlichen Zusammenhang zwischen der erlittenen Gewalt und der allgemeinen gesundheitlichen bzw. der psychosozialen Situation der befragten Frauen (Tabellen 3–7).

1.5 Schluss

Gewalterfahrungen im sozialen Nahraum können – auch wenn sie zum Teil länger zurückliegen – nachhaltige Beeinträchtigungen der gesundheitlichen und psychosozialen Situation der Betroffenen zur Folge haben. In einem Satz zusammengefasst lautet das Ergebnis: Je stärker die erlittene Gewalt der befragten Patientinnen, desto häufiger sind gesundheitliche Belastungen feststellbar.

Zahlen und Fakten zum Thema «häusliche Gewalt» sprechen eine deutliche Sprache. Sie erschrecken, denn hinter den Zahlen und Prozentwerten stehen Menschen, die diese Gewalt erleiden. Zahlen und Fakten können aber auch – dies die Absicht unseres Beitrags – die gesellschaftliche Relevanz des Problems aufzeigen.

Das häufige Vorkommen der Problematik macht deutlich, dass es sich weder um ein Randproblem noch um eine Einzelerfahrung handelt. Häusliche Gewalt ist vielmehr ein weit verbreitetes Problem, das entsprechende gesellschaftliche Antworten verlangt.

Forschungsergebnisse verweisen nicht nur auf das Ausmass häuslicher Gewalt, sie zeigen auch auf, dass neben spezialisierten Stellen wie Frauenhäuser und Opferberatungsstellen verschiedene weitere Institutionen aus dem Bereich von Polizei und Justiz, dem Sozialwesen wie auch dem Gesundheitswesen regelmässig mit dem Problem konfrontiert sind. Alle diese Institutionen und Fachkräfte müssen angemessene, professionelle Interventionen und Unterstützung bieten können. Das dafür wie auch für eine effektive Zusammenarbeit zwischen den Institutionen nötige Know-how bezüglich häuslicher Gewalt erweist sich häufig noch als unzureichend und verbesserungsfähig.

Angesichts der unmittelbaren wie auch der längerfristigen negativen Folgen und Auswirkungen häuslicher Gewalt auf die betroffenen Frauen und Männer wie auch auf die von Gewalt direkt oder indirekt betroffenen Kinder und Jugendlichen sind problemgerechte institutionelle Antworten von zentraler Bedeutung.

Nicht zuletzt ergibt sich aus der Tatsache, dass häusliche Gewalt bei den Professionellen der betroffenen Fachbereiche enorme Ressourcen bindet und dass die öffentliche Hand wie der private Sektor jährlich riesige Folgekosten tragen müssen, auf institutioneller und gesellschaftlicher Ebene ein klarer Handlungsbedarf.

2. Was Gesundheitsfachleute gegen häusliche Gewalt tun können

■ Annina Truninger

2.1 Einleitung

Schätzungen gehen davon aus, dass ungefähr jeder fünften Frau im Laufe ihres Lebens Gewalt durch den Ehemann oder einen Lebenspartner widerfährt. Die meisten betroffenen Frauen[1] nehmen früher oder später medizinische Hilfe in Anspruch. Oft sind HausärztInnen, Mitarbeitende einer Notfallstation oder auch eine Hebamme die ersten Fachleute, an die sich von Gewalt betroffene Frauen wenden. Betroffene wenden sich an sie wegen akuter gesundheitlicher Folgen der Gewalt, aber auch wegen Gesundheitsproblemen, die nicht in einem offensichtlichen oder eindeutigen Zusammenhang mit der erlittenen Gewalt stehen.

Häusliche Gewalt ist allerdings bisher kaum ein Thema im Gesundheitswesen. Häufig wird nicht erkannt, dass aktuell oder früher erlittene Gewalt in Beziehungen Ursache von Symptomen und Störungen ist. Und selbst wenn ein Zusammenhang zwischen Beschwerden und häuslicher Gewalt wahrgenommen oder vermutet wird, so wird der Gewalthintergrund oft nicht angesprochen. Ärztliche Dokumentationen sind häufig wenig aussagekräftig. ÄrztInnen, Pflegende, ZahnärztInnen, Hebammen usw. wissen wenig über Gewalt und ihre Folgen, oft betrachten sie Gewalt als soziales Problem, für das sie sich nicht zuständig fühlen. Viele Gesundheitsfachpersonen haben zudem Angst davor, das Thema Gewalt anzusprechen und sie verfügen kaum über angemessene Handlungskompetenzen und Wissen um Unterstützungsmöglichkeiten für betroffene Frauen.

Die gesundheitlichen Auswirkungen häuslicher Gewalt sind gravierend. Werden die Zusammenhänge zwischen Gewalterlebnissen und den gesundheitlichen Folgen nicht berücksichtigt, kommt es zu (oft teuren) Fehlbehandlungen und dadurch möglicherweise auch zu weiteren gesundheitlichen Schädigungen, beispielsweise einer Chronifizierung der gesundheitlichen Probleme oder auch zu einer langen «Karriere» von medizinischen Abklärungen und erfolglosen Behandlungen. Weit verbreitet ist auch die Verschreibung von Schmerz-, Beruhigungs- oder Schlafmitteln an Betroffene. Diese Medikamente lassen die Frauen die belastende Lebenssituation

[1] Da Opfer von häuslicher Gewalt mehrheitlich Frauen sind, ist in diesem Beitrag grundsätzlich von gewaltbetroffenen Frauen die Rede. Fachpersonen im Gesundheitswesen können aber auch mit männlichen Opfern von häuslicher Gewalt konfrontiert werden.

weiter ertragen. Eine Unterstützung im Hinblick auf eine Veränderung und Verbesserung der Situation sind sie jedoch nicht, solange die Medikation nicht begleitet ist von Massnahmen, die an der Ursache der Störungen ansetzen.

Erst wenn Gewalt als mögliche Ursache von Verletzungen und Krankheiten erkannt und angesprochen wird, kann eine adäquate Behandlung erfolgen, die über eine reine Symptombehandlung hinausgeht. Und erst dann wird es möglich, betroffene Frauen gezielt zu unterstützen. Häusliche Gewalt nicht nur als soziales, sondern auch als Gesundheitsproblem zu erkennen, ist demnach zwingend notwendig. Da das Gesundheitswesen praktisch alle Frauen regelmässig erfasst, bietet sich hier überdies eine grosse Chance, von Gewalt betroffene Frauen zu erreichen und damit einen Beitrag auch zur **Prävention** weiterer Gewalt zu leisten. Und schliesslich gehört, wie Hagemann & Bohne festhalten, «die aufmerksame, kompetente und wirksame Intervention zur Bewältigung und Heilung von Gewaltauswirkungen essenziell zum Aufgabengebiet der Medizin und aller Heilbehandlungen. Sie sind zur Bemühung verpflichtet, Krankheitsursachen zu erkennen, um das was in ihrer Macht steht, zur Heilung beizutragen» (2003, S. 35).

2.2 Gesundheitliche Folgen von häuslicher Gewalt

Auch wenn nicht jede Gewalthandlung zu bleibenden Schäden führt, so sind die gesundheitlichen Folgen häuslicher Gewalt vielfältig und gravierend. Die gesundheitlichen Beeinträchtigungen können kurz-, mittel- oder langfristig sein und umfassen ein breites Spektrum von körperlichen Verletzungen, psychosomatischen Beschwerden sowie psychischen Störungen (vgl. Tabelle 1). Nicht nur schwere körperliche Gewalt führt zu Beeinträchtigungen der Gesundheit, auch Drohungen und ein damit verbundenes Leben in ständiger Angst und Anspannung machen krank!

In einigen Fällen endet die häusliche Gewalt tödlich: Nach einer Erhebung des Bundesamtes für Statistik für die Jahre 2000 – 2004 zu versuchten und vollendeten Tötungsdelikten in der Schweiz wurden während dieser Zeitperiode pro Jahr durchschnittlich 28 weibliche Todesopfer im häuslichen Bereich registriert. Hinzu kommt eine unbekannte Zahl von Frauen, die sich aufgrund der Gewaltsituation das Leben nehmen, denn misshandelte Frauen sind in starkem Mass auch suizidgefährdet (s. a. Kap. 1.4.2).

Eine von der Weltgesundheitsorganisation WHO veröffentlichte internationale Studie zu Gewalt und Gesundheit (Krug et al., 2002) kommt auf der Grundlage von Ergebnissen aus verschiedenen Studien zum Schluss, dass
- die Auswirkungen der Misshandlungen länger andauern können, auch wenn die Misshandlungen bereits beendet wurden;
- sich die Wirkung auf die physische und mentale Gesundheit der Frauen mit der Schwere der Misshandlung verstärkt;
- verschiedene Gewaltformen und multiple Gewaltepisoden im zeitlichen Verlauf kumulativ wirken.

Tabelle 1:

Gesundheitliche Auswirkungen von häuslicher Gewalt

Körperliche Folgen

- Verletzungen, z. B. Hieb- und Stichverletzungen, Schnitt-, Schürf-, Kratz-, Platz-, Riss- und Brandwunden, Hämatome, Würgemale, Prellungen, Quetschungen, Knochenbrüche (häufig: Arm-, Rippen- und Nasenbeinbrüche), Trommelfellverletzungen, Kiefer- und Zahnverletzungen
- Dauerhafte Einschränkungen und Behinderungen, z. B. verminderte Seh- oder Hörfähigkeit, eingeschränkte Beweglichkeit, reduzierte Kraft in einer Extremität

Psychische Folgen

- Posttraumatische Belastungsstörungen
- Depression, Ängste, Panikattacken, Schlafstörungen
- Essstörungen
- Verlust von Selbstachtung und Selbstwertgefühl
- Suizidalität

Psychosomatische Folgen

- Allgemein: Chronische Anspannung, Angst und Verunsicherung, die sich als Stressreaktionen in psychosomatischen Beschwerdebildern manifestieren können
- Chronische Schmerzsyndrome, z. B. Kopf-, Nacken-, Rücken-, Unterleibsschmerzen
- Magen-Darm-Störungen, z. B. Appetitverlust, Reizdarmsyndrom, Übelkeit, funktionelle Magenkrankheiten
- Harnwegsinfektionen
- Atemwegsbeschwerden, z. B. Atemnot

Gynäkologische Leiden

- Eileiter- und Eierstockentzündungen
- Sexuell übertragbare Krankheiten
- Ungewollte Schwangerschaften
- Ungewollte Kinderlosigkeit
- Schwangerschaftskomplikationen
- Fehlgeburten / niedriges Geburtsgewicht

Gesundheitsgefährdende (Überlebens-)Strategien

- Rauchen
- Übermässiger Alkohol-, Medikamenten- und Drogengebrauch
- Risikoreiches Beziehungs- und Sexualverhalten
- Selbstverletzendes Verhalten

Quelle: Hellbernd et al., 2004, S. 28,
Anpassungen Truninger

Viele der genannten gesundheitlichen Beschwerden sind **keine eindeutigen** Hinweise für das Vorliegen einer Misshandlungsbeziehung. Sie können jedoch als Warnsignale und somit Anlass für erhöhte Aufmerksamkeit dienen. Insbesondere das Vorliegen mehrerer Verletzungen, verschieden alter Verletzungen sowie das wiederholte Aufsuchen des Notfalls sollten als Alarmzeichen gelten (s. a. Kap. 11.2.2).

2.3 Welche Berufsgruppen des Gesundheitswesens sind mit häuslicher Gewalt konfrontiert?

So breit das Spektrum möglicher gesundheitlicher Auswirkungen der Gewalt ist, so breit ist auch das Spektrum der Berufsgruppen des Gesundheitswesens, welche mit gewaltbetroffenen Frauen zu tun haben. Patientinnen kommen mit akuten Verletzungen auf die Notfallabteilung eines Spitals, wegen eines ausgeschlagenen Zahns in die zahnärztliche Praxis, sie wenden sich wegen Migräne, Schlafstörungen oder chronischen Nackenschmerzen an ihre Hausärztin oder suchen wegen Depression PsychotherapeutInnen auf.

Die folgende Aufzählung zeigt im Überblick, in welcher Form die einzelnen Berufsgruppen den Folgen häuslicher Gewalt begegnen können:

AllgemeinärztInnen / Hausärztliche InternistInnen
- Akute Verletzungen wie Brüche, Schnittwunden, Hämatome etc.
- Alle unspezifischen gesundheitlichen Folgen wie Schlafstörungen, Ängste etc.
- Psychosomatische Erkrankungen wie chronische Schmerzen etc.
- Suchtprobleme

ArzthelferInnen
Arzthelferinnen haben Kontakt zu den Frauen bei der Rezeption, der Durchführung begleitender Massnahmen wie Blutentnahme usw. Die Hemmschwelle der Frauen könnte hier u. U. geringer sein als gegenüber der Ärztin / dem Arzt.

PsychiaterInnen / PsychotherapeutInnen
- Psychische Störungen und Erkrankungen allgemein
- Posttraumatische Belastungsstörungen
- Suchterkrankungen

Achtung: Psychiatrie und Psychotherapie behandeln neben Opfern auch Täter. Dies erfordert einerseits geschlechtergetrennte Abteilungen in stationären Einrichtungen. Andererseits darf bei der Behandlung von Tätern die Situation und insbesondere die Sicherheit einer misshandelten und bedrohten (Ex-)Partnerin nicht ausgeblendet, sondern muss speziell bei der Austrittsplanung einbezogen werden. Entsprechende spezifische Behandlungskonzepte fehlen allerdings heute noch (s. Fallbeispiel Frau S.).

Pflegefachpersonen
- Akute Verletzungen auf der Notfallstation
- Pflege von Patientinnen, die wegen akuter Gewaltfolgen, aber auch wegen Gesundheitsproblemen, die nicht in offensichtlichem Zusammenhang mit der Gewalt stehen, stationär oder im Rahmen der spitalexternen Pflege behandelt werden müssen.

Da Pflegefachpersonen in der Regel mehr Zeit mit den Patientinnen verbringen, ist ihr Kontakt zu diesen näher, sie erhalten so eher Hinweise auf Gewalt. Pflegende beobachten auch häufiger Interaktionen zwischen Patientinnen und besuchenden Ehepartnern bzw. die Auswirkungen solcher Besuche auf das Befinden der Patientinnen.

ZahnärztInnen
- Akute Verletzungen durch Gewalt
- Fehlende Zähne
- Unter Umständen Schwierigkeiten von oral vergewaltigten Frauen, Behandlungen im Mund- und Gesichtsbereich zuzulassen

GynäkologInnen
- Akute vaginale Verletzungen
- Verschiedene gynäkologische Erkrankungen, häufig Entzündungen, Schmerzsyndrome
- Unerwünschte Schwangerschaften, Schwangerschaftskomplikationen, Fehlgeburten
- Für sexuell traumatisierte Frauen stellt die gynäkologische Untersuchung oft eine besondere Belastung dar, die ein behutsames Vorgehen notwendig macht.

Hebammen
- Schwangerschafts- und Geburtskomplikationen
- Starke Ängste vor der Geburt
- Heftige Emotionen während und nach der Geburt
- Reaktivierung zurückliegender Traumata durch die Geburt

SpezialärztInnen, z. B. HNO, Augen, Orthopädie, Chirurgie
- Akute Verletzungen durch Gewalt
- Durch Kopfverletzungen eingeschränkte Hör- oder Sehfähigkeit
- Folgen oraler Vergewaltigungen oder Würgen
- Schlecht verheilte Frakturen
- Einschränkung der Gelenkbeweglichkeit

Weitere Berufsgruppen, z. B. PhysiotherapeutInnen, ChiropraktorInnen
- Chronische Schmerzsyndrome
- Einschränkung der Gelenkbeweglichkeit

Quelle: Koordinationsstelle Frauen und Gesundheit NRW, 2004,
Anpassungen und Ergänzungen Truninger

> **Beispiel Frau S.**
>
> Nachdem sich Frau S. von ihrem gewalttätigen Freund trennt, beginnt dieser, sie via SMS zu bedrohen und belästigen. Mehrmals täglich erhält sie Nachrichten mit der Drohung, er könne ohne Frau S. nicht leben und werde sie und sich selbst umbringen. Frau S. hat Angst und erstattet Strafanzeige, Herr X. wird für kurze Zeit inhaftiert. Nach seiner Entlassung gehen die Drohungen weiter, Frau S. wendet sich erneut an die Polizei. Herr X. wird wiederum festgenommen; da er stark selbstmordgefährdet ist, wird er jedoch an eine psychiatrische Klinik überwiesen. Da sie keine Familienangehörige ist, ist es Frau S. nicht gestattet, mit den behandelnden ÄrztInnen zu sprechen. Nach wenigen Tagen wird Herr X. aus der Psychiatrie entlassen, das «Spiel» beginnt von Neuem. Herr X. schickt Drohungen per SMS, Frau S. erstattet Strafanzeige, Herr X. wird inhaftiert, wegen akuter Suizidalität jedoch erneut in die Psychiatrie überstellt. Zwei Wochen später wird er entlassen. Über die Entlassung wird weder Frau S. noch die für das Strafverfahren zuständige Staatsanwaltschaft informiert. Entsprechend erhält Herr X auch kein Kontakt- oder Rayonverbot. 24 Stunden später passt er Frau S. vor ihrer Wohnung ab und bedroht sie mit einem Messer. Mit Hilfe von Passanten kann sie flüchten.

2.4 Was es so schwierig macht, eine Frau zu fragen, ob ihr Partner sie misshandelt

Wie bereits erwähnt, wird häusliche Gewalt bislang zu selten als Ursache gesundheitlicher Probleme wahrgenommen bzw. angesprochen. Befragungen von Pflegepersonal und ÄrztInnen im Rahmen des S.I.G.N.A.L.-Interventionsprojektes haben gezeigt, dass es «sowohl individuelle wie strukturelle Gründe sind, die Beschäftigte der Gesundheitsversorgung hindern, Patientinnen auf vermutete Gewalthintergründe anzusprechen. Angesichts der zeitlichen Belastung wird die eher verdeckte Gewaltproblematik gerne übersehen» (Hellbernd et al., 2004, S. 35). Zu den strukturellen Gründen zählen insbesondere die genannte Zeitnot, hohe Arbeitsbelastung und der relativ geringe Stellenwert von psychosomatischen und psychosozialen Ansätzen.

Zu den individuellen Gründen gehören in erster Linie mangelndes Wissen über und fehlende Sensibilität für die Problematik, ihre Hintergründe und Ursachen, die spezifische Dynamik der Gewalt sowie die Situation betroffener Frauen. Ebenso fehlen Informationen über Unterstützungsangebote, an die Betroffene verwiesen werden können oder bei denen sich auch Fachleute Rat holen können. Viele Gesundheitsfachpersonen haben ausserdem übliche Mythen und Vorurteile zu häuslicher Gewalt verinnerlicht, gehen beispielsweise davon aus, dass die Gewalt provoziert wird und geben so den Frauen zumindest unterschwellig eine Mitschuld an der eigenen Misshandlung. Schliesslich haben viele Gesundheitsfachpersonen Angst davor Gewalt anzusprechen. Sie haben Hemmungen, weil sie die Privatsphäre der Patientin nicht verletzen zu wollen. Sie sind besonders dann verunsichert, wenn die Gewalt nicht offensichtlich ist und lediglich ein Verdacht besteht. Und sie fühlen sich sehr oft hilflos und überfordert angesichts dessen, was kommen könnte, wenn sie nach Gewalt fragen. Entlasten kann hier das Wissen um die Bedürfnisse gewaltbetroffener Frauen. Entlasten kann auch das Wissen darum, dass ÄrztInnen, Pflegenden, Hebammen oder TherapeutInnen zwar eine wichtige Rolle zukommt, sie aber die Situation für die Betroffenen weder lösen können noch müssen.

Ausschnitt aus einem Gespräch mit B. A., einer Berufschullehrerin für Hebammen

«Ihr habt das Thema der häuslichen Gewalt in den Ausbildungsplan eurer Schule aufgenommen, wie ist es dazu gekommen?»

B. A.: «Vor mehreren Jahren hast du mich angefragt, ob ich ein Fallbeispiel hätte für eine Weiterbildung zu häuslicher Gewalt für Hebammen. Ich habe dir damals gesagt, dass mir kein solcher Fall aus meiner Praxis bekannt sei. Im Nachhinein hat mich meine Antwort hellhörig gemacht! Ich habe so viele Jahre als Hebamme gearbeitet, so viele Frauen betreut – und da soll keine einzige von Gewalt durch den Partner betroffen gewesen sein? Ich weiss, dass dies nicht sein kann. Ich war damals einfach nicht sensibilisiert, hatte das Feingefühl nicht, habe die Problematik einfach ausgeblendet. Und dies, obwohl ich eine Frau bin, die sich mit diesen Themen beschäftigt; mir war durchaus bewusst, dass es Gewalt in Beziehungen gibt, und erst noch häufig. Aber das hatte einfach nichts mit meinem Berufsalltag zu tun, es gehörte woanders hin. Es war einfach kein Thema. Deine Frage hat mich wachgerüttelt. In der Ausbildung war es früher kein Thema. Und das, obwohl man der häuslichen Gewalt als Hebamme häufiger begegnet als den klassischen geburtshilflichen Pathologien wie z. B. Schwangerschaftsdiabetes, für die viel Unterrichtszeit aufgewendet werden in der Ausbildung. Heute bin ich sensibilisiert und nun erkenne ich die Anzeichen von Gewalt auch! Ich spreche die Frauen an und meistens erzählen sie dann auch.»

2.5 Warum es so wichtig ist, Gewalt anzusprechen

Nicht nur Professionelle haben Angst davor, die Problematik zu benennen, auch für betroffene Frauen ist es sehr schwierig ihre Erlebnisse preiszugeben. Viele schämen sich dessen, was ihnen widerfährt. Sie fürchten nicht ernst genommen zu werden, fühlen sich (mit-)schuldig an den Gewalttaten des Partners und haben verinnerlicht, dass Beziehungen Privatsache sind. Um die Gewaltsituation überleben zu können, nehmen viele Frauen auch nicht (mehr) wahr, wie schlimm die Gewalt eigentlich ist.

Abhängigkeiten vom Partner – emotionaler oder finanzieller Art, aber auch ein an das Zusammenleben mit dem Mann gebundenes Aufenthaltsrecht – erschweren ein Offenlegen ebenfalls.

Gewalttätige Männer drohen ihren Partnerinnen sehr häufig mit weiterer Gewalt für den Fall, dass sie die Gewalt öffentlich machen und sich Hilfe holen. Und so haben viele Frauen grosse Angst davor, sich gegenüber Dritten zu öffnen. Sie fürchten eine Eskalation der Gewalt und Racheakte des Mannes. Sie fürchten aber auch, dass durch ihr Reden Handlungen (beispielsweise Einschalten der Polizei ohne Einverständnis der Frau) ausgelöst werden, die sie nicht mehr kontrollieren können und die ihre Situation verschlimmern.

Es gibt also verschiedene Barrieren, welche Betroffene daran hindern, über Gewalterfahrungen zu sprechen. So schweigen viele Frauen oder geben falsche Erklärungen für die Ursache ihrer Verletzungen. Die Hintergründe dieses Verhaltens zu kennen und bei der Gesprächsführung miteinzubeziehen ist wichtig. Die Barrieren machen aber vor allem eines deutlich: Die Verantwortung für das Ansprechen der Gewalt darf nicht allein den betroffenen Frauen überlassen werden! Frauen nicht auf den Gewalthintergrund anzusprechen bedeutet, sie mit der Gewalterfahrung allein zu lassen, die Gewalt letztlich zu bagatellisieren und die Frauen darin zu bestätigen, dass Gewalt etwas Beschämendes ist. Die Beratungspraxis zeigt eindrücklich, dass Betroffene sehr froh sind, wenn sie direkt nach Gewalt gefragt werden (s. Fallbeispiel Frau L.). Auch für Frauen, die aus verschiedenen Gründen (noch) nicht bereit sind, sich zu öffnen, kann die Frage nach Gewalt wichtig sein. Die Frage zeigt,

---

Beispiel Frau L.

Frau L. ist 60jährig, sie ist seit 24 Jahren verheiratet und hat eine erwachsene Tochter. Als Frau L. schwanger war, hat der Ehemann sie zum ersten Mal geschlagen. Seit damals ist er immer wieder gewalttätig geworden, er hat Frau L. mit Faustschlägen auf den Kopf traktiert, sie gewürgt, oft auch bedroht und sie wiederholt vergewaltigt. Mehrmals musste Frau L. Verletzungen ärztlich behandeln lassen. Aus Scham und Angst hat sie jedoch nie über die Ursachen der Verletzungen gesprochen. Vor zwei Jahren erlitt Frau L. durch einen Schlag des Mannes auf ihr Ohr einen Trommelfellriss, verbunden mit einer starken Beeinträchtigung ihres Hörvermögens. Die behandelnde HNO-Ärztin fragte sie direkt, ob ihr Ehemann sie geschlagen habe. Dadurch ermutigt vertraute sich Frau L. der Ärztin an. Diese vermittelt ihr einen Psychologen, zu dem Frau L. seither regelmässig geht. Die Therapie hat Frau L. in der Wahrnehmung bestätigt, dass die Gewalt nicht normal, sondern ein Unrecht ist, das sie in ihrer Menschenwürde verletzt. Ihr Selbstvertrauen wurde gestärkt. Allmählich hat Frau L. lange brachliegende Fähigkeiten wie das Klavierspielen wieder entdeckt und begonnen, alte Kontakte neu zu pflegen. Für Frau L. ist völlig klar, dass es ihr heute ohne die damalige Frage der Ärztin viel schlechter gehen würde.

dass das Problem bekannt ist und darüber gesprochen werden kann und darf. Die Frauen spüren die Gesprächsbereitschaft und das Verständnis für ihre Situation und werden durch diese Signale ermutigt. Eine gute Möglichkeit ist es, als Bestandteil der Anamnese alle Frauen nach früher und/oder aktuell erlittener Gewalt zu fragen. Wie die Studie von Gloor und Meier (2004) gezeigt hat, wird das Screening von der Mehrzahl der Patientinnen gut aufgenommen. Über erste Erfahrungen mit diesem Screening wird in Kapitel 13.6 berichtet.

2.6 Was können MitarbeiterInnen im Gesundheitswesen tun?

Erkennen – Ansprechen – Sicherheit – Information – Untersuchung/Dokumentation. Mit diesen fünf Stichworten kann die Aufgabe von Gesundheitsfachpersonen umschrieben werden. Wie diese Punkte in der Praxis im Detail umgesetzt werden, ist im Kapitel 11.2 nachzulesen. Hier sollen nur die wichtigsten Grundgedanken vorgestellt werden.

Erkennen: Der erste Schritt zur Unterstützung Betroffener besteht darin, Gewalt als Ursache von gesundheitlichen Problemen zu identifizieren. Erst wenn die Zusammenhänge zwischen Gesundheitsstörungen und Gewalterlebnissen berücksichtigt werden, wird eine adäquate Behandlung und Unterstützung möglich. Häusliche Gewalt muss bei gesundheitlichen Problemen stets als mögliche Ursache in Betracht gezogen werden.

Ansprechen: Die Notwendigkeit, Betroffene auf Gewalt anzusprechen, wurde oben bereits verdeutlicht. Dabei ist die Art der Gesprächsführung entscheidend: Es soll mit einfachen und konkreten Worten direkt gefragt werden, ob eine Frau geschlagen, getreten oder bedroht worden ist. Wichtig ist, den Frauen mit einer respektvollen und einfühlsamen Haltung zu begegnen, ohne Vorurteile oder Schuldzuweisungen. Vertraulichkeit und Privatsphäre müssen unbedingt gewahrt werden.

Bejaht eine Frau Gewalterfahrungen, ist es wichtig ihren Äusserungen zu glauben und sie dies auch wissen zu lassen. Die Frau braucht ein Gegenüber, das sie ermutigt, über ihre Erfahrungen zu sprechen, ein Gegenüber, das sie in ihren Wahrnehmungen bestätigt, sie ernst nimmt und ihr zuhört, ohne zu werten. Zu hören, dass Gewalt ein Unrecht ist, für das der Täter die Verantwortung trägt und dass es niemand «verdient», geschlagen, bedroht oder vergewaltigt zu werden, kann für die Frau ebenso hilfreich sein wie die Information, dass sie nicht die einzige Frau ist, die von ihrem Mann misshandelt wird.

Gewalt ist immer auch eine Grenzverletzung. Im Kontakt mit gewaltbetroffenen Menschen ist daher ein sorgsamer Umgang mit Grenzen umso wichtiger. Dies heisst auch, dass die einzelne Patientin entscheidet, wann für sie der richtige Zeitpunkt ist, um über die erlebte Gewalt zu sprechen. Manche Frauen brauchen wiederholte Gesprächsangebote, bis es ihnen möglich ist, von den Gewalterlebnissen zu erzählen. Von den Professionellen erfordert dies Geduld, sie müssen aushalten, dass Frauen sich nicht sofort öffnen!

Für eine Frau, die Fragen nach Gewalterfahrungen verneint, obwohl die Art der Verletzungen oder situative Aspekte einen begründeten Verdacht nahelegen, ist es trotzdem hilfreich zu hören, dass man sich um sie sorgt und bereit ist, sie zu unterstützen. Die Wirkung solcher Signale darf ebenso wenig unterschätzt werden wie der Nutzen von Informationen über spezifische Unterstützungsangebote.

Sicherheit: Schutz und Sicherheit einer gewaltbetroffenen Frau müssen das wichtigste Ziel jeder Intervention sein. Fragen nach einer weiteren oder zusätzlichen Gefährdung sowie mögliche Schutzmassnahmen müssen daher bei allen Schritten beachtet und mit der Patientin gemeinsam besprochen werden.

Dies beginnt bereits beim Gespräch mit der Patientin. Es braucht hierfür einen sicheren Rahmen, der gewährleistet, dass das Gespräch ungestört und mit genügend Zeit geführt werden kann. Ein ausdrücklicher Hinweis auf die berufliche Schweigepflicht ist für die Frauen entlastend.

Benennt eine Frau die Gewalt des Ehemannes / Partners und macht sie somit öffentlich, kann dies für sie gefährlich sein. Eine erhöhte Gefahr besteht für Frauen auch in der Trennungszeit bzw. nach einer Trennung. Tödliche Angriffe oder Tötungsversuche erfolgen besonders oft in dieser Zeit. Dieser Gefahren müssen sich Gesundheitsfachpersonen unbedingt bewusst sein, entsprechende Ängste der Patientin dürfen nicht bagatellisiert werden. Die Frau kennt ihre eigene Situation am besten, es ist wichtig, sie zu nichts zu drängen. Vorschnelle Ratschläge sind wenig hilfreich, ebenso wenig wie Schritte, die über ihren Kopf hinweg eingeleitet werden. Die Frau ist auf Hilfe und Unterstützung von aussen angewiesen. Die Entscheidungen darüber, was sie unternehmen will, trifft sie jedoch selbst.

Die Gefährdungslage muss mit der Frau besprochen werden, es ist zu klären, ob sie nach Hause zurückkehren will und kann. Wichtig ist, dabei stets auch die Situation allfälliger Kinder zu berücksichtigen.

Information: Frauen, deren Partner gewalttätig ist, leben oft unter grosser Kontrolle des Mannes und sind dadurch sehr isoliert. Viele verfügen daher nur über ein kleines soziales Unterstützungsnetz. Unterstützungsangebote wie Frauenhäuser, Beratungsstellen und Institutionen, die sich speziell an Migrantinnen richten, sind längst nicht allen Frauen bekannt. Auch wissen nicht alle, was sie von der Polizei erwarten können, viele sind mit den rechtlichen Möglichkeiten nicht vertraut. Entsprechend sind Informationen über grundlegende Rechte und Beratungs- und Schutzmöglichkeiten zentraler Bestandteil der Unterstützung betroffener Frauen. Das Wissen um Möglichkeiten und Rechte ist ein wichtiger Schritt aus der Ohnmacht und hilft, wieder handlungsfähig zu werden. In Bezug auf Frauenhäuser und Beratungsstellen sind nicht nur Informationen zu Existenz, Erreichbarkeit und Telefonnummer notwendig. Genauere Erklärungen zu den verschiedenen Angeboten können helfen, allfällige Barrieren abzubauen. Zum Überwinden der Schwellenangst kann das Angebot, den Erstkontakt herzustellen, beitragen.

Sinnvoll ist auch das Auflegen von Informationsmaterial zu häuslicher Gewalt sowie von Broschüren und Prospekten der verschiedenen Unterstützungsangebote in Wartezimmern oder auch Behandlungsräumen. Aufgelegtes Informationsmaterial hat Signalwirkung. Es zeigt einer Frau, dass sie nicht allein ist mit dem Problem, dass ihr Problem am Spital, in der Praxis bekannt ist und dass darüber gesprochen werden kann. Auch wenn eine Patientin im Moment keine Hilfe annehmen will, so ist es doch häufig so, dass sie diese Möglichkeit später in Anspruch nehmen wird.

Untersuchung und Dokumentation: Eine gründliche Untersuchung sowie eine sorgfältige und genaue Dokumentation sind in jedem Fall von häuslicher Gewalt zwingend notwendig. Zwar benötigen Frauen zum Zeitpunkt der Inanspruchnahme medizinischer Hilfe sehr oft keine Dokumentation. Für viele aber kann dieser Nachweis zu einem späteren Zeitpunkt von entscheidender Bedeutung sein, insbesondere in einem Straf- und/oder Trennungsverfahren, aber auch im Zusammenhang mit aufenthaltsrechtlichen Fragen oder mit der Inanspruchnahme von Leistungen gemäss Opferhilfegesetz. Die meisten Frauen können die erlittene Gewalt nicht nachweisen, in Verfahren steht oft Aussage gegen Aussage. Deshalb ist der Nachweis durch eine medizinische Dokumentation so zentral. Die Frauen sollen wissen, dass sie bei Bedarf auf die Dokumentation zurückgreifen können.

2.7 Grenzen

Es wurde bereits erwähnt: Die Beschäftigung mit Gewalt erfordert einen sorgfältigen Umgang mit Grenzen. Dies bezieht sich zunächst auf den Umgang mit den Grenzen einer von Gewalt betroffenen Frau. Grenzen zu respektieren bedeutet auch zu akzeptieren, dass viele von Gewalt betroffene Frauen die angebotene Hilfe nicht oder nicht sofort annehmen. Dies kann für Fachleute, die sich engagieren und bemühen, frustrierend sein. Entlastend ist das Wissen um die vielfältigen Gründe, die Frauen hierfür haben. Die Entscheidung der Frau soll respektiert werden, wichtig ist, ihr gegenüber offen zu bleiben und weiterhin Unterstützung anzubieten. Dies hilft ihr, zu einem späteren Zeitpunkt darauf zurückzukommen.

Notwendig ist aber auch ein sorgsamer Umgang der Gesundheitsfachpersonen mit ihren eigenen Grenzen und den Grenzen ihrer Aufgabe, den Grenzen der Institution, in der sie arbeiten. Gespräche über Gewalt belasten. Sie können bei Pflegenden, ÄrztInnen, TherapeutInnen oder Hebammen Gefühle von Ohnmacht, Überforderung oder Entsetzen auslösen. Auch HelferInnen können und sollen sich Unterstützung holen und sich entlasten, im Austausch mit KollegInnen oder mit einer Fachberatung bei einer spezialisierten Beratungsstelle.

Die Grenzen der eigenen Aufgabe zu kennen bedeutet zu wissen, was Mitarbeitende im Gesundheitswesen im Bereich häuslicher Gewalt leisten können und sollen und wofür andere kompetent und zuständig sind. Wichtig ist, diese Grenzen gegenüber den Frauen transparent zu machen und weitere Unterstützungsmöglichkeiten aufzuzeigen. Die eigenen Grenzen zu kennen und zu respektieren ist eine grundlegende Voraussetzung, um angesichts von Gewalt weder unüberlegt zu agieren noch in Ohnmacht zu verfallen (s. a. Kap. 11.7).

2.8 Berufliche Schweigepflicht und Anzeigepflicht bzw. -befugnis

Gesundheitsfachpersonen unterstehen einer strikten Schweigepflicht. Wenn nicht eine ausdrückliche Entbindung durch die Patientin vorliegt, so gilt die Schweigepflicht auch bei Anzeichen und Kenntnissen von häuslicher Gewalt. Allerdings ermöglichen die Gesundheitsgesetze verschiedener Kantone gewisse Ausnahmen: Im Falle eines Verdachtes auf eine Straftat gegen Leib und Leben haben Angehörige der Berufe der Gesundheitspflege ohne Rücksicht auf die Pflicht zur Wahrung des Berufsgeheimnisses das Recht (nicht die Pflicht!), bei der Polizei Anzeige zu erstatten (sog. Anzeige**befugnis**). Eine **Pflicht** zur Anzeigeerstattung besteht gemäss den Gesundheitsgesetzen verschiedener Kantone jedoch nur im Falle von verdächtigen oder aussergewöhnlichen Todesfällen (ausführlicher dazu s. Kap. 9.1.5).

Es verpflichten also nur aussergewöhnliche Todesfälle zu unverzüglicher Meldung an die Polizei. In allen übrigen Fällen ist zunächst das Berufsgeheimnis zu beachten. Besteht eine akute Gefahr für das Leben oder die Freiheit der Patientin, so gilt es abzuwägen, ob die Schweigepflicht eingehalten oder ob von der Anzeigebefugnis Gebrauch gemacht wird. Die Erfahrung von Beratungsstellen zeigt allerdings, dass die Ausübung der Anzeigebefugnis gegen den Willen der betroffenen Frau in den wenigsten Fällen sinnvoll ist. Vor dem Entscheid zu einem solchen Schritt ist daher eine fachliche Beratung durch Spezialistinnen im Bereich häusliche Gewalt unbedingt notwendig.

2.9 Aus- und Weiterbildung

Um betroffene Frauen angemessen versorgen zu können, müssen ÄrztInnen, Pflegende, Hebammen oder weitere Fachkräfte also in der Lage sein, durch Gewalt bedingte Verletzungen und Beschwerden zu erkennen, Gewalt anzusprechen, Verletzungen und weitere gesundheitliche Folgen zu dokumentieren, Fragen von Schutz und Sicherheit zu klären sowie über weitergehende Beratungs- und Unterstützungsangebote zu informieren bzw. an diese Stellen weiterzuvermitteln. Welche Voraussetzungen sind nun notwendig, damit die Fachleute diese Aufgaben erfüllen können?

Handlungsfähigkeit bedingt Wissen. Aus- und Weiterbildung kommt daher eine zentrale Rolle zu. Weiterbildungen sollen sich an alle Gesundheitsfachpersonen richten, die in direktem Kontakt mit betroffenen Frauen stehen. Ziel von Weiterbildungen ist die Sensibilisierung der Gesundheitsfachpersonen für die Problematik der häuslichen Gewalt, das Vermitteln von Fachwissen sowie die Entwicklung und Erweiterung von Handlungskompetenzen. Welche Inhalte entsprechende Weiterbildungen umfassen sollen, ist in Tabelle 2 dargestellt.

Oft blockieren Mythen und Vorurteile einen angemessen Umgang mit häuslicher Gewalt. Als Teil der Sensibilisierung ist daher eine Reflexion der eigenen Haltung notwendig, um entsprechende Mechanismen bewusster zu machen und abzubauen. Besonders wichtig ist es, durch Weiterbildung ein Verständnis für die schwierigen

Tabelle 2:

Inhalte von Weiterbildungen zu häuslicher Gewalt	

Sensibilisierung	• Auseinandersetzung mit Mythen und Vorurteilen und Reflexion der eigenen Haltung zu häuslicher Gewalt
	• Grundlagenwissen zu häuslicher Gewalt:
	  – Ausmass, Formen und Ursachen
	  – Spezifische Dynamik von Gewaltbeziehungen
	  – Strategien und Verhalten Gewalt ausübender Männer
	  – Situation der Kinder
	  – Reaktionen, Anpassungs- und Überlebensstrategien betroffener Frauen
	  – Spezifische Situation von Migrantinnen

Fachwissen	• Körperliche, psychosomatische und psychische Auswirkungen von Gewalt / Psychotraumata, Traumafolgestörungen • Erkennen von Anzeichen von Gewalt • Rechtliche Aspekte • Kenntnisse lokaler bzw. regionaler Unterstützungsangebote (Frauenhäuser, Beratungsstellen, spezifische Angebote für Migrantinnen) für betroffene Frauen und ihre Kinder
Handlungskompetenzen	• Gesprächsführung • Respektvoller und feinfühliger Umgang mit Betroffenen • Angemessene Untersuchung • Beweissicherung und Dokumentation • Auseinandersetzung mit Sicherheitsfragen: Einschätzung der Gefährdung, Abklären des Schutzbedürfnisses der Frau, Erkennen möglicher Sicherheitslücken in der eigenen Institution, Umgang mit begleitenden Tätern • Auseinandersetzung mit den Möglichkeiten und Grenzen der eigenen Person, Aufgabe und Institution

und komplexen Situationen betroffener Frauen zu schaffen. Dies ermöglicht ein Verstehen ihrer Reaktionen und Verhaltensweisen und verdeutlicht gleichzeitig, weshalb es notwendig ist, «nicht Lösungen vorzuschreiben, sondern den Zugang zu Ressourcen zu vermitteln, weiter Unterstützung anzubieten und das Selbstvertrauen zu stärken, damit eigene Entscheidungen getroffen werden können» (Hellbernd et al., 2004, S. 72).

Häusliche Gewalt betrifft nicht nur die Patientinnen, sondern auch das Personal. Mitarbeiterinnen und Mitarbeiter können eigene Erfahrungen mit Gewalt in Beziehungen gemacht haben, als Opfer oder als Täter, aber auch als FreundIn oder Familienangehörige. Eigene Erfahrungen oder Erfahrungen aus dem nahen Umfeld beeinflussen den beruflichen Umgang mit häuslicher Gewalt. «Sie können den Umgang mit häuslicher Gewalt erschweren, sie können aber auch eine Ressource sein für die Fachleute» (Gloor et al., 2003, S. 43). Wichtig ist, sich dieser möglichen eigenen Betroffenheit der Mitarbeitenden bewusst zu sein.

2.9.1 Verankerung der Thematik in Grund-, Fort- und Weiterbildung

Dass sich Einzelne in Weiterbildungen Wissen aneignen und ihre Handlungskompetenzen erweitern, ist wichtig und unabdingbar. Es darf allerdings nicht dem Interesse und den Möglichkeiten einzelner Gesundheitsfachpersonen überlassen werden, ob sie sich zum Thema weiterbilden wollen oder nicht. Die Teilnahme an entsprechenden Weiterbildungen sollte verpflichtend sein. Da davon auszugehen ist, dass einmalige Weiterbildungen in der Regel nicht genügen, um das Gelernte zu vertiefen und zu verankern, sind regelmässige Fortbildungen notwendig. Wünschenswert wären interdisziplinäre Veranstaltungen. Dies könnte verdeutlichen, dass die Problematik nicht einfach in der Verantwortung einer einzelnen Berufsgruppe liegt, sondern als gemeinsame Aufgabe der verschiedenen Beteiligten gesehen werden muss, die auch nur durch Zusammenarbeit angegangen werden kann.

Schliesslich ist es dringend notwendig die Problematik der häuslichen Gewalt in die Ausbildungscurricula der verschiedenen Ausbildungen und Studiengänge im Bereich des Gesundheitswesens aufzunehmen. Nebst der spezifischen Schulung könnte dies auch zur Anerkennung der Problematik als Gesundheitsproblem beitragen. Abgesehen von einzelnen Ausnahmen sind wir allerdings in der Schweiz heute noch weit davon entfernt. Zu diesem Ergebnis kommt auch eine im Oktober 2004 im Auftrag der Fachstelle gegen Gewalt des Eidg. Büros für die Gleichstellung von Frau und Mann veröffentlichte Studie zum Bildungsbedarf zu häuslicher Gewalt. Die Autorinnen stellen fest, dass auch im Bereich der Gesundheitsberufe das Thema der häuslichen Gewalt in der Grund-, Fort- und Weiterbildung kaum oder nicht verankert ist und es an Handlungssicherheit für die Berufspraxis fehlt. Dies gelte besonders auch für Ärztinnen und Ärzte (Barben & Ryter, 2004).

2.9.2 Wissen verfügbar machen

Auch wenn künftig entsprechende Weiterbildungen häufiger angeboten und genutzt werden, ist davon auszugehen, dass dennoch längst nicht alle im Gesundheitswesen Tätigen daran teilnehmen (können). Trotzdem müssen ihnen das notwendige Hintergrundwissen, Handlungsanweisungen sowie Informationen zu Unterstützungsangeboten zur Verfügung stehen und zwar in einer Art und Weise, dass sie im Einzelfall schnell abrufbar sind. In Spitälern, aber auch in ärztlichen oder therapeutischen Praxen sollten demnach folgende Unterlagen verfügbar sein:
- Checklisten zu Indikatoren, Untersuchung und Dokumentation
- Merkblätter zum Umgang mit Verdachtssituationen, zur Gesprächsführung sowie zu Fragen rund um die Sicherheit
- Hinweise zu (eventuell spitalinternen) Übersetzungsdiensten
- Aktuelle Prospekte, Informationen und Telefonnummern zu spezialisierten, regionalen Unterstützungsangeboten

«Eine Grundanforderung an alle Einrichtungen und Berufsgruppen des Gesundheitswesens ist das Gebot, Anzeichen für Gewalt unabhängig von der Herkunft,
der Lebensweise und dem Ausmass der Anpassung an die Mehrheitsgesellschaft
ernst zu nehmen und eine Versorgung anzubieten, die dieser Lebensrealität entspricht» (Hagemann-White & Bohne, 2003, S. 42). In Bezug auf Migrantinnen erfordert ein auf ihre Lebensrealität zugeschnittenes Versorgungsangebot
- minimale Kenntnisse wichtiger Aspekte dieser Lebensrealität (s. Kap. 3.4)
- Reflexion eigener Vorurteile («In diesen Kulturen wird viel schneller
  geschlagen, das gehört dort einfach zum Alltag»)
- angepasste Arbeitsinstrumente (z. B. Kenntnisse zu spezialisierten Beratungsstellen für Migrantinnen, Gewährleisten eines raschen Zugangs zu
  Übersetzungsdiensten, mehrsprachiges Informationsmaterial).

2.10 Institutionelle Konzepte zum Umgang mit häuslicher Gewalt

Um es nicht Einzelnen und dem Zufall zu überlassen, wie mit häuslicher Gewalt
umgegangen wird, sollten grössere Institutionen wie Spitäler über ein eigentliches
Konzept dazu verfügen. Ein solches Konzept würde die vorgängig genannten Unterlagen wie Merkblätter und Checklisten beinhalten. Ebenso müsste festgehalten werden, welche Mitarbeitenden zu spezifischer Schulung verpflichtet werden, wobei
selbstverständlich dafür gesorgt werden muss, dass entsprechende Schulungen regelmässig stattfinden. Diskutiert und geklärt werden muss weiter die Frage, ob alle Patientinnen routinemässig nach Gewalt durch einen Lebenspartner gefragt werden
sollen und welche Zuständigkeiten (z. B. wer fragt nach Gewalt, wann wird der Sozialdienst beigezogen) und Informationswege (z. B. bei einer Verdachtssituation) zu
beachten sind. Schliesslich gilt es festzuhalten, welche Massnahmen im Hinblick auf
die Sicherheit von Patientinnen zu treffen sind. Bevor ein solcher Fall eintritt, muss
geklärt sein, wer was tut, falls ein gewalttätiger Mann auf einer Station auftaucht,
welche (internen und externen) Sicherheitsdienste vorhanden und abrufbar sind oder
wer alles informiert werden muss, damit beispielsweise ein Besuchsverbot auch eingehalten werden kann.

Um die Thematik in der Institution zu verankern, kann es sinnvoll zu sein, eine
dafür verantwortliche Person zu bestimmen. Diese kann dafür besorgt sein, dass die
Thematik in der Hektik des Alltags nicht unter- oder der Vorrat an aktuellen Prospekten von Frauenhäusern und Beratungsstellen nicht ausgeht.

Von zentraler Bedeutung ist weiter die Rolle der Leitungsebene. Die Anstrengungen für einen verbesserten Umgang mit häuslicher Gewalt müssen von Spital-
und Klinikleitung getragen und gefördert werden. «Es bedarf eines Bekenntnisses
auf der Leitungsebene, diese Problematik ernst zu nehmen und ihr Priorität einzuräumen» (Hagemann-White & Bohne, 2003, S. 42).

Ohne funktionierende interdisziplinäre Zusammenarbeit ist die Unterstützung von Frauen, denen Gewalt in einer Intimbeziehung widerfährt, kaum möglich. Der Vernetzung insbesondere mit spezialisierten Angeboten wie Frauenhäuser oder Beratungsstellen kommt daher grosse Bedeutung zu. Die Kontakte zu diesen Stellen zu pflegen und fördern, könnte ebenfalls Aufgabe einer für die Thematik verantwortlichen Person sein.

Ein adäquater Umgang mit von häuslicher Gewalt betroffenen Frauen benötigt Zeit. Damit sie ihre Aufgaben wahrnehmen und Gespräche über Gewalt mit der notwendigen Ruhe führen können, müssen Gesundheitsfachpersonen entsprechende Ressourcen zur Verfügung stehen. Der Umgang mit Gewalt ist wie bereits erwähnt belastend. Gesundheitsfachpersonen, die sich auf die Thematik einlassen, brauchen daher Unterstützung in Form von Fallbesprechungen im Team, Fachberatung, Anerkennung und – wiederum – Zeit.

Die Fachleute im Gesundheitswesen müssen häusliche Gewalt als Gesundheitsproblem erkennen und ernst nehmen. Und sie müssen die Unterstützung der Betroffenen als Teil der eigenen beruflichen Aufgabe verstehen. Dies ist die Voraussetzung dafür, dass sowohl die Einzelnen wie auch die Institutionen als Ganze ihre Rolle im Unterstützungsnetz wahrnehmen können.

3. Die Situation von Frauen, die Gewalt in der Paarbeziehung erleben

■ Gabriella Schmid

Die Tatsache, dass Frauen oft lange bei ihren gewalttätigen Männern ausharren oder nach einem Fluchtversuch zu ihnen zurückkehren, stösst auch in Fachkreisen oft auf Unverständnis. Um wirksam gegen häusliche Gewalt handeln und adäquate Hilfe anbieten zu können ist es daher wichtig, die Situation der Opfer sowie die Dynamik und die Auswirkungen von Gewalt zu verstehen.

Im folgenden Kapitel sollen die Gründe, weshalb es Frauen oft so schwer fällt, sich aus einer Misshandlungsbeziehung zu befreien, und die Auswirkungen der Gewalt auf die Kinder näher beleuchtet werden.[1]

3.1 Dynamik der Gewalt in Paarbeziehungen

Im Unterschied zu sog. «tätlichen Konflikten», bei denen Streit zwischen den Ehepartnern ebenfalls gewalttätig ausgetragen wird und beide Partner sowohl Täter als auch Opfer sein können, handelt es sich bei Misshandlungsbeziehungen um ein eigentliches System von Gewalt (s. a. Kap. 1.1). Im Folgenden wird dieses System am Beispiel der Misshandlung von Frauen durch ihre Partner eingehender dargestellt.

Verschiedene Formen von Gewalt werden vom Täter gleichzeitig benutzt, um das Opfer einzuschüchtern und gefügig zu machen. Als stärkstes Instrument der Unterdrückung wirken die Angst vor weiterer Gewalt sowie die Angst, getötet zu werden (Hellbernd, 2005). Die meisten Frauen, die Gewalt durch ihren Partner erleben, sind nicht schon von Anfang an in ihrer Beziehung mit körperlichen Übergriffen konfrontiert. Vielen Betroffenen fällt es später sogar schwer, den eigentlichen Beginn der Gewaltanwendung durch ihren Partner zu bezeichnen, denn die Übergriffe beginnen in der Regel sehr subtil. Am Anfang stehen oft Kontrollversuche, beispielsweise über die Erwerbsarbeit der Frau, ihre Ausgaben, ihre Freizeitgestaltung oder ihre Beziehungen. Kontakteinschränkungen oder gar Kontaktverbote können hinzukommen, aber auch gezielte Abwertungen, Demütigungen und Beschimpfungen. Diese dienen dazu, Macht und Dominanz in der Beziehung zu gewinnen oder zu behalten, das Opfer zu schwächen und sein Selbstwertgefühl zu attackieren. Erzielen

---

1 Gewalt kommt auch in lesbischen Paarbeziehungen vor. Eine neuere Diplomarbeit befasst sich mit Formen und Ausmass dieser Gewalt und stellt das nötige Wissen für eine adäquate Beratung von Frauen, die in ihrer lesbischen Beziehung Gewalt erfahren, zur Verfügung (Scheibling, 2005).

diese Strategien nicht die vom Misshandler gewünschte Wirkung, werden weitere
Formen psychischer Gewalt wie das Androhen von Schlägen oder die gezielte Isolie-
rung des Opfers angewandt. Zu ersten körperlichen Misshandlungen kommt es für
die betroffenen Frauen häufig «wie aus heiterem Himmel», aus nichtigem Anlass
und nicht vorhersehbar. Eine Schwangerschaft oder auch die Geburt des ersten
Kindes ist oft der Zeitpunkt, wo physische Gewalt beginnt (Mc Farlane et al., 1996;
Müller & Schröttle, 2004). Jüngere Frauen erleben häufiger Gewalt durch ihre Ehe-
männer als ältere. Verschiedene Untersuchungen zeigen zudem, dass die Misshandlung von Frauen weitaus häufiger in Familien vorkommt, in denen der Mann dominiert, als in solchen mit egalitären Strukturen (Coleman & Straus, 1990; Yllö &
Straus, 1990, zitiert in: Lamnek & Ottermann, 2004; Müller & Schröttle, 2004, s. a.
Kap. 4.2.2). Je ausgeprägter der Grad der Dominanz, desto stärker ist die Gewaltausübung. Physische Gewalt wird vom Mann eingesetzt, um seine Vormachtstellung
zu untermauern.

Misshandlungsbeziehungen unterliegen einer ganz eigenen Dynamik. Die amerikanische Psychologin Lenore Walker (Walker, 1984) prägte den Begriff vom «Kreislauf der Gewalt» (Cycle of Violence). Sie identifizierte drei Phasen, die analytisch
zwar trennbar, in der Praxis aber oft miteinander verwoben sind:

1. Phase: Spannungsaufbau
Es kommt zunächst zu verbalen Angriffen. Äussere Faktoren, wie z. B. Frust bei der
Arbeit, werden vom Mann als Anlass für kleinere Übergriffe genommen. Die Frau
versucht in dieser Situation häufig, eigene Gefühle der Angst, Wut und Verzweiflung zu unterdrücken und dem Partner möglichst alles «recht zu machen», um die
wachsende Spannung abzubauen und weitere Gewaltausbrüche zu verhindern.
Dennoch steigt die Spannung weiter an.

2. Phase: Gewaltausbruch
Es kommt zu körperlicher und/oder sexueller Gewaltanwendung durch den Mann.
Das Opfer fühlt sich in dieser Situation oft hilflos, da es keinen Einfluss auf Art,
Zeitpunkt oder Schwere der Gewalttat hat. Jedes Verhalten des Opfers kann zu einer weiteren Eskalation der Gewalt führen. Nach einem Gewaltausbruch suchen
die Opfer häufig medizinische Hilfe aufgrund von Verletzungen oder benötigen andere Formen von Unterstützung. In dieser Phase bestehen oft die grössten Chancen
für eine wirkungsvolle Intervention von aussen, weil viele Frauen in dem Moment
offen gegenüber Hilfsangeboten sind.

3. Phase: Entschuldigungs- und Entlastungsversuche
Der Täter versucht, seine Gewalttätigkeit herunterzuspielen. Er bedauert seine Tat
und beteuert, er werde sein Verhalten ändern. Diese Phase wird manchmal auch als
«Honeymoon-Phase» beschrieben, da der Partner sich gegenüber der Frau aufmerksam und liebevoll zeigt, sie umwirbt und ihr beteuert, wie sehr er sie liebt und
braucht. Auch wenn Frauen zunächst motiviert sind, sich vom gewalttätigen Partner
zu trennen, kann diese Motivation angesichts der erneuten Zuwendung seitens des

Mannes und der Hoffnung auf Besserung wieder schwinden. Frauen sind in dieser Phase oft bereit, dem (scheinbar) reumütigen Partner noch eine (letzte) Chance zu geben.

Erfahrungen von Frauenberatungsstellen und Frauenhäusern zeigen, dass das emotionale Wechselbad die Frauen verunsichert und zutiefst verwirrt. Durch eingeschränkte oder unterbundene Kontakte allmählich isoliert, ihrer eigenen Wahrnehmung nicht mehr trauend, sind sie durch die dauernden Abwertungen ohne Gefühl für den eigenen Wert und oft am Rande der Erschöpfung und Verzweiflung. So wird es für sie immer schwieriger, sich aus der Beziehung zu lösen. Sie leben oft in ständiger Angst vor neuen Gewalttaten und sind damit beschäftigt, diese zu verhindern oder zumindest zu mildern. Und so geht der Teufelskreis der Gewalt immer weiter. Wiederholen sich die Phasen des Kreislaufs der Gewalt, kommt es vielfach zu einer weiteren Eskalation. Die Gewaltausbrüche nehmen an Häufigkeit und Schwere zu, und die Phasen der Entlastung und Entschuldigung werden kürzer. Dennoch hält die Liebe zum Partner und die Angst davor, den Kindern den Vater wegzunehmen, viele Frauen von einer Trennung vom Partner ab.

Der beschriebene Kreislauf hilft zu verstehen, weshalb es für Frauen so schwer ist, sich aus der gewalttätigen Beziehung zu lösen und warum eine endgültige Trennung oft erst nach mehreren Fluchtversuchen möglich wird.

3.2 Häusliche Gewalt in Trennungssituationen

Den von häuslicher Gewalt betroffenen Frauen wird häufig geraten, sich doch einfach von ihrem gewalttätigen Partner zu trennen, um der Gewalt zu entgehen. Die Erfahrungen von Opferberatungsstellen und Frauenhäusern zeigen jedoch, dass sich die Gefahr für die Frauen im Kontext von Trennung und Scheidung deutlich erhöht. Wie bereits erwähnt drohen gewalttätige Männer oftmals bereits während der Beziehung mit massiver Gewalt oder sogar der Tötung der Frau, falls sie es wagen sollte, ihn zu verlassen. Diese Männer gehen von einem eigentlichen Besitzanspruch gegenüber der Partnerin aus. Die Frauen fürchten daher oft zu Recht, dass die Gewalt noch weiter eskaliert, wenn sie Schritte zur Trennung oder gar Scheidung unternehmen. Diese Ängste müssen unbedingt ernst genommen werden, denn zu schweren Verletzungen oder gar einer Tötung kommt es meist im Zusammenhang mit einer angekündigten oder bereits vollzogenen Trennung (Burton et al., 1998). Dies muss bei der Einschätzung der Eskalationsgefahr und bei der Planung von Schutz- und Sicherheitsmassnahmen besonders berücksichtigt werden.

Dass die Entscheidung der Frau zur Beendigung der Beziehung von ihrem Partner häufig nicht akzeptiert wird und die Gewalt auch nach der Trennung weitergeht, zeigen auch die neuesten Forschungsergebnisse im Zusammenhang mit dem Phänomen «Stalking».

3.2.1 Trennungsgewalt und Stalking

Der Begriff «Stalking» kommt aus dem Englischen und bedeutet ursprünglich «Auflauern, Heranpirschen». Inzwischen wird er definiert als ein Ablauf von sich wiederholenden, andauernden, unerwünschten Versuchen, sich dem Opfer anzunähern oder mit ihm zu kommunizieren (Mullen, 1999). Dabei kann es sich um Belästigungen mittels Telefonanrufen, SMS oder E-Mails handeln, aber auch um konkrete Annähungsversuche, indem Betroffenen aufgelauert oder nachgestellt wird. Stalking beinhaltet auch physische Gewalt, welche von Festhalten und Stossen bis hin zu Faustschlägen reicht. Relativ häufig sind auch Drohungen mit der Entführung des Kindes. Es kommt immer wieder vor, dass Stalking-Fälle mit der Ermordung der Ex-Partnerin enden.

Eine Untersuchung aus Deutschland (Voss et al., 2006) kam zum Ergebnis, dass es sich bei den Stalkern in der Mehrzahl der Fälle um Männer handelt (81 %), während knapp 85 % der Stalkingopfer weiblich sind. In 48.5 % aller Fälle handelte es sich beim Stalker um den Ex-Partner der betroffenen Frau. Die Studie macht auch Aussagen über die Qualität der ehemaligen Beziehung. Dabei wurde festgestellt, dass häufig in diesen Beziehungen bereits vorher durch den Partner massive Kontrolle und oft auch Gewalt ausgeübt worden war. Mit dem Stalking wird versucht, die frühere Machtposition aufrechtzuerhalten, die Partnerin zurückzuholen und die alten Verhältnisse wiederherzustellen. Alkoholmissbrauch des Stalkers, Mord- oder Selbstmorddrohungen oder auch der Zugang zu Waffen können zu einer erhöhten Gefährdung des Opfers führen (Bettermann, 2004).

Das Stalking dauert oft über Monate, wenn nicht sogar Jahre. Die Hartnäckigkeit, die Penetranz und die Intensität, mit welchem das Stalking betrieben wird, führen bei den Betroffenen zum Gefühl, in einer ausweglosen, ohnmächtigen Situation zu sein. Stalking hat massive Auswirkungen auf die Ausgestaltung der verschiedenen Lebensbereiche, aber auch auf die physische und psychische Gesundheit der Opfer. Viele Betroffene leiden unter Angstgefühlen, Erschöpfungszuständen, innerer Unruhe und Schlafstörungen. Posttraumatische Symptome und Depressionen können die Folge sein.

Eine konsequente Haltung des Opfers gegenüber dem Stalker gilt als wichtiger Schritt, um das Stalking zu beenden. Es soll ihm unmissverständlich erklären, dass kein Kontakt mehr gewünscht wird. Jeder Kontakt soll konsequent vermieden und Kontaktangebote sollen ignoriert werden. Dieser Rat erweist sich jedoch für Betroffene von häuslicher Gewalt meist als sehr schwierig. Ambivalente Gefühle gegenüber dem Mann können eine eindeutige Abgrenzung von ihm erschweren, weil viele Frauen oft auch nach der Scheidung gedanklich und gefühlsmässig weiterhin an den Mann gebunden bleiben. Sie haben oft noch die Hoffnung, dass er die Trennung endlich akzeptiert und eine kollegiale Beziehung zu ihm möglich sein könnte. Kontaktversuche werden in dieser Phase des Gewaltverlaufs oft nicht konsequent genug zurückgewiesen, weil Frauen hoffen, mit dieser Strategie des Nachgebens einer möglichen Eskalation der Gewalt vorbeugen zu können.

3.2.2 Trennungsgewalt im Zusammenhang mit Besuchsrecht

Ein vollständiger Kontaktabbruch für Betroffene von häuslicher Gewalt, welche mit dem Mann gemeinsame Kinder haben, ist zudem praktisch kaum möglich. Gewalttätige Männer stellen oft einen Antrag auf das Sorge-, oder zumindest auf das Besuchsrecht, obwohl sie häufig vor der Trennung keine enge Bindung an ihre Kinder gehabt haben. Sie wollen vorallem ihr Recht durchsetzen und sehen es als eine persönliche Niederlage und einen Kontrollverlust an, wenn sie dieses Recht auf die Kinder nicht bekommen. Eine grosse Zahl von Frauen, deren Kinder Kontakt zum Vater haben, werden während der Besuche oder bei der Übergabe der Kinder erneut bedroht oder misshandelt, oft auch noch nach längerer Zeit der Trennung (Hester & Radford, 1996).

Eine besondere Form von Gewalt droht Frauen, die als Folge der oft langjährigen Belastungen durch die gewalttätige Beziehung psychologische oder psychiatrische Unterstützung benötigen oder suchtmittelabhängig geworden sind. Sie müssen befürchten, vom Ex-Partner in ihrer Kompetenz als Mutter diffamiert und als psychisch krank bezeichnet zu werden, weil er ihnen ihre Erziehungskompetenz absprechen und das Sorgerecht streitig machen will.

3.2.3 Handlungsbedarf im Zusammenhang mit Trennungsgewalt

Leider wird das Gefahrenpotenzial von Trennungsgewalt mit ihren massiven Auswirkungen auf die betroffenen Frauen und ihre Kinder auch in Fachkreisen noch zu wenig wahrgenommen. Es besteht vielfach die Auffassung, dass mit der Auflösung der Beziehung die Gewalt beendet ist. Für betroffene Frauen ist es jedoch sehr wichtig, dass sie in ihrer Angst vor einer Eskalation der Gewalt ernst genommen und bei der Suche nach Schutz und Sicherheit unterstützt werden.

Institutionen und Fachleute, welche mit Opfern häuslicher Gewalt in Kontakt kommen, müssen daher für die Problematik vermehrt sensibilisiert werden. Es ist wichtig, die Gefährlichkeit innerhalb der Trennungssituation zu erkennen, Betroffene wirksamer zu unterstützen und geeignete Schutzmassnahmen zu ergreifen. Zusammen mit den Betroffenen müssen alle Schritte, welche eingeleitet werden, auf die Auswirkungen in Bezug auf den Schutz und die Sicherheit der Opfer geprüft werden. (s. Kap. 11.6)

Die bereits vorhandenen rechtlichen Möglichkeiten, welche den Schutz von Frauen und Kindern verstärken, müssen ebenfalls besser genutzt werden. So können z. B. im Rahmen von Scheidungs- und Eheschutzverfahren Kontakt- und Annäherungsverbote ausgesprochen werden (s. a. Kap. 9.3.2). Es kann dem Täter untersagt werden, sich an einem bestimmten Ort wie beispielsweise dem Wohnort oder dem Arbeitsplatz der ehemaligen Partnerin aufzuhalten. Im Weiteren müssen Besuchs-

rechtsregelungen unbedingt so ausgestaltet werden, dass der Gefahr erneuter Gewalthandlungen vorgebeugt werden kann, zum Beispiel durch eine von einer Drittperson beaufsichtigte Übergabe der Kinder oder gar durch ein begleitetes Besuchsrecht, damit das Opfer dem Täter nicht ungeschützt gegenübertreten muss.

3.3 Strukturelle Gründe, die eine Trennung erschweren

Neben den bereits erwähnten emotionalen und psychischen Gründen, die misshandelten Frauen eine Trennung vom Partner erschweren, gibt es aber auch diverse
strukturelle Hindernisse, die den Entschluss zu einer Trennung oder Scheidung erschweren (vgl. auch Müller & Schröttle, 2004).

Existenzängste und finanzielle Motive: Eine Flucht ins Frauenhaus hat für die
betroffenen Frauen verschiedene negative Konsequenzen. Beispielsweise droht die
Gefahr, den Arbeitsplatz zu verlieren und von der Sozialhilfe abhängig zu werden.
Die ganze Existenz kommt unter Umständen ins Wanken. Kurzfristig eine andere,
bezahlbare Wohnmöglichkeit zu finden, ist meist nicht einfach, vor allem wenn die
Frau kein eigenes Geld und kein soziales Netz hat. Die Aussicht auf ein Leben als
allein erziehende Mutter, sozial isoliert und mit wenig Geld am Rande des Existenz-
minimums, erleichtert den Entscheid zur Trennung sicher nicht.

Situation als Mutter: Die genannten Hindernisse nach einer Trennung betreffen
insbesondere Mütter. Aufgrund der nach wie vor herrschenden Arbeitsteilung sind
es in aller Regel die Frauen, welche für die Betreuung der Kinder zuständig sind und
deswegen allenfalls die Erwerbsarbeit aufgeben oder eine Mehrfachbelastung tragen. Nach einer Scheidung sind sie finanziell oft sehr schlecht gestellt und müssen
vielfach erst den Einstieg ins Erwerbsleben wieder finden. Dabei werden sie mit
dem immer noch grossen Mangel an ausserfamiliären Betreuungsangeboten wie
Krippenplätzen oder Kinderhorten konfrontiert. Als weitere Belastung kommt hinzu, dass Frauen über gemeinsame Kinder auch nach einer Trennung mit dem gewalttätigen Mann verbunden bleiben. Gerade die Ausübung des Besuchsrechts bzw. die
Übergabe der Kinder anlässlich von Besuchswochenenden werden wie erwähnt oft
zum Anlass für weitere Belästigungen.

Angst vor Einsamkeit: Zwar sind viele Frauen bereits während der Beziehung
zum gewalttätigen Partner oft sehr isoliert, dennoch haben sie Angst davor, nach
einer Trennung noch mehr zu vereinsamen. Zudem trauen sie sich oft nicht zu, das
Leben ganz allein zu bewältigen. Auch wenn die Partnerschaft als Qual empfunden
wird, ist es für sie doch ein vertrautes Leben, das sie einschätzen können. Die Vorstellung, sich nochmals auf einen Neuanfang mit vielen Unbekannten einlassen zu
müssen, schreckt viele Frauen ab. Zudem haben viele Frauen ihren Lebensentwurf
auf eine Ehe und Familie aufgebaut und sich weder vorgestellt noch je gewünscht,
allein zu leben.

Reaktionen des Umfeldes: Häufig wissen betroffene Frauen gar nicht, wohin sie
sich nach einer Gewalttat wenden sollen. Oder sie werden enttäuscht, wenn sie ver-

suchen, Hilfe zu bekommen. Vielfach machen sie die Erfahrung, dass die von ihnen erlittene Gewalt auch von Fachleuten nicht wahrgenommen wird. Weder im Spital noch vom Hausarzt oder der Hausärztin werden sie auf die Ursache allfälliger Verletzungen angesprochen. Wenn sie den Mut haben, von sich aus darüber zu sprechen, erleben sie oft, dass ihnen nicht geglaubt wird. Die Gewalt wird vom Umfeld und leider teilweise auch von Fachleuten noch immer bagatellisiert und verharmlost. Man spricht verschleiernd von Eheschwierigkeiten oder Familienstreitigkeiten. Die gewalttätigen Männer werden oft entschuldigt und den Opfern wird zumindest eine Mitschuld an der erlittenen Gewalt zugeschoben. Hat eine Frau, vielleicht nach unzähligen «letzten Chancen», die sie dem Mann bereits gegeben hat, sich entschieden, den Weg aus der Gewaltbeziehung zu wagen, wird sie nicht selten von den Eltern, Freunden oder auch von Fachleuten unter Druck gesetzt: Die Familie dürfe nicht gefährdet werden und sie solle dem Mann doch nochmals eine Chance geben. Damit werden betroffene Frauen verunsichert und entmutigt, Hilfe zu suchen. Sie ziehen sich vielfach zurück und sind dadurch noch gefährdeter als zuvor (Schweizerische Konferenz der Gleichstellungsbeauftragten, 1997).

Schuld- und Schamgefühle: Viele Frauen tun alles, um die erlebte Gewalt in der Beziehung vor ihrer Familie und ihrem sozialen Umfeld sorgfältig zu verbergen. Sie versuchen nach aussen krampfhaft das Bild einer glücklichen Familie aufrechtzuerhalten, weil sie sich schämen. Oft fühlen sie sich selbst verantwortlich für die Situation und glauben, wenn sie sich nur mehr bemühten, ihrem Mann alles recht zu machen, würde die Gewalt mit der Zeit von selbst aufhören. Sie geben sich die Schuld für das Scheitern der Ehe und glauben, keine gute Ehefrau oder Mutter sein. Die in unserer Gesellschaft nach wie vor dominante Geschlechterrollenverteilung schreibt den Frauen tendenziell die Verantwortung für ein gelingendes Ehe- und Familienleben zu. Sie definieren Frauen massgeblich über ihre Rolle als Mutter und Ehepartnerin und nicht als eigenständiges Individuum. Diese Denkmuster tragen in fataler Weise mit dazu bei, dass Frauen lange Zeit in einer unglücklichen Beziehung ausharren.

3.4 Zur besonderen Situation von Migrantinnen im Kontext von häuslicher Gewalt

In der Öffentlichkeit wird das Thema «häusliche Gewalt» oft im Zusammenhang mit ausländischen Familien wahrgenommen und diskutiert. Auslöser für diese Diskussionen ist der Umstand, dass in den Kriminalstatistiken, aber auch bei den KlientInnen von Beratungsstellen und Frauenhäusern der Anteil von Ausländerinnen und Ausländern überproportional hoch ist. Das Gleiche gilt für den Anteil an Ausländern bei Tötungsdelikten an Frauen, welche sich von ihnen trennen wollten oder bereits getrennt lebten. Verschiedene Studien (Schweizerische Konferenz der Gleichstellungsbeauftragten, 1997; Gloor & Meier, 2004) sind jedoch zum Schluss gekommen, dass weder die Staatszugehörigkeit von Opfer oder Täter noch der Wohnort, die Religion, der Bildungsgrad oder die Schichtzugehörigkeit statistisch bedeutsame Faktoren für das Vorkommen von Gewalt in einer Partnerschaft sind.

Trotzdem wird häusliche Gewalt im Migrationskontext oft einseitig auf eine patri-
archale Tradition im Herkunftsland zurückgeführt, womit unterstellt wird, dass es
bei uns diese Tradition nicht gebe bzw. sie längst überwunden sei. Mit dieser Argu-
mentation wird aber auch die Tatsache ausgeblendet, dass Migrantinnen und Migranten in unserem Land zahlreichen Schwierigkeiten und Benachteiligungen begegnen, die das Entstehen von Gewalt begünstigen können: Die finanzielle Situation ist
meist nicht rosig, die fremde Sprache macht Mühe, Kontakte fallen schwer, gewohnte
Rollen und Erwartungen können nicht mehr erfüllt werden, das Selbstvertrauen
leidet, die Unterstützung wie auch die soziale Kontrolle durch den Familienverband,
die Dorfgemeinschaft fehlen.

Nur wenn solche Faktoren berücksichtigt werden, können wirksame Unterstüt-
zungs- und Interventionsmöglichkeiten für Migrantinnen, welche von häuslicher Gewalt betroffen sind, weiterentwickelt werden. Vereinfachende Zuschreibungen, welche die Gründe für häusliche Gewalt an einer spezifischen Kultur festmachen, helfen
nicht weiter. Es braucht einen differenzierten Blick auf die Thematik, um Ressourcen und Bewältigungsstrategien der Betroffenen zu erkennen und zu fördern.

Migrantinnen, die von häuslicher Gewalt betroffen sind, haben es besonders
schwer, sich aus der Misshandlungsbeziehung zu lösen. Neben den bereits erwähnten Hindernissen, mit welchen auch einheimische Frauen konfrontiert sind, müssen
Migrantinnen mit zusätzlichen Schwierigkeiten kämpfen: Ihre Loyalität gegenüber
der Familie wie auch die gegenseitigen Abhängigkeiten in der Familie sind oft stark
ausgeprägt. In der Migrationssituation können zudem Tradition und Religion für
die eigene Identität besonders wichtig werden, was ein Ausbrechen aus der Familie
schwierig macht. Dazu kommt, dass Migrantinnen unsere Hilfsangebote oft nicht
kennen bzw. deren Verlässlichkeit nicht einschätzen können. Das grösste Hindernis
stellt aber oft die aufenthaltsrechtliche Situation dar.

3.4.1 Aufenthaltsbewilligung an den Ehemann gebunden

Das Schweizerische Ausländerrecht schreibt Diskriminierungen fest, welche im Kontext von häuslicher Gewalt fatale Auswirkungen haben können. Migrantinnen aus
Nicht-EU- oder EFTA-Staaten sind durch ihren Aufenthaltsstatus mit dem Ver-
merk «Verbleib beim Ehemann» über Jahre an die Beziehung zum Ehemann gebunden (s. a. Kap. 9.5.2). Werden diese Frauen Opfer von häuslicher Gewalt, sehen
sie sich oftmals vor die Wahl gestellt, sich entweder von ihrem Ehemann zu trennen
und dadurch den Verlust des Aufenthaltsrechts zu riskieren oder weiterhin in der
Gewaltbeziehung auszuharren (Frauenfragen 1, 2005). Dieser prekäre Aufenthaltsstatus, welcher unter anderem die Arbeitsaufnahme erschwert, ist oft auch ein
Grund dafür, dass Migrantinnen gesellschaftlich schlecht integriert sind. Die fehlende gesellschaftliche Verankerung führt jedoch dazu, dass sich die Abhängigkeit vom
Mann verstärkt. Das im Herkunftsland vorhandene ausgedehnte soziale Netz, das
eine gewisse Kontrolle des Mannes und eine Unterstützung der Frau beinhaltet,

entfällt hier weitgehend. Die Isolation, welche vom gewalttätigen Mann nicht selten gezielt herbeigeführt wird, lässt die Betroffenen vielfach in völliger Unkenntnis über ihre Rechte und die alltäglichen Abläufe in der Schweiz leben. Wenn im Herkunftsland bei einer Trennung die Kinder üblicherweise dem Manne zugesprochen werden, befürchten die Frauen, dass sie auch in der Schweiz durch eine Scheidung automatisch ihre Kinder verlieren werden. Erschwerend für eine Loslösung aus der Gewaltbeziehung ist zudem manchmal der Umstand, dass mit einer Trennung vom Ehemann den betroffenen Frauen der Ausschluss aus der Familie oder im Extremfall sogar die Verfolgung durch die Familie droht.

3.4.2 Sprachbarrieren

Deutsch zu lernen und zu sprechen ermöglicht es einer Frau, Kontakte zu knüpfen, sich über ihre Rechte und mögliche Hilfsangebote zu informieren und Arbeit zu suchen. Aus Angst, die Frau könnte zu eigenständig werden, wird der Besuch von Sprachkursen jedoch von vielen Ehemännern oft wenig unterstützt oder sogar verhindert. Die Sprachbarriere ist ein wichtiger Grund für die Isolation von Migrantinnen und erschwert einer von Gewalt betroffenen Frau den Entscheid wegzugehen.

3.4.3 Drohende Abhängigkeit von der Sozialhilfe

Grundsätzlich haben Migrantinnen ebenso wie Einheimische Anspruch auf Fürsorgeleistungen, wenn sie in wirtschaftlicher Not sind. Dieser Anspruch wird allerdings dadurch relativiert, dass der Bezug von Sozialhilfegeldern meist negative Auswirkungen auf die Verlängerung der Aufenthaltsbewilligung hat.

3.5 Häusliche Gewalt als Trauma

Gewalttaten in der Familie stellen einen immensen Stressfaktor dar. Die betroffenen Frauen und ihre Kinder sind oft über eine lange Zeit äusserst qualvollen Erfahrungen ausgesetzt und den Gewalthandlungen des Ehepartners und Vaters ausgeliefert. Dieses Leben hinterlässt bei den meisten Frauen tiefe Spuren. Es bewirkt eine schwere Erschütterung des Selbstwertgefühls und des Vertrauens in andere. Die Frauen haben keine Kontrolle über die Gewalt und wissen nicht, ob und wann es wieder zu einem Gewaltausbruch kommt. Das bedeutet ein ständiges Leben in Angst und Unsicherheit, auch in eher «friedlichen» Zeiten. Viele Frauen zweifeln an ihrer eigenen Wahrnehmung, leiden an Schuld- und Schamgefühlen, Depressionen oder an Schlaf- oder Essstörungen. Dabei können die Auswirkungen der erlittenen Misshandlungen oft noch Jahre nach einer Trennung vom gewalttätigen Partner nachwirken. Das Verhalten misshandelter Frauen und ihre Identifikation mit dem Täter unterliegt dabei ganz ähnlichen psychologischen Mechanismen, die wir auch bei Geiselopfern finden und die unter dem Begriff «Stockholm-Syndrom»[2] bekannt geworden sind. Ist häusliche Gewalt demnach für die Betroffenen eine traumatische Erfahrung?

Ein traumatisches Ereignis ist ein «vitales Diskrepanzerlebnis zwischen bedrohlichen Situationsfaktoren und den individuellen Bewältigungsmöglichkeiten, das mit Gefühlen von Hilflosigkeit und schutzloser Preisgabe einhergeht und so eine dauerhafte Erschütterung von Selbst- und Weltverständnis bewirkt» (Fischer & Riedesser, 2003, S. 82). Definitionsgemäss erfüllt ein traumatisches Ereignis folgende Kriterien: Die Person war selbst Opfer oder Zeugin bzw. Zeuge eines Ereignisses, bei dem das eigene Leben oder das Leben anderer Personen bedroht war oder eine ernste Verletzung zur Folge hatte. Die Reaktion des bzw. der Betroffenen beinhaltet Gefühle intensiver Angst, Hilflosigkeit oder Entsetzen. Traumatische Erfahrungen zeichnen sich dadurch aus, dass sie die Verarbeitungsmöglichkeiten eines Menschen bei weitem übersteigen. Traumata sind einschneidende Erfahrungen, die nicht einfach weggesteckt werden können. Die Art des Traumas ist dabei ganz entscheidend für die Folgen. Die Unterscheidung in kurz- und langfristige Traumata hat sich bewährt. Leonore Terr (1995) unterscheidet zwischen Typ-I- und Typ-II-Traumatisierungen:

Unter **Typ-I-Trauma** versteht sie ein einmaliges, unvorhersehbares und überwältigendes Vorkommnis, das detailliert erinnert wird, wie z. B. eine Naturkatastrophe oder ein Verkehrsunfall. Solche Ereignisse sind meist gekennzeichnet durch akute Lebensgefahr, Plötzlichkeit und Überraschung. Ein **Typ-II-Trauma** hingegen ist ein komplexes, lang anhaltendes traumatisches Geschehen, das bei den Betroffenen zu Verleugnung des Erlebten, emotionaler Anästhesie (Verlust der Gefühle), Depersonalisation (ein Angst machendes Fremdheitserleben gegenüber sich selbst), Derealisation (ein Angst machendes Fremdheitserleben gegenüber der Umwelt) und Dissoziation (Abspaltungsvorgänge) führen kann, also zu Gefühlen völligen Losgelöstseins und der Entfremdung von sich selbst und der Umgebung. Es tritt wiederholt auf und ist für die Opfer teilweise vorhersehbar. Wenn wir uns nochmals den Kreislauf der Gewalt in Misshandlungsbeziehungen vor Augen führen, lässt sich also sagen, dass diese Definition auch auf häusliche Gewalt zutrifft und dass somit viele Opfer von Gewalt in einer Paarbeziehung als traumatisiert angesehen werden müssen.

Typ-I- und Typ-II-Traumata haben teilweise ähnliche, aber auch sehr verschiedene Folgen. Es hat sich gezeigt, dass die länger andauernden, von Menschen willentlich verursachten Traumata in vielen Fällen zu stärker beeinträchtigenden und eher zu chronischen psychischen Folgen führen können als die anderen Formen traumatischer Erfahrungen. Zudem muss davon ausgegangen werden, dass die Nähe und Vertrautheit zum Täter, wie sie bei häuslicher Gewalt besteht, das Ausmass der Traumatisierung noch zusätzlich verstärken. Nicht selten kann es auch zu einer eigentlichen Handlungsunfähigkeit des Opfers kommen. Viele von häuslicher Ge-

---

2 Mehr dazu unter: http://lexikon.freenet.de/Stockholmsyndrom

walt betroffene Frauen leiden überdies an einer posttraumatischen Belastungsstörung[3] und zeigen verschiedene Vermeidungssymptome oder auch Symptome des Wiedererlebens, wie Flashbacks oder Alpträume. Diese Spuren im Persönlichkeitssystem von Betroffenen sind ein weiterer Grund dafür, dass es für sie so schwierig ist, sich aus einer Gewaltbeziehung zu befreien.

Traumatische Situationen enden in der Regel nicht schon dann, wenn das traumatische Ereignis vorüber ist. Sie enden häufig erst in dem Moment, wenn die zerstörte zwischenmenschliche Beziehung durch Anerkennung von Verursachung und Schuld wieder hergestellt wurde (Fischer & Riedesser, 2003). Leider ist es aber gerade in Fällen von häuslicher Gewalt meist nicht so, dass der Täter seine Schuld anerkennt und dadurch den Opfern zur Bewältigung der traumatischen Erfahrung verhilft. Im Gegenteil: Misshandler sind auch nach der Trennung von ihrer Partnerin oft weiterhin der festen Überzeugung, mit der ausgeübten Gewalt lediglich ihren «rechtmässigen» Anspruch als «Familienoberhaupt» verteidigt und durchgesetzt zu haben. Die betroffenen Frauen müssen also versuchen, die traumatischen Erfahrungen aus eigener Kraft und ohne eine gemeinsame Verarbeitung der zerstörten Beziehung zu überwinden.

Traumatische Erfahrungen haben eine Vielzahl von körperlichen und psychischen Auswirkungen. Interpersonelle Schwierigkeiten bestehen vor allem in reduziertem Vertrauen und Abgrenzungsproblemen in Beziehungen, aber auch in Rückzug und Isolation. In Gewaltbeziehungen kann auch eine traumatische Bindung entwickelt werden, die in einer emotionalen Verbundenheit mit dem Misshandler besteht (Stockholm-Syndrom).

3.5.1 Was braucht es für eine Heilung nach Gewalterfahrungen?

Judith Herman (2003), die bekannte amerikanische Trauma-Expertin, betont, dass Ohnmacht und Isolation die Grunderfahrungen eines psychischen Traumas sind und überwunden werden müssen. Dazu ist es notwendig, dass die Persönlichkeit der Betroffenen gestärkt wird und neue Kontakte geknüpft werden können. Freundinnen oder Familienangehörige sind wichtig, da sie Unterstützung und Solidarität vermitteln. Viele wohlwollende Versuche zu helfen scheitern aber oft, weil das grundlegende Prinzip der Persönlichkeitsstärkung ausser Acht gelassen wird. Jede Einmischung, die dem Opfer die Entscheidung und die Eigenverantwortung abnimmt, kann die Überwindung des Traumas vereiteln, auch wenn sie eindeutig gut gemeint sind.

Empowerment: Fraueneinrichtungen wie Frauenhäuser und Frauen-Nottelefone haben die Grundbedingungen der Überwindung traumatischer Erfahrungen schon früh erkannt. Insbesondere die Prinzipien der feministischen Beratung, wie die Hilfe zur Selbsthilfe, Empowerment, Selbstbestimmungsrecht oder auch die Parteilich-

---

3 Nähere Angaben dazu unter http://www.psychotraumatologie.ch/ptbs.htm

keit, entsprechen den Bedürfnissen traumatisierter Menschen. Bei der Hilfe zur Selbsthilfe steht die Eigenverantwortung der betroffenen Frau im Mittelpunkt; die Rolle der Helferinnen und Helfer beschränkt sich auf Unterstützung und Begleitung der Betroffenen auf ihrem Weg der Heilung. Das Grundprinzip des Empowerments, welches darauf abzielt, das Mass an Selbstbestimmung und Autonomie im Leben eines Menschen zu erhöhen, ist ebenfalls Voraussetzung zur Überwindung des Traumas. Die Hilflosigkeit soll schrittweise überwunden und die Entscheidungsfreiheit wiedererlangt werden.

Neutralität und Engagement: Die Prinzipien der Selbstbestimmung und der Hilfe zur Selbsthilfe erfordern, dass Helferinnen bzw. Helfer sich nicht in die Entscheidung der Klientin einmischen oder versuchen, diese in eine bestimmte Richtung zu lenken und sie gar zu drängen, etwa wenn sie nicht sicher ist, ob sie sich vom Misshandler trennen soll oder nicht. Neutralität in diesem Sinne bedeutet aber nicht moralische Abstinenz. Es braucht auch von den Helfenden eine klare Verurteilung der Gewalt.

Nach Herman (2003) vollzieht sich die Heilung nach einer traumatischen Erfahrung in drei Stufen: Auf der ersten Stufe geht es um die Wiederherstellung der Sicherheit. Wichtigstes Ziel ist, die Gewalt zu stoppen. Erinnern und Trauern sind die Themen auf der zweiten Stufe dieses Prozesses. Gefühle werden zugelassen, häufig auch nochmals durchlebt und schliesslich verarbeitet. Und auf der dritten Stufe geht es schliesslich um ein Akzeptieren des Geschehenen und die Integration der traumatischen Erfahrung. Die Heilung verläuft jedoch nicht linear von einer Stufe zur anderen, sondern eher spiralförmig. Es kann immer wieder vorkommen, dass die Betroffenen vorübergehend auf eine frühere Stufe zurückfallen. Sie haben dann allerdings einen anderen Ausgangspunkt, so dass es sich nicht um einen wirklichen Rückschritt, sondern einen Fortschritt auf einer früheren Ebene handelt. Das Drei-Stufen-Modell dient daher nur als Hilfskonstruktion, um den komplexen Prozess der Heilung zu verstehen.

3.6 Auswirkungen von häuslicher Gewalt auf die Kinder

In den letzten Jahren ist das Interesse an der Situation von Kindern im Kontext von häuslicher Gewalt deutlich gestiegen. Es existieren mittlerweile verschiedene Untersuchungen, die sich mit dem Zusammenhang zwischen Frauen- und Kindsmisshandlung und den Folgen beobachteter Gewalt auseinandersetzen. Sie alle belegen, dass Gewalt gegen Frauen durch ihre Partner oder Ex-Partner auch auf die Kinder äusserst schädigende Auswirkungen hat (Müller & Schröttle, 2004; Heynen, 2004; Kavemann, 2001). Die beobachtete Gewalt kann bei den Kindern zu einer Beeinträchtigung der emotionalen, körperlichen oder kognitiven Entwicklung und unter Umständen auch zu traumatischen Schädigungen führen. Darunter fallen Schlaf- und Konzentrationsstörungen, depressive Verstimmungen, erhöhte Reizbarkeit und Aggressionen (Kindler, 2002). Zudem werden Söhne und Töchter gewalttätiger Väter nicht nur häufig selbst misshandelt, sondern auch sexuell missbraucht (Hammer, 1989; Farmer & Owen, 1995, beide zit. in Kavemann, 2001). Frauen, die selbst Opfer von Gewalt sind, können häufig ihre Kinder nicht adäquat vor den Folgen dieser Gewalt schützen. Es ist daher ganz wichtig, dass auch die Situation der betroffenen Mädchen und Jungen ernst genommen wird und sie in der Bewältigung ihrer traumatischen Erlebnisse wirkungsvoll unterstützt werden.

3.6.1 Kinder als Zeugen von Gewalt

Wenn Mütter misshandelt werden, sind ihre Kinder sehr oft während der Gewalttat anwesend oder in einem Nebenraum und erleben oder hören diese mit. Sie werden Zeugen davon, wie der Vater die Mutter beschimpft, wie er sie anschreit, demütigt, mit Gegenständen nach ihr wirft oder sie zusammenschlägt. Die Beobachtung der Gewalt gegen die Mutter hat ebenso schwere Auswirkungen auf die Kinder wie selbst erlittene Gewalt. Häufig schildern Frauen auch, dass sich ihre Kinder aktiv in die Gewaltsituation einmischen. Sie versuchen, ihre Mutter zu schützen, indem sie sich z. B. zwischen die Mutter und den Vater werfen oder indem sie die Aufmerksamkeit des Vaters auf sich ziehen wollen. Im schlimmsten Fall erlebt ein Kind, wie die eigene Mutter vor seinen Augen umgebracht wird.

3.6.2 Auswirkungen der erlebten Gewalt gegen die Mutter auf die Kinder

Wenn Kinder erleben müssen, wie der eigene Vater die Mutter schlägt, einschüchtert und demütigt, beeinflusst dies das Bild, das sie von ihren Eltern haben, und hat auch Auswirkungen auf die Beziehung zu ihnen. Kinder fühlen sich oft hilflos und ausgeliefert angesichts der Gewalt des Vaters und der Ohnmacht der Mutter, aber auch verantwortlich für das, was passiert (Kavemann, 2001). Sie versuchen die Mutter zu unterstützen und zu trösten und verhalten sich möglichst angepasst und unauffällig, um diesem belasteten familiären Klima nur ja keinen Anlass für Auseinandersetzungen zu bieten (Heynen, 2004). Vor allem in Fällen, in denen die Kinder lange Zeit der chronischen Gewalt des Vaters gegenüber der Mutter ausgesetzt sind, kommt es zu verschiedenen Symptomen wie Entwicklungsverzögerungen, Schulschwierigkeiten oder starker Ängstlichkeit. Es gibt auch Untersuchungen, die auf die Geschlechtsspezifik der Auswirkungen hinweisen und zeigen, dass Mädchen, wenn sie als Kinder Gewalt gegen die Mutter erleben mussten oder selbst misshandelt wurden, ein deutlich erhöhtes Risiko haben, später selbst von Misshandlung in der Partnerschaft betroffen zu sein. Und Söhne, die als Kind häusliche Gewalt erleben, sind gefährdet, später selbst Gewalt als Durchsetzungsmittel für ihre Bedürfnisse einzusetzen (Hartwig, 2006; Müller & Schröttle, 2004).

3.6.3 Kindesmisshandlung als Teil der Gewalt gegen Frauen

In manchen Fällen von Kindesmisshandlung liegt die Absicht des Täters vor allem darin, Gewalt gegen die Frau auszuüben. Viele gewalttätige Männer verwenden die Kinder oder Drohungen gegen sie, um die Frau zum Verbleib in der Beziehung zu zwingen. Die Kinder werden in diesen Fällen dazu eingesetzt, noch mehr Kontrolle über die Schritte der Frauen zu haben. Männer drohen damit, die Kinder zu entführen oder umzubringen, falls die Frau sie verlässt. Untersuchungen zeigen zudem: Je gewalttätiger und kontrollierender der Partner versucht, seine Frau an einer Trennung zu hindern, desto höher ist die Wahrscheinlichkeit, dass er die Kinder als Mittel einsetzen wird, um die Frau zum Bleiben zu zwingen oder zu sich zurückzuholen, und desto grösser ist das Risiko, dass er die Frau auch nach einer Trennung weiterhin bedroht und misshandelt (Hardesty, 2002).

3.6.4 Hilfe für die Kinder

Kinder sind solchen Gewaltsituationen meist völlig hilflos ausgeliefert. Sie sind daher als eigenständige Opfer von Gewalt anzuerkennen und benötigen ebenfalls intensive Hilfe und fachliche Unterstützung, um das Erlebte zu verarbeiten. Das bedingt, dass Fachleute der Kinder- und Jugendhilfe aber auch des Gesundheitswesens ihre Hilflosigkeit im Kontext häuslicher Gewalt überwinden und adäquate Unterstützungsangebote für die betroffenen Kinder entwickeln, beispielsweise in Form von spezifischen Gesprächs- oder spieltherapeutischen Angeboten. Im Falle von Trennung und Scheidung muss der Schutz vor weiterer Gewalt ein zentrales Kriterium bei der Zuteilung des Sorgerechts und der Organisation des Besuchsrechts sein. Zudem ist es wichtig, die Mutter in der Wahrnehmung ihrer Erziehungsverantwortung zu unterstützen. Dies gehört zweifellos zu den besten Strategien im Kindesschutz. (Zu möglichen Interessenkonflikten zwischen Massnahmen zum Schutz der Frauen und Kinderschutzmassnahmen s. Kap. 7.)

4. Männer, die Gewalt gegen die Partnerin ausüben

■ Klaus Mayer

4.1 Gewalttäter und Gewalttaten

Physische Gewalt zwischen Familienmitgliedern galt lange Zeit als normal im Sinne von häufig vorkommend und sozial akzeptiert. Noch in den 1980er-Jahren beurteilten 31.3 % der Männer und 24.6 % der Frauen Ohrfeigen unter Ehepartnern als normal, notwendig oder gut (Neubauer et al., 1998, S. 18). Seither wuchs der gesellschaftliche Druck, der Gewalt gegen Frauen im sozialen Nahraum entschieden entgegenzutreten. Aktuelle Zahlen belegen, wie notwendig diese Bemühungen bis heute sind. Um die Opfer besser zu schützen, ist es notwendig, sich mit den Tätern auseinander zu setzen: Was sind das für Männer, die in ihrer Partnerschaft Gewalt ausüben? Worin unterscheiden sie sich von Männern, die keine Gewalt ausüben? Welche Strategien in der Arbeit mit diesen Männern sind hilfreich, um Gewalt zu reduzieren? Welchen Beitrag können Aussenstehende zur Reduktion von Gewalt zu leisten?

4.1.1 Welche Vorstellungen von Gewalt ausübenden Männern haben wir?

Wer mit gewalttätig gewordenen Männern arbeitet, kennt die erstaunten Reaktionen anderer: «Der soll seine Frau …? Der sieht doch gar nicht so aus …». Dahinter steckt die weit verbreitete Vorstellung, dass man es einem Menschen anmerkt, wenn dieser zu Gewalttätigkeiten neigt, als handle es sich um eine Persönlichkeitseigenschaft, die sich im alltäglichen Kontakt in irgendeiner Weise ausdrücken muss – sei es in der Körperhaltung, im Gesichtsausdruck, im Blick oder zumindest im verbalen Verhalten. Dieser Wunsch nach rasch erkennbaren Hinweisen auf Gewaltbereitschaft ist verständlich. Wenn wir einem Menschen gegenüberstehen, müssen wir wissen, ob uns von seiner Seite Gefahr droht. Von Männern, die gegenüber ihrer Partnerin Gewalt anwenden, haben wir jedoch oft Vorstellungen und Erwartungen, die unser Urteilsvermögen trüben, anstatt es zu schärfen.

  Als beim Bewährungsdienst Zürich die ersten deliktorientierten Lernprogramme[1] starteten, habe ich eine Zeit lang zu erraten versucht, welches Delikt die Straf-

---

1 Der Bewährungsdienst Zürich führt seit 1999 deliktorientierte Lernprogramme durch, in denen Straffällige lernen, ihre Rückfallrisiken realistisch zu bewerten, und Fertigkeiten trainieren, um Risikosituationen ohne Rückfall bewältigen zu können.

fälligen, die auf ihre Aufnahmegespräche warteten, begangen haben. Natürlich lag ich in der Regel daneben. Dieses Spiel hat mir jedoch dabei geholfen, mir über meine Vorstellungen von gewalttätigen Männern klar zu werden und zu erkennen, wie realitätsfern diese häufig sind. Besonders enttäuscht wurden meine Erwartungen, als ich die ersten Lernprogramme für Männer, die in ihrer Partnerschaft Gewalt ausübten, leitete (Mayer, 2002). Mir gegenüber sassen keine hartgesottenen Überzeugungstäter, die im Vollbesitz männlicher Überlegenheitsgefühle lautstark ihrer Verachtung für das weibliche Geschlecht Ausdruck verliehen. Die Teilnehmer waren vielmehr äusserlich unauffällige, im Kontakt höfliche, durch die ungewohnte Situation verunsicherte, jedoch keinesfalls einschüchternd oder bedrohlich wirkende Männer. Nichts in ihrer Erscheinung und ihrem Verhalten wies darauf hin, dass sie sich ihren Partnerinnen gegenüber gewalttätig verhalten hatten oder dies immer noch taten. Männer, die Gewalt gegen ihre Partnerin ausüben, sind in der Regel weder psychisch krank noch abnorm veranlagt, sondern «in ihrer Mehrzahl ganz ‹normale› Durchschnittsmänner» (Bentheim & Firle, 1996, S. 225). Wir können uns also nicht auf unsere Erwartungen und Beobachtungsgabe verlassen, wenn es darum geht, einen Mann, der in seiner Partnerschaft Gewalt ausübt, zu erkennen.

Die Vorstellung, Gewalttäter an ihrem Verhalten oder ihrer Persönlichkeit erkennen zu können, hängt auch mit dem als «Actor-Observer-Bias» (Jones & Nisbett, 1972) bekannten Effekt zusammen: Aussenstehende Beobachter erklären sich die Ursachen des Verhaltens einer Person eher mit deren Persönlichkeit («Er ist ein gewalttätiger Mann»), die handelnde Person erklärt sich ihr Verhalten jedoch eher mit der jeweiligen Situation («Ich wurde provoziert»). Gewalt jedoch entsteht in der Regel aus dem Zusammentreffen verschiedener Faktoren, die in der Persönlichkeit des Gewalttäters und den Eigenschaften seiner Umwelt begründet liegen. Es gibt keinen typischen Gewalttäter. Gewalttätig wird ein Mann erst in bestimmten Situationen. Wenn ich ihn in einer anderen Situation kennen lerne, kann ich mir nur schwer vorstellen, dass dieser Mann Gewalt angewendet hat. Diese grundlegende Lektion ist banal und zugleich wichtig für die Arbeit mit gewalttätig gewordenen Männern: Ich kann es den Männern nicht anmerken, ob und wie sehr sie gegenüber ihren Partnerinnen gewalttätig waren oder sind.

4.1.2 Welche Vorstellung von Gewalt haben wir?

Unsere Beurteilung einer Gewalthandlung hängt eng mit unseren Vorstellungen über deren Zustandekommen zusammen. Bei Männern, die in ihrer Partnerschaft Gewalt ausgeübt haben, bei ihren Opfern und bei indirekt Beteiligten wie Staats- und Rechtsanwälten, Opferberaterinnen oder Tätertherapeuten bestehen häufig sehr unterschiedliche Vorstellungen von einer Gewalthandlung, was die gemeinsame Arbeit gegen Gewalt nicht gerade erleichtert.

Wer eine gewalttätige Handlung mit einem Kessel vergleicht, der so sehr unter Druck steht, dass er explodiert, versteht Gewalt als natürliche, unabwendbare Folge des äusseren Drucks. Die Gewalthandlung wird zu einem überraschenden Ereignis, das nicht vorherzusehen oder zu verhindern war. Besonders Männer, die in ihrer Beziehung Gewalt angewendet haben, betrachten ihr Verhalten im Lichte dieser **«Dampfkessel-Hypothese»**. Sie hat den Vorteil, den Täter von der Verantwortung für seine Tat zu entlasten und dafür den Druck durch die Umgebung verantwortlich zu machen. Um Gewalt zu verhindern, muss aus dieser Perspektive lediglich verhindert werden, dass aufgrund äusserer Einflüsse im Kessel Druck entsteht.

Die **«Macht-Hypothese»** geht vom Gegenteil aus: Gewalt wird als Strategie verstanden, die darauf abzielt, Macht und Kontrolle auszuüben und Frustrationen oder andere negative Gefühle abzureagieren. Demnach ist ein Mann gewalttätig, weil er stärker ist und gewalttätig sein **kann**. Diese Perspektive sieht Gewalt als gezielte Demonstration von Macht, angewendet von einer Person, die sich nicht um das Leid, das sie verursacht, kümmert. Männer, die in ihrer Beziehung Gewalt ausgeübt haben, reagieren häufig empört auf Versuche, ihnen ihre Verantwortung für ihre gewalttätigen Handlungen begreiflich zu machen, weil sie befürchten, als kühl kalkulierende Gewalttäter dargestellt zu werden.

Die **«Werkzeug-Hypothese»** kann als Mischung der beiden vorangegangenen Sichtweisen verstanden werden: Gewalt ist ein in bestimmten Situationen eingesetztes Werkzeug, um Kontrolle zu erlangen. Aus Wut, Eifersucht, Verlustangst, Unterlegenheits- oder Hilflosigkeitsgefühlen entsteht der Wunsch, die Partnerin zu bestrafen und ihr Verhalten kontrollieren zu können. Gewalt ist ein sehr wirksames Werkzeug, um anderen seinen Willen aufzuzwingen. Wer Gewalt einsetzt, übt Macht über das Opfer aus und erlebt sich als überlegen. Die Situation ist wieder unter Kontrolle, der unerträgliche Zustand von Hilflosigkeit ist beendet. Aus dieser Perspektive wenden Männer dann Gewalt an, wenn sie in Situationen, in denen sie sich als hilflos erleben, nicht bereit oder in der Lage sind, mit den damit verbundenen negativen Gefühlen umzugehen und diese zu ertragen. Unter welchen Bedingungen greifen Männer zum Werkzeug Gewalt? Welche inneren und äusseren Bedingungen für Gewaltanwendung gibt es?

4.1.3 Wie entwickelt sich Gewalt in einer Beziehung?

Gewalt ist eine massive Übertretung von Grenzen zwischen Individuen. In einer Partnerschaft findet Gewalt gegen die Frau nicht plötzlich und massiv statt. Vielmehr hat jede Gewalthandlung eine Vorgeschichte, die geprägt ist durch eine Reihe von Grenzverletzungen, die in ihrer Intensität zunehmen. Übermässige Kritik, Beleidigungen und Beschimpfungen sind verbale Formen von Gewalt, die bewirken, dass die Partnerin gekränkt und abgewertet wird. Dabei geschehen zwei Dinge zugleich: Einerseits vergrössert sich das Machtgefälle zwischen Mann und Frau, andererseits wirkt jede Grenzverletzung, die die gewünschte Wirkung erzielt, wie eine Belohnung und eine Einladung, beim nächsten Konflikt die Intensität zu erhöhen. So entsteht ein Kreislauf sich steigernder Gewaltintensität, Übergriffe auf die Partnerin werden zunächst denk-, dann machbar. Das Opfer ist Teil dieses Prozesses, es gerät in eine Entwicklung, die von Angst, Erdulden und Hoffnung geprägt ist.

4.2 Ursachen und Bedingungen von Beziehungsgewalt

4.2.1 Gibt es Gewalt fördernde Lebensumstände?

Die Suche nach Faktoren, die mit Beziehungsgewalt in Verbindung stehen, hat bislang zu keinem einheitlichen Bild geführt. In verschiedenen Studien wurde der Einfluss von Faktoren wie sozioökonomischer Status, Alter, Zivilstand untersucht, die Ergebnisse sind zum Teil widersprüchlich (s. a. Kap 1.3). An dieser Stelle sollen zwei Faktoren näher beleuchtet werden, die im Zusammenhang mit häuslicher Gewalt immer wieder als Ursachen oder Auslöser genannt werden: Alkoholkonsum sowie Kultur und Religion.

Alkoholkonsum

Je nach Untersuchung variiert der Anteil der Fälle von Partnergewalt unter Alkoholeinfluss zwischen 6 und 8 % (Godenzi, 1993, S. 148). Eine schweizweite Studie stellt einen Zusammenhang zwischen Alkoholkonsum und Gewalttätigkeit gegen die Partnerin fest (Schweizerische Konferenz der Gleichstellungsbeauftragten, 1997). Erhebungen in Arztpraxen und bei der Polizei im Kanton Zürich ergaben, dass in 41 % (Arztpraxen) bzw. 37 % (Polizei) der Fälle von Gewalt in der Partnerschaft Alkohol im Spiel ist. Dabei wird in 20 % bis 30 % der erfassten Gewaltfälle Alkohol eine «entscheidende Rolle beigemessen» (Maffli & Zumbrunn, 2001, S. 7). Alkoholisiert sind in der Regel die männlichen Täter, gelegentlich sind Täter und Opfer alkoholisiert. Diese Befunde lassen jedoch keinen Schluss auf ursächliche Wirkungen zu. Nicht der Alkohol ist der Grund für die Gewalttätigkeit, sondern Alkoholkonsum und Gewalttätigkeit kommen gemeinsam vor. Wohl reduziert Alkohol die Selbststeuerungsfähigkeit, viele Autoren weisen jedoch darauf hin, dass Alkoholkonsum nicht per se zu einer erhöhten Aggressivität führen muss. Vielmehr scheint es stark kulturabhängig zu sein, wie Konsumenten auf Alkohol reagieren. Für westliche Kulturen wird angenommen, dass Alkohol eine Art von «Auszeit» erlaubt, in der es möglich ist, sich nicht wie sonst an Regeln halten zu müssen (z. B. MacAndrew & Edgerton, 1969). Wer Alkohol getrunken hat, erlaubt sich selbst eher aggressives Verhalten. Er kann damit rechnen, dass seine Umwelt ihm dies eher zugesteht und den Alkoholkonsum im Falle von Sanktionen mildernd berücksichtigt.

Kultureller und religiöser Hintergrund

Der kulturelle und religiöse Hintergrund einer Partnerschaft scheint einen Einfluss auf das Risiko der Frau zu haben, Opfer von Gewalt durch ihren Partner zu werden. Eine breit angelegte Studie zu Lebenssituation, Sicherheit und Gesundheit von Frauen in Deutschland (Müller & Schröttle, 2004) zeigt, dass beispielsweise türkische Migrantinnen in ihrer Partnerschaft stärker Gewalt ausgesetzt sind als deutsche Frauen.[2] Haben im Durchschnitt 40 % aller Frauen körperliche und/oder sexuelle Gewalt erlebt, so lag dieser Anteil bei türkischen Migrantinnen bei 47 %. Die türkischen Frauen erlebten mehr körperliche Gewalt (46 % gegenüber den Frauen insgesamt 37 %), die Täter waren häufiger die Partner (38 % im Vergleich zu 25 % bei den anderen Befragten). Besonders eindrückliche Differenzen zeigen sich in Fällen schwerer körperlicher Gewalt wie Würgen, Verprügeln, Einsatz einer Waffe oder Todesdrohungen. Von allen diesen Gewaltformen sind türkische Frauen jeweils fast doppelt so häufig betroffen wie andere befragte Frauen. Die nachfolgend dargestellten Merkmale von Gewalt-Beziehungen wie hohe Statusunterschiede und Machtgefälle, Abhängigkeit und soziale Isolation, ein hohes Mass an Belastung und Stress sowie ein ausgeprägtes Dominanzstreben und Besitzdenken treffen auf die Lebenssituation türkischer Migrantinnen besonders häufig zu. Dies bedeutet jedoch auch, dass es in Partnerschaften mit und ohne Migrationshintergrund dieselben Faktoren sind, die das Risiko für Gewalt erhöhen. Demnach sind Migranten zwar häufiger gegenüber ihren Partnerinnen gewalttätig, aber nicht weil sie Migranten sind, sondern weil sie stärker durch Gewalt begünstigende Faktoren belastet sind.

Die Rolle der *Religion* wird unter den Teilnehmern des deliktorientierten Lernprogramms «Partnerschaft ohne Gewalt» kontrovers diskutiert. Während es immer wieder einzelne Teilnehmer gibt, die aus dem Koran eine Berechtigung für Gewalt gegenüber ihrer Partnerin ableiten, wird diesen von anderen muslimischen Teilnehmern regelmässig vehement widersprochen.

4.2.2 Wodurch zeichnen sich Gewalt-Beziehungen aus?

Die folgenden Beziehungsmerkmale weisen einen Zusammenhang mit Gewalt auf:

Statusunterschiede und Statusverlust

Eine Reihe von Befunden weist darauf hin, dass Statusunterschiede in einer Partnerschaft einen Einfluss auf Gewalt durch den Mann haben. Gelles (1987) fand, dass Männer dann eher gewalttätig gegen ihre Partnerinnen sind, wenn diese einen höheren beruflichen Status hatten als sie selbst. In diesem Licht lassen sich auch die oben dargestellten Befunde des höheren Gewaltrisikos bei Teilzeitbeschäftigung und Arbeitslosigkeit verstehen. O'Brien formulierte bereits 1974 dazu seine Hypothese der Statusinkonsistenz, die besagt, dass Männer dann gewalttätig werden, wenn sie in der Ehe ihre überlegene Stellung verlieren und ihre dominante Rolle in Gefahr sehen.

---

2 In der Studie werden nur die Daten bezüglich deutscher Frauen und in Deutschland lebender türkischer Frauen verglichen. Damit erlaubt sie weder Aussagen über andere Gruppen von Migrantinnen und Migranten noch über den Einfluss der Kultur im Ursprungsland, also ausserhalb des Migrationskontextes.

Machtgefälle

Häufig gehen Statusunterschiede mit einem Machtgefälle in der Beziehung einher. Straus et al. (1980) fanden, dass Gewalt gegen Frauen am häufigsten in Familien auftrat, in denen der Mann die Entscheidungsgewalt beanspruchte. Aus ihrer Sicht wird Gewalt von demjenigen Familienmitglied, das am meisten Macht besitzt, genutzt, um diesen Machtanspruch zu behaupten. Dazu passt auch die Vermutung der Autoren, dass sich das Gewaltrisiko erhöht, wenn «das Hierarchieverhältnis vom Statusunterlegenen (d. h. der Frau) in Frage gestellt wird» (Neubauer et al., 1998, S. 38). Für die Schweiz konnte belegt werden, dass bei Paaren mit ausgeglichener Entscheidungsmacht Gewalt deutlich seltener vorkommt als bei Paaren, in denen der Mann das letzte Wort beansprucht. Je mehr Lebensbereiche wie Anschaffungen, Urlaub, Wohnung vom Mann dominiert werden, desto grösser das Risiko für Gewalt. Besonders krass werden diese Zusammenhänge deutlich, wenn der Mann in persönliche Lebens- und Entscheidungsbereiche der Frau wie ihre Freizeitgestaltung, ihre Ausgaben oder die Hausarbeit eingreift: «Frauen, die von ihren Partnern stark kontrolliert werden, sind zehnmal häufiger Opfer physischer Gewalt (34.5 %) als Frauen, die nicht kontrolliert werden (3.4 %)» (Schweizerische Konferenz der Gleichstellungsbeauftragten, 1997, S. 45). Eine Reihe von Befunden weist darauf hin, dass eine Stärkung der Gleichberechtigung mit einer Abnahme der Gewalt gegen Frauen einhergeht (Straus, 1994, Yodanis, 2004).

Abhängigkeit

Ein weiteres Kennzeichen einer Gewaltbeziehung ist die Abhängigkeit der Frau von ihrem Partner. Kalmuss und Straus (1982) unterschieden in einer Untersuchung zwischen objektiver im Sinn von ökonomischer und subjektiver im Sinne von emotionaler Abhängigkeit. Sie stellten fest, dass sowohl objektive als auch subjektive Abhängigkeit einen Zusammenhang zur Häufigkeit von Gewalt in der Partnerschaft aufwiesen. Subjektive Abhängigkeit stand in einem engen Zusammenhang zu leichter Gewalttätigkeit, während objektive Abhängigkeit in Verbindung mit schweren Gewalttaten des Mannes auftrat. Sowohl subjektive als auch objektive Abhängigkeit hindert eine Frau daran, einen gewalttätigen Mann zu verlassen und sich so vor weiterer Gewalt durch ihn zu schützen.

Soziale Isolation

In engem Zusammenhang zur Abhängigkeit steht die soziale Isolation der Opfer. Frauen, die von sozialen Ressourcen abgeschnitten sind, geraten eher in Abhängigkeit von ihrem Partner als Frauen mit sozialen Kontakten, die ihnen Zugang zu emotionaler und wirtschaftlicher Unterstützung ermöglichen. Bereits Gelles (1972) berücksichtigte in seinem Mehrfaktorenmodell der häuslichen Gewalt soziale Isolation als wichtige Variable. Neben vielen anderen Studien konnte dieser Zusammenhang auch für die Schweiz bestätigt werden: «Je besser ein Paar sozial eingebettet ist, desto geringer ist die Gefahr von Gewalt» (Schweizerische Konferenz der Gleichstellungsbeauftragten, 1997, S. 47). Dabei kann soziale Isolation sowohl als Begleitfaktor als auch als Folge von häuslicher Gewalt gesehen werden. Gewalttätige Männer isolieren ihre Partnerin häufig von anderen Kontakten, isolierte Frauen sind abhängiger, und geschlagene Frauen ziehen sich oft zusätzlich sozial zurück. Eine Reduktion von sozialer Isolation und eine Förderung von unterstützenden Beziehungen unter Frauen gehen einher mit einer geringeren Wahrscheinlichkeit, Opfer von Gewalt durch den Partner zu werden (Campbell, 1992).

Konflikte, Belastungen und Stress

Viele Untersuchungen verweisen auf einen Zusammenhang von Gewalt mit Konflikten und Belastungen, denen die Partnerschaft ausgesetzt ist. Zu den Vorhersagekriterien für Gewalt in einer Partnerschaft zählten laut Straus et al. (1980) Faktoren wie Arbeitslosigkeit des Mannes, geringes Familieneinkommen, Sorgen des Mannes um die wirtschaftliche Situation der Familie, Unzufriedenheit der Ehefrau mit dem Lebensstandard, Unstimmigkeiten wegen der Kinder, verbale Aggressionen der Ehepartner gegeneinander, überdurchschnittlich hohe Werte auf einer Skala der ehelichen Konflikte und hohe Werte auf einer Skala der Stressbelastung. Je mehr Kriterien dieser Liste zutrafen, desto häufiger und schwerwiegender waren die Gewalttaten des Mannes gegen seine Partnerin.

4.2.3 Welche Merkmale kennzeichnen Männer, die Gewalt ausgeübt haben?

Die bislang beschriebenen Merkmale von Beziehungen, in denen der Mann Gewalt gegen seine Partnerin ausübt, sind keinesfalls als Ursachen für die Gewalt zu betrachten. Sie sind Umstände, die das Risiko für Gewalt erhöhen. Kein Mann wird jedoch durch sie gezwungen, sich gewalttätig zu verhalten. Vielmehr leben viele Männer mit den genannten Belastungsfaktoren, ohne gewalttätig zu handeln, da sie damit umgehen können. Die Situation wird kritisch, wenn persönliche Risikofaktoren hinzukommen. Welche persönlichen Ursachen liegen gewalttätigem Verhalten zugrunde?

Biografische Lernerfahrungen

Als wichtige Bedingung für gewalttätiges Verhalten gegenüber der Partnerin gilt das Beobachten von elterlicher Gewalt in Kindheit und Jugend. Männer, die bei ihren Eltern Gewalttätigkeiten beobachteten, neigen eher zu Gewalt in der Partnerschaft als Männer, die keine Gewalt zwischen ihren Eltern erlebten (Straus et al., 1980). Eine Schweizer Studie belegt diesen Zusammenhang auch für die Opferseite: Wer in seiner Herkunftsfamilie Gewalt zwischen den Eltern erlebt hat, wendet als Mann häufiger Gewalt an und gerät als Frau eher in eine gewalttätige Beziehung (Schweizerische Konferenz der Gleichstellungsbeauftragten, 1997).

Männlichkeitsvorstellungen: Macht, Dominanz, Überlegenheit

Gewalt hängt eng mit traditionellen Männlichkeitsvorstellungen zusammen, die sich in Redewendungen wie «Der Herr im Haus» sein und «Die Hosen anhaben» zeigen. Obwohl diese Vorstellungen heute antiquiert anmuten, sind sie immer noch verhaltenswirksam. Wird die Sicherheit des männlichen Überlegenheitsgefühls in Frage gestellt, bedroht dies Identität und Selbstwertgefühl. Weitere Aspekte der männlichen Überlegenheit sind das Festhalten an herkömmlichen Rollenverteilungen und die Tendenz zur Abwertung von Frauen. Die herkömmliche Rollenverteilung legt Einfluss- und Verantwortungsbereiche fest und begründet Ansprüche des Mannes an seine Partnerin, die sich auch auf den Bereich der Sexualität erstrecken können. Immer wieder wird aus der männlichen Überlegenheitsposition auch ein legitimes Recht auf Gewaltanwendung zur Aufrechterhaltung dieses Machtanspruchs abgeleitet. Als zentraler Punkt der problematischen Männlichkeitsvorstellungen gilt das Streben nach Dominanz in der Beziehung. Ein aus den drei Faktoren Entscheidungsmacht, Zugriff auf Lebensbereiche der Frau und Abwertung der Frau gebildeter «Dominanzindex» erwies sich als relativ genaues Instrument zur Einschätzung des Gewaltrisikos in einer Partnerschaft: «79 % der Männer, die schwere oder wiederholt Gewalt gegen ihre Partnerinnen ausüben, haben einen mittleren bis hohen Dominanzindex. Umgekehrt haben 79 % der Männer, die keine Gewalt ausüben, einen schwachen Dominanzindex oder einen von Null» (Schweizerische Konferenz der Gleichstellungsbeauftragten, 1997, S. 46). Ihr Dominanzanspruch setzt Männer jedoch auch unter einen starken Druck. So sind Macht und Dominanz einerseits eine gute Gewähr dafür, seinen Willen und seine Bedürfnisse auch gegen Widerstreben durchzusetzen, auf der anderen Seite jedoch muss eine dominante Position stets gegen mögliche Angriffe verteidigt werden, sonst verliert sie an Glaubwürdigkeit. Hier kommt es dann mit einer hohen Wahrscheinlichkeit zu Gewalt. Diesen Zusammenhang hat bereits Hanna Arendt dargestellt: «Gewalt tritt auf den Plan, wenn Macht in Gefahr ist» (Arendt, 1994, S. 57).

Ein weiterer Aspekt von Männlichkeit und Dominanz besteht in der Tendenz zur Abwertung der Frau. Diese zeigt sich zum Beispiel, wenn Partnerinnen von Entscheidungen ausgeschlossen werden. Subtiler sind alltägliche Abwertungen der Partnerin, die oft in scherzhaft verkleideter Form daherkommen («Frauen und Technik!»). Diese Abwertung führt auch zu häufiger Kritik an der Partnerin, die deren Selbstwert angreift und den Statusunterschied aufrechterhält. Frauen, die oft von ihren Partnern kritisiert werden, erleben 13 Mal häufiger körperliche und / oder sexuelle Gewalt und 23 Mal häufiger psychische Gewalt als Frauen, die nicht von ihren Partnern kritisiert werden (Schweizerische Konferenz der Gleichstellungsbeauftragten, 1997).

Unangemessener Umgang mit negativen Gefühlen

Der Verlust oder das Infragestellen einer dominanten Position lösen Frustration und Gefühle von Hilflosigkeit und Ohnmacht aus. Auch Zurückweisung, sich betrogen fühlen, Verlustangst, Unterlegenheit oder Eifersucht sind negative emotionale

Zustände, die von vielen als unerträglich erlebt werden. Ein Weg, diese negativen Gefühle so rasch wie möglich zu beenden, besteht darin, das Verhalten der Partnerin durch Drohung, Einschüchterung oder körperliche Gewalt zu kontrollieren. Das Unvermögen, mit diesen starken negativen Gefühlen umzugehen, spielt eine wichtige Rolle bei der Entstehung von Gewalt. Es ist eine vollkommen irrationale Annahme, diese Gefühle seien unerträglich. Selbstverständlich können Gefühle wie Unterlegenheit, Hilflosigkeit, Ohnmacht, Verlustangst oder Eifersucht auch von Männern ertragen werden. Hierzu wäre es hilfreich, diese Gefühle seiner Partnerin gegenüber in einer angemessenen Weise äussern zu können. Die Erfahrung im Lernprogramm «Partnerschaft ohne Gewalt» zeigt jedoch, dass gerade die Fähigkeit, negative Gefühle zu ertragen und sie verbal auszudrücken, bei den Männern, die gewalttätig werden, sehr schwach entwickelt ist.

Geringe Beziehungs-Kompetenzen

Hinzu kommen Defizite in Fertigkeitsbereichen, die für die Kommunikation in einer Partnerschaft von zentraler Bedeutung sind. Persönliche Wünsche zu äussern, sich die Vorstellungen der Partnerin anzuhören, Entscheidungen gemeinsam abzuwägen, Kompromisse einzugehen, Sorgen, Befürchtungen und Belastungen mitzuteilen – in diesen Disziplinen schneiden gewalttätig gewordene Männer in der Regel ungenügend ab. Zwei Effekte mangelnder Kommunikation sind hervorzuheben: Das «Entweder-Oder» bei Konflikten und das «Frust-Sammeln». Beim «Entweder-Oder» kommt ein männliches Konfliktlösemodell zum Tragen, das bereits früh eingeübt wird: Bei Auseinandersetzungen gibt es einen Sieger und einen Verlierer. Der Sieger ist bewundernswert, der Verlierer wartet auf eine neue Chance. Einen Mittelweg gibt es nicht, Kompromisse sind in diesem Konfliktregelungssystem nicht vorgesehen. Die Bedeutung des Siegens und die Verachtung für Kompromisse werden in Gesprächen mit gewalttätigen Männern immer wieder deutlich. Die Aussage: «… ich muss noch eins drauf geben, um sozusagen Sieger zu sein» (Heilmann-Geideck & Schmidt, 1996, S. 60) verdeutlicht den Dominanzanspruch dieser Männer. Kompromisse werden in der Regel mit dem Zusatz «faul» bedacht, was anzeigt, dass ein Kompromiss per se für alle Beteiligten unbefriedigend sein muss. Dies hängt womöglich damit zusammen, dass ein Kompromiss die Frage, wer denn nun der Stärkere ist, unbeantwortet lässt. Beim «Frust-Sammeln» häufen Männer subjektiv erlebte Kränkungen, Misserfolge und Niederlagen in der Partnerschaft so lange an, bis aus ihrer Sicht ein «Machtwort» nötig und die Anwendung von Gewalt dazu gerechtfertigt erscheint. Die Unfähigkeit, in einer Beziehung seine Wünsche und Empfindungen offen mitzuteilen und per Kompromiss zu einem Interessenausgleich zu finden, ist ein Nährboden für gewalttätiges Verhalten.

Instabiles Selbstwertgefühl

Gewalttätige Männer haben häufig ein geringes oder instabiles Selbstwertgefühl. Dieser Befund steht nicht im Gegensatz zu den bereits dargestellten Dominanzansprüchen, sondern differenziert das Bild. Das Ideal des überlegenen, mächtigen und dominierenden Mannes weist geradezu überdeutlich darauf hin, dass damit ein Mangel kompensiert werden muss. Misshandelte Frauen attestieren ihren gewalttätig gewordenen Partnern häufig ein geringes Selbstwertgefühl (Walker 1979). Auch Martin (1976) zitiert Aussagen, die in diese Richtung weisen: «Ehefrauen beschreiben schlagende Männer als zornig, launisch, misstrauisch, empfindlich und angespannt. Trotz der Brutalität scheinen sie oft hilflos, ängstlich und unsicher zu sein und nur ein geringes Selbstwertgefühl zu besitzen. Der schlagende Mann scheint in mancherlei Hinsicht ein «Verlierer» zu sein (zit. nach Neubauer et al., 1998, S. 56) oder zu befürchten, als solcher zu gelten.

Stressbewältigungskompetenz

Viele dieser Befunde deuten darauf hin, dass Männer, die schlagen, unter Stress stehen und mit diesem Druck nicht umgehen können. Empfindliche, in ihrem Selbstwertgefühl leicht verletzliche Männer fühlen sich eher herausgefordert und bedroht als ausgeglichene, selbstsichere Geschlechtsgenossen. Zwei weitere Aspekte deuten in Richtung Stress: Schlagende Männer machen sich eher Sorgen über die ökonomische Situation der Familie, haben überdurchschnittlich hohe Werte auf einer Skala der ehelichen Konflikte und hohe Werte auf einer Skala der Stressbelastung (Straus et al., 1980). Es scheint ihnen nicht zu gelingen, diese Belastung angemessen zu verarbeiten. Vielmehr entsteht das Bild von Männern, die ständig «unter Dampf» stehen, eine überdurchschnittlich hohe Grundanspannung haben und zusätzliche Belastungen durch Konflikte mit der Partnerin oder deren Abweichung von rigiden Verhaltenserwartungen nicht mehr gewaltfrei bewältigen können.

Lernen am Erfolg

Wer Gewalt anwendet, um seine Interessen in einer bestimmten Situation durchzusetzen oder einen für ihn unangenehmen Zustand zu beenden, wird dafür in der Regel belohnt. Dazu Heilmann-Geideck & Schmidt: «Gewalt ist ein Mittel zum Zweck (…). Mit ihr werden meist kurzfristige Ziele verfolgt, und in diesem Sinne zahlen sie sich aus» (1996, S. 51). Bei der Entstehung und Aufrechterhaltung von gewalttätigen Verhaltensweisen spielen die Folgen des Verhaltens eine zentrale Rolle. Positive Folgen erzielen ihre beste Wirkung, wenn sie unmittelbar auf ein Verhalten folgen. Negative Folgen haben umso geringere Auswirkung auf das Verhalten, je später sie eintreten (Edelmann, 1994). Bei einer Analyse der Folgen von Gewalt gegen die Partnerin wird das typische Verstärkungsmuster von problematischen Verhaltensweisen deutlich: Positive Folgen treten unmittelbar, negative erst mit Verzögerung ein.

Typisch für dieses Muster ist das Überwiegen unmittelbarer positiver Konsequenzen, denen auf lange Sicht sehr viel bedeutsamere negative Konsequenzen gegenüberstehen, die in der Situation selbst jedoch nicht verhaltenswirksam werden.

Tabelle 1:

Konsequenzen von gewalttätigen Verhaltensweisen		
Art **Zeitpunkt**	**Positiv**	**Negativ**
Unmittelbar	• Unangenehme Gefühle (Hilflosig-keit, Ohnmacht, Angst, Eifersucht) sind beendet. • Macht- und Dominanzanspruch ist wieder hergestellt. • Selbstbild konnte aufrechterhalten werden. • Der eigene Wille ist durchgesetzt.	• Erschrecken über sich selbst, Schuldgefühle, Scham • Angst vor negativen Folgen
Verzögert	• Partnerin agiert zuvorkommend, defensiv, unterwürfig und vermeidet Konflikte.	• Verlust des Vertrauens der Partnerin • Verlust des Vertrauens der Kinder • Zerstörung der emotionalen Basis der Partnerschaft • Trennung der Partnerin • Verlust des Kontakts zu den Kindern im bisherigen Umfang • Emotionale und finanzielle Belastung durch Scheidung • Selbstwertprobleme wegen Gewalt-handlungen

4.3 Der Umgang mit gewalttätig gewordenen Männern

Wie gehen Männer damit um, gegenüber ihrer Partnerin Gewalt angewendet zu haben? Welche psychischen und sozialen Folgen hat die Gewalt für die Täter?

4.3.1 Wie gehen Männer mit ihren Gewalthandlungen um?

Um Gewalt mindernde Interventionen vorbereiten zu können, ist es zunächst wichtig zu wissen, wie Männer damit umgehen, gewalttätig geworden zu sein.

Männer lassen sich nicht helfen

Auch Täter leiden an der Gewalt, die sie ausüben; ein grosser Prozentsatz zeigt depressive Symptome, die in Begleitung von Angst und Aggression auftreten (Hafner, 1999). Auch Rosenbaum & Maiuro (1989) stellten fest: «Abusers do not enjoy beeing abusive». Und weiter: «The more typical batterer is unhappy with his life and his behavior» (S. 168). Gewalttätigkeit führt zu Ablehnung. Der gewalttätige Mann zerstört, was ihm wichtig ist, er verliert das Vertrauen seiner Frau und seiner Kinder. Er hat Angst von seiner Frau verlassen oder angezeigt zu werden und leidet unter Schuld- und Schamgefühlen. Gewalt anzuwenden gegen die Frau, die man liebt, stürzt viele Männer in eine Krise. Sie können ihre Handlungen nicht mit ihrem Selbstbild vereinbaren. Eigentlich könnte erwartet werden, dass dieser Leidensdruck eine Vielzahl gewalttätiger Männer dazu bringt, sich Hilfe zu suchen. Tatsächlich jedoch suchen nur sehr wenige Männer eine Beratung oder Therapie auf, um an ihrem Verhaltensproblem zu arbeiten (Hafner, 1999). Für viele Männer ist es unvereinbar mit dem Selbstbild, emotionale oder Beziehungsprobleme zu haben. Sie sind es nicht gewohnt, Belastungen mit Freunden zu besprechen und sich Unterstützung zu holen. Als Reaktion auf Probleme zeigen Männer in der Regel kein Such- und Orientierungsverhalten, sondern Rückzug.

Hinzu kommt, dass viele Männer, wenn sie eine Beratung aufsuchen, nicht aus eigener Motivation handeln, sondern auf Druck der Partnerin oder des engeren sozialen Umfeldes. Von «freiwilliger» Beratung kann in den wenigsten Fällen gesprochen werden. Ein weiteres Problem besteht in der häufig unklaren Zielformulierung. Nicht allen gewalttätig gewordenen Männern geht es darum, die eigenen gewalttätigen Handlungsimpulse in den Griff zu bekommen. Viele wollen, häufig uneingestanden, vor allem Reue und Veränderungswillen demonstrieren, um die Partnerin gnädig zu stimmen, deren Rückkehr zu erreichen, den Abbruch der Beziehung rückgängig zu machen oder den Rückzug der Strafanzeige durch die Partnerin zu erreichen. Warum sind gewalttätige Männer aus der Sicht der Beratung und Therapie eine so «schwierige» Zielgruppe?

Neutralisierungsstrategien

In der Regel wenden Männer bestimmte kognitive Strategien an, um mit den Gefühlen von Angst, Schuld und Scham umzugehen, die ihr gewalttätiges Verhalten in ihnen hervorgerufen hat. Diese so genannten «Neutralisierungsstrategien» haben die Funktion, das innere Gleichgewicht wieder herzustellen, indem die belastenden Gedanken und Gefühle reduziert werden. Tabelle 2 bietet einen Überblick über diese Strategien und ihre Funktion.

So unterschiedlich die einzelnen Strategien auch sein mögen, sie alle führen dazu, dass die mit der Gewalttat verbundenen negativen Gedanken und Gefühle reduziert werden und keine Auseinandersetzung mit der Tat stattfinden muss.

Der Gewalthandlung folgt häufig Erschrecken über die eigene Brutalität und Unkontrolliertheit, verbunden mit Gefühlen von Angst vor Strafe oder Trennung, Schuld und Scham. In diesem Zustand ist der gewalttätige Mann am ehesten ansprechbar für den Versuch, ihn zu einer Beratung oder Therapie zu bewegen. Diese Phase währt jedoch nicht allzu lange. Neutralisierungs- und Risikoverleugnungsstrategien haben gerade die Aufgabe, diese belastenden Gefühle zu beenden. Ist der günstige Moment des Erschreckens und der Scham vorbei und ist der Mann erst davon überzeugt, keine Verantwortung für sein Verhalten zu tragen und nicht rückfallgefährdet zu sein, und ist es ihm scheinbar gelungen, die Beziehung wieder zu

Tabelle 2:

Neutralisierungsstrategien		
Strategie	**Funktion**	**Beispiel**
Verleugnen	Die Tat wird nach aussen hin verleugnet. Sie muss nicht eingestanden werden, das Gesicht wird gewahrt.	«Was meine Frau sagt, stimmt nicht.» «Meine Frau möchte mich schlecht machen.» «Es war ein Unfall, ich wollte das nicht.»
Ablenken	Der Mann denkt nicht über sein Verhalten nach, die Tat wird «verdrängt». Eine kognitive und emotionale Auseinandersetzung mit der eigenen Tat braucht nicht stattzufinden.	«Was soll ich mich damit beschäftigen? Ich kann es ja doch nicht ändern.»
Bagatellisieren	Intensität und Ausmass der gewalttätigen Handlung und ihrer Folgen für das Opfer werden heruntergespielt. Das Ausmass der Schuld wird dadurch reduziert.	«Es war nicht so schlimm, wie meine Frau behauptet.»
Normalisieren	Die Tat wird als üblich, normal und kulturell akzeptiert dargestellt.	«Ich kenne viele Männer, die so handeln. Das ist doch normal.» «In meiner Kultur ist das nicht verboten.»
Rechtfertigen	Die Tat wird als verständlich, nachvollziehbar und unausweichlich dargestellt.	«In so einer Situation kann man nicht anders handeln.»
Verantwortungsabschiebung	Die Verantwortung für die Tat wird den Umständen oder sogar dem Opfer zugeschrieben.	«Sie hat mich provoziert. Dabei wusste sie genau, was geschehen würde.»
Abspaltung	Die Tat wird als nicht mit der eigenen Person in Verbindung stehend betrachtet.	«Ich war nicht mehr ich selbst.»

«kitten», lässt er sich nur äusserst schwer bewegen, sich im Rahmen einer Beratung oder Therapie mit seiner gewalttätigen Handlung auseinander zu setzen.

Fehleinschätzung des Risikos

Gewalttätig gewordenen Männern unterlaufen charakteristische Fehleinschätzungen bei der Beurteilung ihres Risikos, erneut gewalttätig zu werden oder in kontrollierende Verhaltensweisen zurückzufallen. Diese Fehleinschätzungen führen dazu, das persönliche Rückfallrisiko zu verleugnen oder zu bagatellisieren. Es erscheint aus der Sicht der Männer nicht notwendig, sich mit ihrer Gewalthandlung auseinander zu setzen, um einer möglichen Wiederholung vorzubeugen.

Tabelle 3:

Strategien der Risikoverleugnung	
Strategie	**Funktionsweise**
Problemverleugnung	«Meine Gewalthandlung ist nicht der Ausdruck persönlicher Probleme, sondern die Schuld meiner Frau. Da wir uns getrennt haben, wird es nicht wieder passieren.»
Einsichtsbedingte Immunisierungs-Illusion	«Da ich verstanden habe, wie es dazu gekommen ist, wird es nicht wieder passieren.»
Konsequenzenbedingte Immunisierungs-Illusion	«Da es das letzte Mal so schreckliche Konsequenzen für mich hatte, wird es mir nicht wieder passieren, denn aus Schaden wird man klug.»
Optimistischer Trugschluss	«Da ich mir fest vorgenommen habe, dass es nicht wieder passiert, ist das Rückfallrisiko gleich Null.»

Wiedergutmachungshandlungen

Um die Beziehung zur Partnerin wieder zu «kitten», kommt es zu Wiedergutma-chungshandlungen. Gewalttätig gewordene Männer bedauern ihr Verhalten, bitten um Verzeihung, versprechen, dass «es» nie wieder vorkommen wird, zeigen sich von ihrer besten Seite, sind liebevoll, aufmerksam und respektvoll, machen Geschenke und Einladungen. Viele Partnerinnen beschreiben dieses Verhalten als «typisch für das eines kleinen Kindes» (Bundesministerium für Familie, Senioren, Frauen und Jugend 1998, S. 49). Walker (1979) sieht dieses Verhalten als den vorläufigen Schluss-punkt eines immer wiederkehrenden Zyklus' der Gewalt in einer Partnerschaft. In der ersten Phase des Spannungsaufbaus ereignen sich lediglich kleinere Übergriffe, in der zweiten Phase kommt es zu einem akuten, unkontrollierten Ausbruch der Spannungen, die sich angestaut haben, die dritte Phase ist durch die dargestellten Entschuldigungen und Wiedergutmachungen gekennzeichnet.

Zyklusmodell der Gewalt

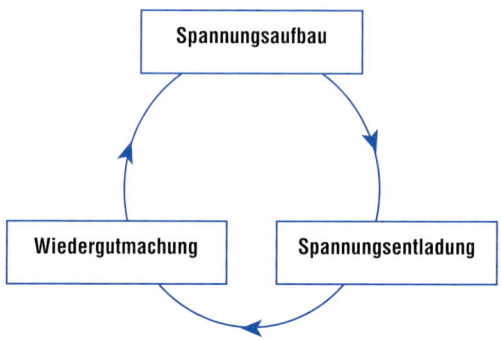

Der Vermeidungs-Kreislauf

Die Strategien der Männer und die Vermeidungshaltung der Umwelt bewirken zusammen in einer Art Vermeidungs-Kreislauf, dass die Risikofaktoren für Gewalt aufrechterhalten werden.

Nach der Gewalthandlung erfolgt wie bereits beschrieben eine unmittelbare Belohnung, da das Ziel der Gewalt kurzfristig in der Regel erreicht wird. Die Neutralisierungs- und Risikoverleugnungsstrategien bewirken, dass der Betroffene es nicht mehr nötig findet, sich mit seiner Gewalthandlung auseinander zu setzen. Dieses kognitive Vermeidungsverhalten findet im ungünstigsten Fall seine Entsprechung durch die Zurückhaltung der Umgebung: Niemand spricht den Vorfall an und fordert so eine Auseinandersetzung des Täters mit seiner Gewalt. Sowohl die Belohnung, das eigene kognitive Vermeiden als auch das soziale Vermeiden führen dazu, dass alles beim Alten bleibt und die individuellen Gewalt-Risikofaktoren wie problematische Einstellungen, Fertigkeitsdefizite und Verhaltenstendenzen nicht in Frage gestellt werden, sondern bestehen bleiben. Auf diese Weise droht in der nächsten Risiko-Situation erneut die Gefahr einer gewalttätigen Handlung.

4.3.2 Strategien gegen Gewalt

Was hilft nun gegen Gewalt von Männern gegen Frauen? Aus dem oben dargestellten Vermeidungs-Kreislauf lassen sich einige grundlegende Strategien gegen Gewalt ableiten, auf denen das deliktorientierte Lernprogramm «Partnerschaft ohne Gewalt» basiert:

Den Vermeidungs-Kreislauf durchbrechen

Die Gewalthandlung, ihre Ursachen und Folgen müssen thematisiert werden. Es sollte herausgearbeitet werden, dass gewalttätige Handlungen ein Werkzeug sind, um bestimmte kurzfristige Ziele zu erreichen, langfristig aber gerade das zerstören, was dem Mann wichtig ist. Dabei muss zwischen Gefühlen wie Wut, Eifersucht oder Hilflosigkeit als normalen, nachvollziehbaren Reaktionen einerseits und Gewalt als inakzeptablem Verhalten andererseits unterschieden werden.

Verantwortung übernehmen

Die Neutralisierungsstrategien und ihre Auswirkungen sollen verdeutlicht und unterbunden werden. Ziel ist, dass der gewalttätige Mann seine Verantwortung für seine Handlungen anerkennt. Dabei wird ihm ein «Tausch» von Schuldgefühlen gegen Verantwortung angeboten: Verantwortung für die Gewalttat und Verantwortung dafür, dass sie sich nicht wiederholt.

Fertigkeitstraining

Einsicht und gute Vorsätze reichen nicht aus, um zu einer dauerhaften Verhaltens-änderung zu kommen. Um einem Rückfall vorzubeugen, werden Verhaltenspläne entwickelt, in denen es darum geht, Risikosituationen für Gewalt frühzeitig zu er-kennen, ihre Entstehung nach Möglichkeit zu vermeiden und sie, falls sie dennoch eintreten, gewaltfrei zu bewältigen. Dazu sollten die Fähigkeiten zur Selbstwahrneh-mung, zur Kommunikation mit der Partnerin und zur Kontrolle aggressiver Verhal-tensimpulse gefördert werden.

Einstellungsänderungen

Einstellungen und Verhaltenstendenzen hängen eng zusammen. Es gilt, den Männern Gewalt fördernde Einstellungen bewusst zu machen, ihnen Gewalt hemmende Ein-stellungen gegenüberzustellen und die Umsetzung von partnerschaftlichen Einstel-lungen wie zum Beispiel Kompromissfähigkeit im Alltag zu fördern.

4.3.3 Was können Aussenstehende tun?

Bei einer Konfrontation mit Gewalt in einer Beziehung ist Schweigen und Wegse-hen die einfachste und am häufigsten angewandte Strategie. «Der Täter erwartet vom Zuschauer lediglich Untätigkeit» (Herman, 2003, S. 18) und wird in dieser Hal-tung oft genug bestätigt. Häufig ist es nicht Gleichgültigkeit, sondern Hilflosigkeit, die Aussenstehende schweigen und wegsehen lässt. Dabei wären keine hochspezia-lisierten Interventionen verlangt, häufig reicht es aus, sich an einer Reihe einfacher Prinzipien zu orientieren:

Auf Hinweise des Opfers statt auf den persönlichen Eindruck achten

Das Opfer erlebt den Mann als gewalttätig, nicht die Aussenstehenden. Es gilt daher, Hinweise auf Gewalt ernst zu nehmen. Dabei sollten die Aussagen des Opfers stär-ker gewichtet werden als der eigene Eindruck vom möglichen Täter. Das Verhalten eines Menschen hängt von seiner Umgebung und seiner momentanen Situation ab. So kann zum Beispiel ein Ehemann, der seine Frau fürsorglich und zugewandt zur Geburt des gemeinsamen Kindes begleitet, sich als rücksichtslos und brutal erwei-sen, wenn er vor Eifersucht tobt.

Ansprechen statt schweigen

Wer körperliche oder psychische Gewalt in einer Partnerschaft beobachtet, sollte den Täter darauf ansprechen. Dabei geht es nicht darum, den Täter zu verurteilen oder ein Geständnis oder Besserungsversprechen zu erhalten, sondern darum, festzuhalten, dass man die Gewalt wahrgenommen hat. Damit wird signalisiert, dass die Gewalt von Aussenstehenden bemerkt wird und diese nicht mehr «geheim» ist.

Konkret benennen statt drum herum reden

Dabei sollten die wahrgenommenen Gewalthandlungen klar benannt und nicht verschleiert oder heruntergespielt werden. Es ist wenig sinnvoll, von «Ehestreit» oder «häuslichen Problemen» zu reden und darauf zu hoffen, dass der Mann sein Gewaltproblem offen benennt. Viele Täter schaffen dies selbst dann nicht, wenn sie eine Gewaltberatung aufsuchen, sondern sagen beispielsweise, «sie kämen mit dem Haushalt nicht zurecht» (Decurtins 1997, S. 126). Auch indirekte Anspielungen nach dem Motto: «Sie verstehen schon, was ich sagen will» sind daher wenig zielführend.

Konkrete Erwartungen statt gutes Zureden

Es ist nicht realistisch zu erwarten, dass man das Gewaltproblem des Mannes durch gutes Zureden in einem einmaligen Gespräch lösen kann. Einsicht und Versprechungen reichen nicht aus, um problematische Verhaltenstendenzen dauerhaft zu verändern. Dazu bedarf es vielmehr des strukturierenden Rahmens eines Trainingsprogramms, einer Beratung oder einer Therapie, die das gewalttätige Verhalten und seine Auslöser fokussieren. Es gilt, klar die Erwartung auszudrücken, dass der Mann professionelle Hilfe wegen seines Gewaltproblems in Anspruch nimmt.

Dranbleiben statt loslassen

Es gehört zum Wesen guter Vorsätze, dass sie nicht lange halten, wenn keine konkreten Veränderungsschritte unternommen werden. Wenn die soziale Umwelt nicht ihren Teil dazu beiträgt, kommt es häufig zu Beratungsabbrüchen. Wer beschlossen hat, sich einzumischen, sollte auch dranbleiben und nachfragen, was sich in der Zwischenzeit getan hat. Womöglich erhält er oder sie ja die erfreuliche Auskunft, dass die Einmischung sinnvoll war, der Verleugnungs- und Vermeidungs-Kreislauf unterbrochen wurde und der Mann begonnen hat, sich seinem Problem zu stellen.

5. Angebote für Täter

■ Lu Decurtins und Werner Huwiler

5.1 Vorgeschichte

Nachdem die Neue Frauenbewegung die Männergewalt gegen Frauen zum ersten Mal in der Öffentlichkeit thematisiert hatte, entstanden in den 1980er-Jahren auch in den grösseren Schweizer Städten Frauenhäuser zum Schutze der Frauen vor häuslicher Gewalt. Sie stiessen jedoch in der breiteren Öffentlichkeit noch kaum auf Akzeptanz – noch weniger konnten sie auf finanzielle Unterstützung zählen. Obwohl die Zahl der Übernachtungen in den Frauenhäusern stetig stieg, blieb das Thema weitgehend tabu bzw. ein reines «Frauenthema».

Inspiriert von Trainingsprogrammen in den USA wurden im deutschsprachigen Raum die ersten Beratungsstellen für Gewalt ausübende Männer errichtet. 1984 forderte in Hamburg ein Mann erstmals in der Öffentlichkeit andere gewalttätige Männer auf, sich als Selbsthilfeorganisation zusammenzutun. Die so entstandene Gruppe eröffnete 1988 die erste Beratungsstelle in Deutschland – das Modell diente als Vorbild für zahlreiche weitere Stellen in Deutschland. Diese ersten deutschen Beratungsstellen für Gewalt ausübende Männer wurden jedoch zu diesem Zeitpunkt in der Schweiz noch kaum wahrgenommen. Erst durch ein Forschungsprojekt wurde eine breite Öffentlichkeit ein erstes Mal auf die Seite der Täter im Bereich häuslicher Gewalt aufmerksam: 1989 veröffentlichte Alberto Godenzi im Buch «Bieder, brutal» die Ergebnisse einer wissenschaftlichen Untersuchung, die auf telefonischen Interviews mit gegenüber Frauen gewalttätig gewordenen Männern beruhte. Anhand dieser qualitativen Forschungsarbeit zeigte Godenzi auf, wie die Gesellschaft durch Nichtahndung und Tabuisierung von Gewalt von Männern gegenüber Frauen diese Gewaltanwendung fördert. Im Rahmen verschiedener präventiver Massnahmen schlug Godenzi unter dem Stichwort «Informations- und Aufklärungsarbeit» Kampagnen vor, «vor allem auch an die Adresse von Männern als potentielle Täter». Er forderte zu diesem Zeitpunkt noch kein Angebot für veränderungswillige Täter, hingegen schlug er bereits Massnahmen im Justizbereich vor, die den Täter abschrecken sollten.

5.2 Beratung für gewalttätige Männer in der Schweiz

Nicht zuletzt aufgrund dieses Impulses wurde 1989 in Zürich die erste Beratungsstelle für gewalttätige Männer in der Schweiz ins Leben gerufen: Im Rahmen ihrer Diplomarbeit gründeten zwei angehende Sozialpädagogen das *mannebüro züri*, welches auf ehrenamtlicher Basis geführt wurde. Es war zu Beginn weit und breit das einzige Angebot seiner Art in der Schweiz.

1995 wurden Schweizer Fachkreise auf die ersten Resultate aus den USA aufmerksam, wo häusliche Gewalt bereits 1981 ganzheitlicher angegangen und damit grosse Erfolge erzielt worden waren. Angeregt von den Erfolgen und der Publizität dieser Ansätze wurde nun auch in der Schweiz versucht, Täterarbeit mit Opferarbeit zu koordinieren. So entstanden die ersten Interventionsprojekte in Basel und Zürich (s. Kap. 10).

Mit den Interventionsprojekten und den dazugehörigen Kampagnen wurde die Arbeit mit gewalttätigen Männern bekannt und die Öffentlichkeit begann sich mehr und mehr für die Thematik zu interessieren. Dies führte zu einem Aufschwung und einer Professionalisierung der Täterberatung. 1997 wurde der erste Mitarbeiter im *mannebüro züri* fest angestellt und das «Institute for male» aus Hamburg startete die erste Ausbildung nach dem Hamburger Modell (Männer gegen Männergewalt) in der Schweiz, welche in Kooperation mit der Fachhochschule Zentralschweiz in Luzern durchgeführt wurde.

Im Jahr 2000 starteten die ersten Trainingsprogramme für gewalttätige Männer in Basel und Zürich. Gleichzeitig begannen die vom «Institute for male» ausgebildeten Gewaltberater in verschiedenen Städten eigene (Fach-)Stellen zu gründen. In Luzern wurde die erste Hotline für gewalttätige Männer eröffnet.

5.3 Aktuelle Situation

Mittlerweile gibt es verschiedene Angebote für Männer (siehe Adressverzeichnis im Anhang), die in der Partnerschaft gewalttätig geworden sind oder befürchten, gewalttätig zu werden.

Diese Angebote lassen sich in zwei Kategorien unterteilen: Angebote, die freiwillig besucht werden (mannebüros, Männer-gegen-Männergewalt-Angebote etc.) und verordnete soziale Lern- resp. Trainingsprogramme (der Interventionsprojekte und der Justiz).

Die **freiwilligen Angebote** werden durch private Trägerschaften (z. B. Vereine) geführt und bieten Einzelberatungen und allenfalls anschliessende Gruppenangebote an. Die Beratungen sind kostenpflichtig und dauern je nach Beratungsstelle und Konzept 6–8 oder 15–18 Sitzungen. Als Erstkontakt ist eine telefonische Anfrage bei der Stelle üblich, um Beratungstermine, -dauer und -honorare abzuklären. Der gewalttätig gewordene Mann muss die Beratungsstelle von sich aus kontaktieren (Eigenmotivation / Freiwilligkeit). Es können keine Zuweisungen vom Gericht,

Sozialamt usw. gemacht werden. Weitere Informationen bietet auch die jeweilige Homepage.

Die **Trainingsprogramme der Justiz** arbeiten mit Gruppen, meist in Kombination mit Einzelgesprächen. Lern- oder Trainingsprogramme werden in der Regel von der Justiz verordnet und richten sich an Männer, die zu einer bedingten Freiheitsstrafe verurteilt worden sind. Eine Aufnahme erfolgt üblicherweise nach einer Eignungsabklärung. Ein Trainingsprogramm dauert ca. 14 Abende plus Einzelsitzungen. Es wird ein Kostenbeitrag erhoben.

Alle in der Schweiz entstandenen Beratungsangebote beider Kategorien bauen auf ähnlichen Grundgedanken auf: Die Gewaltberatungen und Trainings- oder Lernprogramme streben mittels verschiedener erprobter Methoden eine kurzfristige Einstellungs- und Verhaltensänderung der Gewaltausübenden an und wollen primär weitere Gewalt in nächster Zeit verhindern (s. a. Kap. 4.3.2).

6. Grundsätze der Beratung gewaltbetroffener Frauen

■ Regula Flury

Fachleute im Gesundheitswesen können auf verschiedene Art und Weise mit Frauen, die von häuslicher Gewalt betroffen sind, konfrontiert werden. Die psychische und/oder physische Gewalt kann in einem Gespräch, z.B. beim Hausarzt oder der Hebamme, zur Sprache kommen. Oder die Klientin kommt in einer akuten Krise infolge der erlebten Gewalt, eventuell mit Verletzungen, in eine medizinische Einrichtung. In allen Situationen kommt dem Verhalten und Vorgehen des medizinischen Personals eine grosse Bedeutung für die weitere Befindlichkeit der Klientin zu. Daher ist es wichtig, einige Grundsätze der Beratung und der Krisenintervention im Umgang mit Gewaltbetroffenen zu beachten und die eigene Rolle zu klären.

6.1 Der Auftrag der Fachleute im Gesundheitswesen

Auf einer nicht auf häusliche Gewalt spezialisierten Stelle wie z.B. einem Spital definiert sich die Rolle der Beratenden primär durch den Auftrag der entsprechenden Institution. Es ist weder die Aufgabe der Fachpersonen im Gesundheitsbereich, die Probleme der Klientin «zu lösen» und die Situation häuslicher Gewalt «zu regeln», noch verfügen sie über die dazu nötige Ausbildung. Befindet sich die Klientin ausserdem in einer akuten Krise, verfügt sie selbst zu diesem Zeitpunkt über zu wenig eigene Kräfte, um die Situation grundsätzlich verändern zu können.

Eine zentrale Bedeutung kann hingegen darin liegen, die erste Anlaufstelle zu sein, wo eine Gewaltbetroffene überhaupt auf häusliche Gewalt angesprochen wird. Wie die Fachleute im Gesundheitsbereich der Frau in dieser Krisensituation begegnen, ist nicht nur für das momentane Befinden der Frau entscheidend, sondern darüber hinaus auch dafür, ob sie weitergehende Hilfe akzeptieren wird und ein Prozess ausgelöst werden kann, der längerfristig zu einer Veränderung ihrer Situation führt.

Die wichtigsten Aufgaben von Fachpersonen im Gesundheitsbereich sind: Erstens, wahrzunehmen, dass häusliche Gewalt vorliegen könnte. Zweitens, der Frau einen Raum anzubieten, in dem sie geschützt und aufgehoben ist. Drittens, ihr mit Verständnis zu begegnen und mit geeigneten Interventionen zu ihrer Stabilisierung beizutragen. Viertens, ihr soweit möglich Wissen über ihre Rechte zu vermitteln und sie auf die Angebote spezialisierter Stelle hinzuweisen.

Was braucht es dazu? Offenheit und Sensibilität für das Vorkommen von häuslicher Gewalt, das Wissen um einige grundlegende Aspekte der Thematik und Kenntnisse der Rechte der Frau sowie der spezialisierten Hilfsangebote. Im direkten Kontakt mit der betroffenen Frau ist es zudem wichtig, sich an die im Folgenden dargestellten Grundprinzipien im Umgang mit Gewaltbetroffenen und allenfalls der Krisenintervention zu halten.

Demgegenüber sind die Aufgaben und Möglichkeiten einer auf häusliche Gewalt spezialisierten Stelle viel differenzierter auf die Bedürfnisse der Gewaltbetroffenen zugeschnitten. Die BeraterInnen sind speziell ausgebildet für die Beratung und Unterstützung von Frauen, die betroffen sind von häuslicher Gewalt, und sie verfügen über Kenntnisse der spezifischen Interventionen im Umgang mit ihnen.

6.2 Prinzipien der Beratung und der Krisenintervention

6.2.1 Eine klare Haltung zur Frage der Gewalt und der Verantwortlichkeit

Gewalt ist kein Mittel zur Konfliktlösung, sondern der Machtausübung und zwingt dem Opfer den Willen des Täters auf. Verantwortlich für die Tat ist deshalb der Gewaltausübende, nicht die Gewaltbetroffene. Letztere ist oft ambivalent in ihren Gefühlen gegenüber ihrem Mann, weshalb sie die Schuld im eigenen Verhalten sucht, den Gesichtspunkt des Täters und damit die Verantwortung übernimmt. Die bei einer Frau häufig anzutreffende Überzeugung, sie sei (mit-) schuldig, lässt sie in der vergeblichen Hoffnung verharren, sie könne mit «richtigem Verhalten» etwas am Verhalten ihres Mannes ändern. Erst wenn die Betroffene akzeptiert, dass dies nicht möglich ist, kann sie wirkliche Veränderungen in ihrem Leben ins Auge fassen. Deshalb sollte die oder der Beratende der Klientin zu verstehen geben, dass für das gewalttätige Verhalten allein der Gewaltausübende verantwortlich ist. Es liegt an ihm, andere Möglichkeiten der Konfliktbewältigung zu lernen.

6.2.2 Vertrauen herstellen und Parteilichkeit

Wenn bei Fachleuten im Gesundheitsbereich der Verdacht entsteht, eine Klientin könnte zuhause psychische oder physische Gewalt erfahren, ist es wichtig, diesen Verdacht behutsam, aber offen auszusprechen. Damit signalisieren sie der gewaltbetroffenen Frau, dass sie für dieses Thema offen sind. Die Klientin kann immer noch selber entscheiden, ob sie sich darauf einlassen will oder nicht.

Angst, aber auch Schuld- und Schamgefühle erschweren es einer gewaltbetroffenen Frau, über ihre Situation und die erlebte Gewalt zu sprechen. Sie braucht dazu Vertrauen und das Wissen, dass die beratende Person grundsätzlich auf ihrer Seite steht und sie nicht in Frage stellt. Ohne dieses Vertrauen kann die Klientin die angebotene Hilfe nicht annehmen.

Aufgabe der Beratenden ist es, ein Klima herzustellen, in welchem die Klientin sich emotional aufgehoben, sicher und verstanden und unter keinen Umständen be- oder verurteilt fühlt: Indem sie der Frau glauben, sie ernst nehmen und auch keine Versprechen abgeben, die sie, d. h. ihre Institution, nicht einhalten können.

6.2.3 Vertraulichkeit und Anonymität

Es muss der Frau zugesichert werden, dass Gespräche und Informationen vertraulich behandelt werden und dass ohne ihr Wissen und ohne ihre Zustimmung keine Informationen weitergegeben werden. Wenn dies aus institutionellen Gründen (keine oder begrenzte Schweigepflicht) nicht möglich ist, sollte dies der Klientin vor dem Gespräch mitgeteilt werden.

6.2.4 Selbstbestimmung und Einverständnis

Die Frau selbst trifft die Entscheidungen über ihr Leben und über die Schritte, die sie unternehmen will und sie trägt auch die Verantwortung dafür. Es ist ein zentrales Merkmal der Gewaltdynamik, dass die Gewaltbetroffene sich in grossem Ausmass als fremdbestimmt erfährt. Wenn die unterstützende Person sie nun zu etwas überredet oder sogar an ihrer Stelle handelt, setzt sich über die Fremdbestimmung auch die Gewaltdynamik strukturell fort. Damit unterlaufen die Beratenden ihr eigenes Hilfsangebot. Deshalb müssen die Entscheide der Klientin respektiert werden.

In der Beratung und Unterstützung von gewaltbetroffenen Frauen soll prinzipiell nur mit dem Einverständnis der Frau gehandelt werden, die Entscheidungsmacht und die Kontrolle müssen immer bei ihr liegen. Dies gilt umso mehr in Situationen, in welche die Frau notfallmässig gelangt ist, wie z. B. in einer medizinischen Notfallstation, und wo somit ein hohes Mass an Fremdbestimmung gegeben ist. Wenn aus institutionellen oder rechtlichen Gründen (z. B. Pflicht zur Anzeige) ohne das Einverständnis gehandelt werden muss, sollte die beratende Person der Klientin dies transparent machen.

Besteht eine akute und schwere Gefährdung der Frau und ist sie mit keinen Massnahmen zu ihrem Schutz einverstanden, sollte die Fachperson ihr klar sagen, wie sehr sie sich gefährdet, und ihr deutlich machen, dass sie die Verantwortung für ihr Leben trägt und wahrnehmen sollte. Für die Fachperson im Gesundheitswesen stellt die Frage, ob sie gegen den Willen der Gewaltbetroffenen Massnahmen zu deren Schutz einleiten soll (z. B. Einbezug weiterer Fachpersonen, Einschalten von Behörden), einen grossen Konflikt dar. Daher sind institutionelle Richtlinien wichtig, nach denen sie in solchen Fällen handeln kann. Es empfiehlt sich, in solchen Interessenkonflikten Rat bei spezialisierten Fachstellen einzuholen (bei massiver Gefährdung der Kinder, s. Kap. 7).

6.2.5 Stabilisierung und Ermächtigung

Wenn eine Frau aus einer akuten Gewaltsituation heraus in eine medizinische Einrichtung kommt, kann sie sich in einer Krise befinden. Die folgenden Ausführungen sind speziell in der Krisenintervention zu beachten. Grundsätzlich sind sie aber in jeder Beratung einer gewaltbetroffenen Frau wichtig.

Befindet sich die Klientin in einer akuten Krise, ist sie unter Umständen verwirrt, destabilisiert und von widersprüchlichen Gefühlen überschwemmt. Sie ist geschockt durch die Gewaltausübung ihres Mannes. Sie befindet sich an einem ihr fremden Ort, umgeben von fremden Menschen, fühlt sich ausgeliefert und wenig selbstbestimmt. Ziel der hier einsetzenden Krisenintervention ist eine Beratung, die der gewaltbetroffenen Frau hilft, wieder Boden unter die Füsse zu bekommen, und die ihre Alltagsbewältigungsstrategien unterstützt. Dazu gehört alles, was ihr ermöglicht, wieder selbst über sich, ihre Gefühle und über die aktuelle Situation zu bestimmen und sich weder dem Täter noch der Traumatisierung hilflos ausgeliefert zu fühlen. Neben einem transparenten, für die Frau immer verständlichen Verhalten der Beratenden umfasst dies:

Schutz und Sicherheit

An erster Stelle steht die Frage nach Schutz und Sicherheit für die Frau und ihre Kinder. Um sich auf ein Gespräch einlassen zu können, muss die Klientin die Sicherheit haben, dass ihr Mann nicht plötzlich auftaucht oder vom Inhalt des Gespräches erfährt. Drohende Gewalt schränkt den Handlungsspielraum der Frau immer wieder ein – auf psychischer wie auf praktischer Ebene. Gemeinsam mit der Frau soll versucht werden, die Gefahr für sie und die Kinder einzuschätzen und entsprechende Schutzmassnahmen einzuleiten.

Wissensvermittlung über die Mechanismen der Traumatisierung

Es hilft der Klientin die psychische Krise zu bewältigen, wenn sie weiss, dass ihre Reaktionen auf das Gewalterleben «normal», d. h. situationsadäquat sind und dass die meisten Gewaltbetroffenen ähnlich reagieren. Wenn sie ihre Gefühle und ihr Verhalten verstandesmässig einordnen kann, schützt sie dies gegen eine destabilisierende Überschwemmung durch Panik, Verwirrung, Schuld und Scham und gegen die Angst durchzudrehen. Die Frau zu pathologisieren oder einen Zusammenhang zwischen ihrer momentanen Situation und früheren Gewalterlebnissen herzustellen ist unangebracht, da es sie zusätzlich destabilisiert.

Emotionalität

Es ist wichtig, einen Raum zu schaffen, in welchem sich die gewaltbetroffene Frau emotional aufgehoben fühlt. Andererseits geht es darum, ihr zu helfen, die Kontrolle über die sie überflutenden Gefühle wiederzuerlangen, indem zum Beispiel Gefühle wie Angst, Scham und Schuld, Ambivalenz, Liebe, Verzweiflung, Sinnlosigkeit, aber auch Stolz und Erleichterung benannt und erklärt werden. Dies gibt der Gewaltbetroffenen mehr Sicherheit, da sie Sinnzusammenhänge erkennen kann und zugleich wahrnimmt, dass die beratende Person sie versteht. Dabei ist darauf zu achten, dass die Frau nicht in ihren Gefühlen festgehalten wird, sondern dazu Distanz gewinnt. Die gewaltbetroffene Frau braucht nicht grenzenlose Einfühlung, sondern Strukturierung.

Ressourcenorientiertes Arbeiten

Ein wichtiger Faktor der stabilisierenden Unterstützung besteht darin, mit der Frau gemeinsam anzuschauen, über welche Ressourcen sie verfügt und wie diese ergänzt werden können. Je mehr Handlungsansätze eine Klientin kennt, um so mehr Möglichkeiten stehen ihr offen. Sich der eigenen Möglichkeiten, wie klein diese auch sind, bewusst zu werden, öffnet den Blick und führt weg von generalisierten Ohnmachtsgefühlen hin zu konkreten Schritten. Das Nutzen bisher verwendeter eigener Strategien oder sozialer Ressourcen, die Vernetzung mit Fachpersonen und das Hinzuziehen einer Dolmetscherin gehören ebenso dazu wie die Information über rechtliche Möglichkeiten oder die Vernetzung mit Frauenhäusern, Opferhilfestellen und weiteren Institutionen.

6.2.6 Hilfe zur Selbsthilfe und Perspektiven

Ziel der Beratung ist es, der Frau die Kontrolle über die momentane Situation so weit wie möglich zurückzugeben und sie längerfristig zu ermächtigen, wieder selbst über ihr Leben entscheiden und dieses nach ihren eigenen Bedürfnissen gestalten zu können. Wie weit dies gelingt, ist immer auch abhängig von ihren konkreten Lebensumständen und den ihr zur Verfügung stehenden sozialen und ökonomischen Ressourcen.

Wichtig ist auch das Entwickeln von Perspektiven für die Zukunft. Es ist bezeichnend für Menschen, die lange in Gewaltverhältnissen leben mussten, dass sie keinen Ausweg aus der momentanen Situation und keine Zukunft für sich sehen, sondern von einem Tag zum nächsten «überleben». Bereits ein Gespräch oder eine Krisenintervention können diese Hoffnungslosigkeit aufbrechen. Denn je mehr Unterstützung und Informationen der gewaltbetroffenen Frau zur Verfügung stehen, umso unabhängiger wird sie von ihrem Mann.

6.3 Interventionen, die vermieden werden sollen

Grundsätzlich sollte alles vermieden werden, was die Gewaltbetroffene zusätzlich destabilisiert. Dazu gehören beispielsweise Interventionen, die Gefühle aufbrechen lassen, die Gewalterfahrung heranholen oder diese mit früheren Gewalterfahrungen verknüpfen. Es geht nicht um Aufdecken unbewusster intrapsychischer Zusammenhänge oder um Vergangenheitsbewältigung, sondern um Stabilisierung und Stärkung derjenigen Funktionen, die es der Frau ermöglichen, die nächsten Schritte in Angriff zu nehmen.

Im Weiteren gibt es einige Interventionen, die gemäss übereinstimmender Erfahrung vieler Fachpersonen bei Gewaltbeziehungen als problematisch angesehen werden. Dazu gehören:

6.3.1 Paartherapie und Paarberatung

Paar- oder Familientherapie können im Falle von Gewaltbeziehungen die Frau zusätzlich gefährden. Dadurch, dass beide Seiten in die Therapie eingebunden werden, vermittelt die Therapeutin oder der Berater fälschlicherweise, dass die Frau ebenfalls für das gewalttätige Verhalten verantwortlich ist. Wenn der «Beitrag» des Opfers am «Konflikt» Gegenstand des Gesprächs wird, ermöglicht dies dem Misshandler, der Frau eine Mitschuld für seine Gewalt zuzuschieben. Gewaltbetroffene Frauen äussern zudem immer wieder, dass sie aus Angst vor der Gewalt des Mannes oder weil sie sich ihm verbal unterlegen fühlen, in dessen Anwesenheit gewisse Dinge nicht erzählen. Wenn sie jedoch über Misshandlungen oder Drohungen berichten, kann dies nach der Paartherapiesitzung zu neuen Misshandlungen führen.

Viele Gewaltausübende nehmen nur mit dem Ziel der Erhaltung der Familie an Paartherapien teil und erhoffen sich dabei Unterstützung durch den oder die TherapeutIn. Ziel einer Behandlung darf aber nicht die Erhaltung der Familie oder der Ehe, sondern muss die Beendigung der Gewalt sein. Dazu muss der Misshandler die alleinige Verantwortung für die Gewaltausübung übernehmen. Die angemessene Methode ist eine Einzeltherapie oder Beratung des Misshandlers. Ehe- oder Familientherapie ist erst dann angebracht, wenn die physische und/oder psychische Gewalt beendet wurde und beide Personen dies wirklich wollen.

6.3.2 Mediation

Für die Mediation gilt das Gleiche wie für Paartherapie und -beratung. Mediation geht von zwei selbst bestimmten und sich gleichwertig gegenübertretenden Personen aus, die verhandeln und Probleme lösen können. Dies ist bei Beziehungen, die von Gewalt bestimmt werden, nie der Fall.

Auch das Gesundheitspersonal sollte sich deshalb nicht in eine Vermittlerrolle begeben und z. B. den Mann zu einem Gespräch «zu dritt» einladen und/oder eine Aussöhnung anstreben. Es ist ein Irrtum zu glauben, eine Gewaltbeziehung lasse sich mit einem Gespräch verändern, im Gegenteil, es wird dadurch eine für die Betroffenen unhaltbare Situation stabilisiert.

6.4 Auf häusliche Gewalt spezialisierte Stellen

6.4.1 Opferberatungsstellen

Gemäss dem Opferhilfegesetz (OHG) müssen alle Kantone unentgeltliche Beratung und Hilfe für Opfer von Gewalt anbieten. In einigen Kantonen gibt es auf (häusliche) Gewalt gegen Frauen spezialisierte Stellen, wie z. B. die Beratungs- und Informationsstelle gegen Gewalt in Ehe- und Partnerschaft *bif* in Zürich oder Nottelefone in verschiedenen Städten. In diesen ursprünglich aus der feministischen Bewegung entstandenen und inzwischen kantonal anerkannten Opferhilfestellen bieten speziell ausgebildete Fachfrauen gewaltbetroffenen Frauen psychologische Krisenintervention und Begleitung an und klären mit der Klientin Fragen der Gefährdung und des Schutzes. Sie informieren und beraten die Klientinnen über ihre Rechte, z. B. in Straf- oder Trennungsverfahren, stellen Kontakte her zu Polizei und Staatsanwaltschaft und vermitteln Fachpersonen wie z. B. Anwältinnen, Ärztinnen oder Therapeutinnen. Sie können der Frau finanzielle Soforthilfe gewähren und unterstützen sie bei der Geltendmachung ihrer Rechte gemäss OHG (weitere Hilfe, Entschädigung, Genugtuung). Die Beratungen sind unentgeltlich und erfolgen auf der Beratungsstelle oder telefonisch. In einigen Kantonen gibt es auch auf andere Opfer (z. B. Männer oder Kinder) spezialisierte Opferhilfestellen. In den meisten Kantonen sind die Opferhilfestellen hingegen überhaupt nicht auf bestimmte Zielgruppen ausgerichtet (s. Anhang «Nützliche Adressen»).

6.4.2 Frauenhäuser

Auch die Frauenhäuser entstanden aus der feministischen Bewegung. Sie bieten von häuslicher Gewalt betroffenen Frauen und ihren Kindern Schutz, Unterkunft und Beratung an. Die Adresse der Frauenhäuser ist geheim. Die Betreuung ist intensiv, das Beratungsangebot entspricht mehrheitlich demjenigen der auf Gewalt gegen Frauen spezialisierten Opferhilfestellen. Geleistet wird sie von ausgebildeten Fachfrauen, die tagsüber und teilweise auch nachts anwesend sind. Die Aufenthaltsdauer richtet sich nach der Gefährdung und dem Vorliegen geeigneter Anschlusslösungen. Bezahlt wird der Aufenthalt über Soforthilfe gemäss Opferhilfegesetz, über die Sozialhilfe oder zu reduzierten Ansätzen von der Klientin selbst. Frauenhäuser gibt es in den meisten Kantonen der Schweiz.

Die Telefonnummern der Beratungsstellen und Frauenhäuser können über die Polizei oder die Auskunft (111) in Erfahrung gebracht werden. Auf der Internet-Seite www.frauenhaus-schweiz.ch finden sich neben allgemeinen Informationen auch Hinweise über freie Plätze in den Frauenhäusern.

7. Schutz der Kinder bei häuslicher Gewalt

■ Silvia Tschupp

Kinder, die häusliche Gewalt direkt oder als Zeugen erleben, haben ein besonders hohes Risiko, unter belastenden Bedingungen aufzuwachsen, die eine gesunde Entwicklung ernsthaft gefährden. Das Erleben und Miterleben von Gewalt und die damit verbundene Schutzlosigkeit können sich direkt auf die Entwicklung und die Eltern-Kind-Beziehung auswirken. Häusliche Gewalt kann entscheidende elterliche Qualitäten wie emotionale Konstanz, Verfügbarkeit und Erziehungsfähigkeit beeinträchtigen. Als zusätzliche Belastung kommt der Zwang zur Verheimlichung der Gewalt hinzu, der die Kinder isoliert und soziale Kontakte zu Gleichaltrigen, Lehrpersonen oder anderen ausserfamiliären Bezugspersonen erschwert. In der Resilienzforschung (die die Frage untersucht, was Menschen trotz widrigen Bedingungen gesund hält) gilt jedoch gerade der Umstand, mindestens eine zuverlässige ausserfamiliäre Bezugsperson zu haben, als einer der wichtigsten schützenden Faktoren. Aus Schuld-, Scham- und Minderwertigkeitsgefühlen haben die Familien oft ein eingeschränktes Kontakt- und Beziehungsnetz und nutzen bestehende Entlastungsangebote sowie Eltern- und Erziehungsberatungsstellen nicht oder sehr spät.

Niederschwellige Angebote und ein leichter Zugang zu Fachleuten können mithelfen, diese Isolation zu durchbrechen. Denn jeder Kontakt einer von Gewalt betroffenen Mutter mit einer Institution bietet auch die Chance, das Wohl und die Unversehrtheit der Kinder zu fokussieren. Dabei muss bedacht werden, dass die Mütter Angst vor Einmischung Dritter haben und dass Konflikte zwischen den Interessen der Mutter und den Bedürfnissen der Kinder bestehen können (Einschränkung im Sorgerecht, Obhutszuteilung). Diese Ängste müssen ernst genommen, die Interessenkonflikte angesprochen und Möglichkeiten und Wege der Unterstützung aufgezeigt werden. Transparenz dient der Orientierung und hilft sowohl der Mutter als auch den involvierten Fachpersonen, miteinander zu kommunizieren und gemeinsam Verantwortung zu übernehmen. Die Mutter braucht Informationen über die Arbeitsweise von Behörden und Jugendhilfe [1] und über mögliche Konsequenzen für Eltern und Kinder.

Was haben Fachpersonen aus Medizin und Pflege, die sich in erster Priorität um die Verletzungen der Frau kümmern, für Möglichkeiten, den mitbetroffenen Kindern eine Hilfe zu sein?

---

1 Jugendhilfe wird hier als Oberbegriff verwendet, da die Bezeichnung in den einzelnen Kantonen unterschiedlich ist, z. B. Jugendsekretariat, Jugendamt.

Sie können den Kontakt mit der Mutter und die allenfalls vorhandene Vertrauens-basis nutzen,

- um sich nach dem Wohlergehen und dem Schutz der Kinder zu erkundigen (wo sind die Kinder jetzt, wer kümmert sich um sie, was passiert, wenn die Frau nach Hause geht?)
- um die Frau für die Mitbetroffenheit der Kinder zu sensibilisieren
- um über bestehende Unterstützungsangebote zu informieren
- um den Kontakt zu Kinderfachleuten der Jugendhilfe herzustellen oder wenn notwendig, eine Gefährdungsmeldung bei der Vormundschaftsbehörde zu machen.

Was geschieht, wenn sich Mütter an die Jugendhilfe wenden?

Wenden sich Mütter freiwillig an die Jugendhilfe, können sie Mütter-, Erziehungs-und Familienberatung in Anspruch nehmen. Die Gesprächsbereitschaft eröffnet Müttern und Helfenden die Chance, die konfliktreichen innerfamiliären Beziehun-gen zu untersuchen und sich gemeinsam die typischen gefährdenden Situationen zu vergegenwärtigen. Das Ziel der Gespräche ist es, die Mutter in ihrer Erziehungs-kompetenz zu stärken. Wenn sie erlebt, dass man sie wegen ihrer Verhaltensweisen nicht ermahnt oder verurteilt, sondern gemeinsam Wege sucht, wie sie potenziell ge-fährliche Situationen meistern kann, wird sie eher zur Zusammenarbeit motiviert. Wer schon einmal positive Erfahrung mit einer Beratungsstelle der Jugendhilfe ge-macht hat, dem fällt es tendenziell leichter, sich in einer weiteren Krise um Hilfe zu bemühen. Sollten sich weitere Unterstützung oder Massnahmen für den Kinder-schutz als notwendig erweisen, wird die Vormundschaftsbehörde eingeschaltet und über eine eventuelle Gefährdung der Kinder informiert.

Was ist eine Gefährdungsmeldung und wer kann Meldung machen?

Die Vormundschaftsbehörde ist gemäss ZGB zuständig für das Wohl des Kindes. Bei Verdacht oder Gewissheit von Kindsmisshandlungen oder Vernachlässigungen können betroffene Kinder, deren Eltern oder Drittpersonen wie Verwandte, Be-zugspersonen aus Krippe, Kindergarten, Schule, Nachbarschaft Meldung bei der Vormundschaftsbehörde machen. Eine Gefährdungsmeldung an die Vormundschafts-behörde durch eine Drittperson ist dann notwendig, wenn die von Gewalt betroffene Mutter keine Gesprächsbereitschaft zeigt und/oder wenn sie über zu wenig Kraft und Ressourcen verfügt, um sich für das Wohl ihrer Kinder einzusetzen. Laut ZGB liegt eine Gefährdung vor, sobald eine ernsthafte Möglichkeit einer Beeinträchti-gung des körperlichen, sittlichen oder geistigen Wohls des Kindes besteht. Geht eine Meldung bei der Vormundschaftsbehörde ein, wird diese den Fachleuten der

Jugendhilfe einen Abklärungsauftrag erteilen. Diese klären eventuell unter Zuzug weiterer Fachpersonen die familiäre Situation, das soziale Umfeld, die Betreuungssituation, die Eltern-Kind-Beziehung und den Entwicklungsstand des Kindes ab. Aufgrund der Einschätzung werden Empfehlungen und Anträge an die Behörde gemacht. Dabei ist handlungsleitend, dass man in den meisten Fällen den Kindern am besten hilft, indem den Müttern geholfen wird. So kann beispielsweise zur Entlastung einer spannungsgeladenen Situation und zur Förderung der kindlichen Entwicklung ein Platz in einer Kinderkrippe empfohlen werden. Sozialpädagogische Familienbegleitung über einen festgelegten Zeitraum hat sich auch als sehr hilfreich erwiesen. Längerfristige Möglichkeiten können eine Beistandschaft für das Kind oder eine Besuchsbeistandschaft bei konflikthaften Kindsübergaben bei getrennt lebenden Eltern sein. Der Entscheid über die zu treffenden Massnahmen und die Regelung der Finanzierung liegt bei der Vormundschaftsbehörde.

Die Zusammenarbeit zwischen den involvierten Stellen wie Frauenhaus, Opferberatungsstelle, medizinischer Versorgung, Vormundschaftsbehörde und Jugendhilfe ist anspruchsvoll. Häusliche Gewalt ist ein gesellschaftlich bedeutendes Thema, das – erst recht in Kombination mit Elternschaft – Betroffenheit auslöst. Dabei besteht die Gefahr, dass auch die Fachpersonen aus den verschiedenen Bereichen nicht immer klar zwischen persönlicher Haltung und Zuständigkeit unterscheiden. Deshalb ist es in der Zusammenarbeit wichtig, die Aufgaben und Rollen der Fachbereiche auseinander zu halten. Schutz, Begleitung und Stärkung der Frauen auf der einen und die Bedürfnisse und das Wohl der Kinder auf der anderen Seite können zu Interessenkonflikten führen. Gelungene Vernetzung besteht nicht nur in guter Zusammenarbeit, sondern ebenso in der Entflechtung der unterschiedlichen Aufträge und Aufgaben.

Fazit: Wenn Kinder mitbetroffen sind, sollte zu ihrem Schutz ein Kontakt zu Kinderfachleuten hergestellt werden, entweder durch eine direkte Kontaktaufnahme der Mutter zur Jugendhilfe oder falls sie nicht dazu bereit ist, als Meldung einer Drittperson an die Vormundschaftsbehörde ihres Wohnortes. Sollte eine Meldung gegen den Willen der von Gewalt betroffenen Frau erfolgen, ist es wichtig, sie darüber und über die weiteren Schritte zu informieren (ausführlicher dazu s. Kap. 9.4).

8. Männer, die Opfer von Gewalt in Paarbeziehungen werden

■ Barbara Ingenberg und Matthias Hagner

Ratlosigkeit, Selbstzweifel, Scham. Männer schämen sich, wenn sie Gewalt in ihrer Partnerschaft erleben. Männliche Opfer von häuslicher Gewalt sind immer noch ein gesellschaftliches Tabuthema. Den betroffenen Männern ist die Situation meist peinlich. Sie vermeiden es darum, ihre Gewalterlebnisse zu thematisieren. Sie denken, sie seien «Ausnahmefälle» und schweigen lieber. Sie fürchten sich vor den abschätzigen Sprüchen ihrer Kollegen und erwarten zu Recht, dass Aussenstehende an ihrer Darstellung der Situation zweifeln werden. Gewalterfahrungen in der Partnerschaft werden auch vor nahe stehenden Bezugspersonen, Angehörigen, Freunden und Kollegen oft über einen langen Zeitraum bagatellisiert oder ganz verschwiegen.

«Können Sie sich vorstellen, dass ein Mann Opfer von häuslicher Gewalt wird?», fragte einer unserer Klienten seinen Berater, bevor er seine Geschichte erzählte. Diese Testfrage hat einen ernst zu nehmenden Hintergrund. Es ist auch heute noch keineswegs eine Selbstverständlichkeit, dass Behörden und Fachpersonen Männer als Opfer von häuslicher Gewalt wahrnehmen und ihnen glauben. Sie passen nicht ins übliche Denkmuster und stellen das Bild von der typischen Täter-Opfer-Rollenverteilung auf den Kopf. In der Öffentlichkeit treten Frauen und Kinder als Opfer in Erscheinung, während Männer vorwiegend in der Rolle des Täters wahrgenommen werden. Dieser Blickwinkel erfasst aber nicht die gesamte Wirklichkeit.

Genaue Zahlen über männliche Opfer von häuslicher Gewalt sind schwierig zu erhalten. Gesamtschweizerische Angaben sind nicht verfügbar. In der polizeilichen Kriminalstatistik des Schweizer Bundesamtes für Polizei werden keine separaten Zahlen für häusliche Gewalt ausgewiesen (Bundesamt für Polizei, 2005).

Einzelne Kantone haben nun begonnen, aufgrund der Daten von Polizeieinsätzen bei häuslicher Gewalt eine zusätzliche Statistik zu erstellen. Im Kanton Zürich liegt der Anteil von männlichen Opfern bei rund einem Fünftel (20 % im Jahr 2004, 22 % im Jahr 2005; Kantonspolizei Zürich, 2005 und 2006).

8.1 Erfahrungen aus der Beratungspraxis

Die Opferberatungsstelle für gewaltbetroffene Jungen und Männer existiert seit 1996 und ist auf männliche Opfer von Straftaten spezialisiert. Sie arbeitet auf der Grundlage des Schweizerischen Opferhilfegesetzes und ist eine anerkannte Opferhilfe-Beratungsstelle im Kanton Zürich.

8.1.1 Klienten

Männer haben ein weitaus höheres Risiko, Opfer einer Gewaltstraftat zu werden als Frauen. Aus der Schweizer Kriminalitätsstatistik (Bundesamt für Polizei, 2005) geht hervor, dass die Mehrzahl aller von Gewaltdelikten Betroffenen männlichen Geschlechtes ist. Männer erleben mehrheitlich Gewalt im öffentlichen Raum. Täter sind in diesen Fällen meist andere Männer. Im Jahr 2005 hat die Beratungsstelle insgesamt 437 Fälle bearbeitet, bei denen Männer Opfer von Gewaltdelikten wurden. Drei Viertel unserer Klienten wurden Opfer von Gewaltstraftaten im öffentlichen Umfeld. Rund ein Viertel der Männer, die Kontakt mit uns aufnahmen, wurden Opfer häuslicher Gewalt. Sie erlebten Gewalt in einer Partnerschaft oder in der Familie.

Die Männer, die im letzten Jahr aufgrund von Gewalt in der Partnerschaft den Kontakt zu uns suchten, waren zwischen 25 und 69 Jahre alt. Sie lebten mehrheitlich in heterosexuellen Partnerschaften (88 %). In 35 % der Fälle waren Kinder unmittelbar involviert, als Augenzeugen oder als Mitbetroffene. 12 % lebten in homosexuellen Partnerschaften. Die betroffenen Männer kommen aus den unterschiedlichsten Berufsgruppen, vom Handwerker bis zum Universitätsdozenten. Vertreten sind alle gesellschaftlichen Schichten.

8.1.2 Erstkontakt

«Ich weiss nicht mehr weiter, darum komme ich zu Ihnen.» Die Schwelle, eine Beratungsstelle aufzusuchen, ist für Männer sehr hoch. Der Anlass für die erste Kontaktaufnahme mit unserer Stelle ist in der Regel eine Krisensituation. Die Männer, die aus eigener Initiative zu uns kommen, realisieren, dass sie sich in einer Situation befinden, aus der sie alleine keinen Ausweg mehr finden. Sie erleben oft seit vielen Jahren Gewalt in ihrer Partnerschaft und haben vergeblich nach einem Ausweg gesucht. Die Mehrzahl der Betroffenen hat bisher keine Anzeige erstattet.

Seit dem letzten Jahr beobachten wir aber eine deutliche Zunahme der Anmeldungen von männlichen Opfern häuslicher Gewalt, die durch die Polizei an uns vermittelt wurden. Dies ist eine unmittelbare Auswirkung der Gesetzesänderung im Jahr 2004, durch die Gewalt innerhalb der Partnerschaft als Offizialdelikt erfasst wird. Opfer häuslicher Gewalt (Frauen wie Männer) erhalten nach einer polizeilichen Intervention automatisch die Kontaktadressen der Beratungsstellen (zum polizeilichen Vorgehen s. Kap. 9.2.2).

Es gibt Situationen, in denen Opfer und Täter nicht zweifelsfrei zu identifizieren sind. Das trifft insbesondere dann zu, wenn beide Partner Gewalt ausüben. Wenn wir bei einem Klienten überwiegend Täteranteile feststellen, leiten wir ihn nach einem Abklärungsgespräch an eine entsprechende Täterberatungsstelle weiter.

8.1.3 Formen der Gewalt

Männliche Opfer von häuslicher Gewalt berichten von vielfältigen Formen physischer und psychischer Gewaltanwendung. Das Spektrum umfasst Schlagen, Kratzen, Beissen, Wegstossen, an den Haaren reissen oder mit den Fäusten auf den Körper trommeln. Gegenstände wie Pfannen, Teller oder Stühle werden geworfen, persönliche Dinge werden absichtlich zerstört. Oft kommen Drohungen, Beschimpfungen und Einschüchterungsversuche vor. Die Männer werden kontrolliert oder in Räume eingeschlossen. Wenn Waffen eingesetzt werden, benutzen weibliche Täter meist Messer oder andere Haushaltsgegenstände. In zwei Fällen wurde Gift eingesetzt.

In Trennungssituationen ist das Risiko einer Gewalteskalation besonders hoch. Sowohl in homosexuellen als auch in heterosexuellen Beziehungen kommt Stalking vor: Belästigungen zu Hause oder am Arbeitsplatz (durch Telefonanrufe, SMS, Briefe und Mails), Überwachung und Verfolgung sind dafür typisch. Vielfältig sind auch die Drohungen, die ausgesprochen werden. Sie reichen von falschen Anschuldigungen beim Arbeitgeber oder bei der Polizei über Sachbeschädigungen bis hin zur Androhung von physischer Gewalt und Morddrohungen. Teilweise werden auch die neuen PartnerInnen in die Drohungen einbezogen.

8.1.4 Umgang mit der Gewalt

Viele Männer, die Gewalt in der Partnerschaft erleben, zeigen ein typisches Opferverhalten. Sie suchen nach Erklärungen und Entschuldigungen für das gewalttätige Verhalten ihrer Partnerin oder ihres Partners. Oft übernehmen sie die Schuld oder Mitverantwortung für die unerwarteten Gewaltausbrüche und denken, sie könnten das Problem lösen, indem sie sich anders verhalten. In der Beratung von männlichen Opfern hören wir typische Sätze, die dokumentieren, wie Männer versuchen, mit der Gewaltsituation umzugehen.

«Meine Frau ist depressiv und hat psychische Probleme. Darum schlägt sie.» Mit solchen Aussagen erklären Männer oft das gewalttätige Verhalten ihrer Partnerin oder ihres Partners. Sie empfinden es als Entlastung, wenn sie diesem Verhalten eine Ursache zuordnen können. Damit entschuldigen sie die Gewalttaten aber auch und nehmen der Täterin / dem Täter die Verantwortung für die Tat ab.

«Ich möchte lernen, mich richtig zu verhalten, damit es nicht mehr so weit kommt.» Oft suchen Männer die Lösung in der Veränderung ihres eigenen Verhaltens. Sie möchten ihrer Partnerin / ihrem Partner keinen Anlass mehr geben auszurasten. In der Beratungspraxis begegnen wir immer wieder Fachpersonen, die diesen untauglichen Lösungsversuch unterstützen. Untauglich ist er deshalb, weil der / die TäterIn jedes Verhalten des Opfers zum Anlass für neue Gewalthandlungen nehmen kann. Die Illusion des Opfers, das Täterverhalten irgendwann kontrollieren zu können, lässt es die Situation oft jahrelang aushalten.

8.1.5 Weshalb bleiben Männer in einer gewalttätigen Beziehung?

«Sie hat die Macht über mich, weil sie weiss, dass ich Angst davor habe, dass alles noch schlimmer wird, wenn ich mich wehre. Und ich möchte meinen Sohn nicht verlieren.»

In vielen Beziehungen haben die PartnerInnen Hemmungen, der Gewalt klare Grenzen zu setzen. Die Männer befürchten eine Eskalation der Gewalt oder den Verlust ihrer Familie, wenn sie sich zur Wehr setzen. Ökonomische Faktoren spielen dagegen keine wesentliche Rolle. Von den ökonomischen Voraussetzungen her gesehen, sind Männer häufig in einer stärkeren oder zumindest in einer gleichwertigen Position wie ihre Partnerin oder ihr Partner. Entscheidend sind die emotionale Bindung und Verlustängste. Oft wird der Wunsch geäussert, zusammen mit der Partnerin eine Beratung aufzusuchen. Als Opferberatungsstelle des Kantons Zürich können wir keine TäterInnen- oder Paarberatungen anbieten. In diesen Fällen vermitteln wir die Klienten an andere Stellen.

Der mögliche Verlust der Kinder ist für die Männer eine besondere Bedrohung. Diese Ängste sind nicht unberechtigt. Nach der heutigen Rechtsprechung wird das Sorgerecht für die Kinder bei der Trennung in der Regel der Mutter zugesprochen. Wenn Männer sich mit rechtlichen Mitteln gegen die Gewalt zur Wehr setzen wollen, drohen Frauen häufig mit dem Entzug der Kinder oder einer Gegenanzeige. Diese Drohungen zeigen Wirkung, da die Männer befürchten, dass ihnen niemand glauben wird.

8.2 Geschlechtsspezifische Aspekte in der Beratung

Die Beratung von männlichen Opfern erfordert Wissen über geschlechtsspezifische Unterschiede in der Wahrnehmung, Beurteilung und Verarbeitung von Gewalterfahrungen und eine bewusste Auseinandersetzung mit geschlechtsspezifischen Formen der Kommunikation und unterschiedlichen Wertsystemen.

8.2.1 Rollenbilder

«Ein Mann steckt das doch weg.» Es ist eine alltägliche Beobachtung, dass Jungen mit anderen kämpfen und sich schlagen. Gewalt auszuüben und zu erfahren gehört zur «normalen» Entwicklung eines Mannes. Jungen lernen einzustecken und ihren Schmerz nicht zu zeigen. Gefühle von Hilflosigkeit, Ohnmacht und Angst gelten als unmännlich und sind für einen «richtigen Mann» nicht erlaubt. Bei Männern braucht es mehr, bis sie einen körperlichen Angriff als physische Gewalt taxieren, als bei Frauen. Das bedeutet, dass Männer, die häusliche Gewalt in der Partnerschaft erleben, sich selbst häufig nicht als Opfer einer Straftat wahrnehmen. Oft zweifeln sie auch daran, dass ihr Fall «schwerwiegend genug» ist, um eine Beratung zu rechtfertigen.

«Ein richtiger Mann löst seine Probleme selbst.» Männer haben häufig den Anspruch, ihre Probleme allein zu lösen. Persönliche Probleme einzugestehen bedeutet für sie Inkompetenz und Versagen als Mann. In Krisensituationen neigen Männer eher zum Rückzug und vermeiden es, Beziehungsprobleme mit anderen zu besprechen. Sie sind es weniger gewohnt, im Alltag über Gefühle und Belastungen zu reden. Stattdessen bevorzugen sie aktive Verdrängungsstrategien. Oft stürzen sie sich in die Arbeit oder intensivieren ihre sportlichen Aktivitäten. Das Schweigen und der soziale Rückzug verursachen häufig weitere Probleme.

«Männer sind stark und können sich wehren.» Mann und gleichzeitig Opfer zu sein, ist mit dem Selbstbild als Mann nicht vereinbar (Lenz, 2000). Noch schwieriger ist es, als Mann von einer Frau Gewalt zu erleben. Diese Männer sind häufig besonders hilflos. Ihnen fehlt eine adäquate Handlungsstrategie.

8.2.2 Reaktionen des Umfeldes

Neben dem eigentlichen Delikt sind die Reaktionen des Umfeldes für Männer eine zusätzliche Belastung und erschweren den offenen Umgang mit den Gewalterfahrungen in der Partnerschaft. Während eine Frau als Opfer von häuslicher Gewalt heute mehrheitlich mit Verständnis, Mitgefühl und Unterstützung von Fachleuten und sozialem Umfeld rechnen kann, sieht die Situation bei Männern häufig anders aus. Sie werden nicht selten belächelt und ihre Angaben werden bezweifelt.

«Die Frau wird gute Gründe haben, er wird die Ohrfeigen verdient haben.» Ähnlich wie es bei Sexualdelikten bis vor wenigen Jahren üblich war, wird dem männlichen Opfer zumindest eine Mitschuld am gewalttätigen Verhalten der Partnerin gegeben.

Eine andere, für die betroffenen Männer ebenfalls sehr unangenehme Reaktion der Umgebung sind die spöttischen Bemerkungen, mit denen männliche Opfer von häuslicher Gewalt lächerlich gemacht werden.

Männer, die Gewalt in der Partnerschaft erleben und professionelle Hilfe bei Beratungsstellen oder Polizei suchen, stossen auch heute noch auf Probleme. Oft werden ihre Angaben bezweifelt, ihre Glaubwürdigkeit wird in Frage gestellt. Männer, die zu uns in die Beratungsstelle kommen, berichten häufig, sie seien nicht ernst genommen, ausgelacht oder sogar weggeschickt worden. Durch die negativen Reaktionen des privaten und professionellen Umfeldes werden sie ein zweites Mal zum Opfer (Kirchhoff, 2001).

Stereotype Denkmuster, Vorurteile (in der Umgebung, aber auch in den eigenen Köpfen) und Scham erschweren es Männern, die von häuslicher Gewalt betroffen sind, ihre Probleme offen anzusprechen. Es braucht manchmal lange, bis sie sich dazu entschliessen können, Hilfe und Unterstützung zu suchen.

8.2.3 Beratungsangebote für männliche Opfer von häuslicher Gewalt

Menschen, die Gewalt erlebt haben, suchen in erster Linie Anerkennung als Opfer, unabhängig vom Geschlecht. Das heisst, sie brauchen AnsprechpartnerInnen, die ihnen einfach zuhören und ihre Anliegen und Sorgen ernst nehmen. Ausserdem wollen sie Informationen und Beratung, was sie gegen die Gewalt unternehmen können.

Bei der Suche nach einer geeigneten Beratungsstelle sind männliche Opfer von häuslicher Gewalt oft unsicher, wohin sie sich mit ihren Problemen wenden sollen. Die bestehenden spezialisierten Beratungsangebote für Opfer häuslicher Gewalt richten sich in der Regel ausschliesslich an Frauen.

Sobald eine Straftat vorliegt, sind die anerkannten Opferhilfe-Beratungsstellen zuständig. Solche Beratungsstellen für Opfer von Straftaten stehen in allen Kantonen zur Verfügung. Allerdings richten sich nur wenige explizit (auch) an die Zielgruppe der Männer. Den betroffenen Männern erleichtert es aber die Kontaktaufnahme, wenn sie durch das Beratungsangebot unmittelbar angesprochen werden.

8.3 Ausblick

Die Frauenbewegung hat einen entscheidenden Beitrag dazu geleistet, dass Gewalt in der Familie seit einigen Jahren bei Fachleuten und in der Öffentlichkeit zum Thema gemacht wird. Sie hat sich zunächst auf die häufigste Konstellation Mann = Täter und Frau = Opfer konzentriert. Erst nach und nach kamen auch männliche Opfer ins Blickfeld, etwa Knaben als Opfer sexueller Ausbeutung. Dass es so lange gedauert hat, bis Männer als Opfer und Frauen als Täterinnen von Gewalt in Partnerschaften wahrgenommen werden, hängt auch damit zusammen, dass diese Konstellation gegen die tief sitzenden Rollenstereotype verstösst.

Noch haben männliche Opfer häuslicher Gewalt keine Lobby, und sie sind – ähnlich wie die Täterinnen – bis heute weitgehend unerforscht (Bundesministerium für Familie, Senioren, Frauen und Jugend, 2004). Hier besteht Nachholbedarf. Es braucht mehr Wissen über das Ausmass, die Bedingungen und Ursachen dieser Gewalt sowie über die spezifischen Bedürfnisse bezüglich Intervention und Beratung – auf der Seite der Opfer wie auch der Täterinnen. Fachleute, die mit häuslicher Gewalt konfrontiert werden, müssen sich bewusst machen, dass Männer und Frauen grundsätzlich beide Positionen einnehmen können, sowohl Täter wie Opfer sein können. Wichtig ist, dass männliche und weibliche Opfer nicht gegeneinander ausgespielt werden, sondern dass alle Betroffenen, unabhängig von ihrem Geschlecht, möglichst situationsgerecht und wirksam unterstützt werden.

9. Rechtliche Interventionsmöglichkeiten

■ Cornelia Kranich Schneiter

Fachpersonen des Gesundheitswesens werden immer wieder mit den Folgen häuslicher Gewalt konfrontiert. Häufig erkennen sie aber deren Ursachen nicht, unter anderem auch deshalb, weil sie noch zu wenig nachfragen, wie die Studie an der Frauenklinik Maternité zeigte. Ein Grund für diese Zurückhaltung mag darin liegen, dass sie sich der rechtlichen Bedeutung der eigenen Wahrnehmung nicht bewusst und über die rechtlichen Interventionsmöglichkeiten nicht ausreichend informiert sind. Diese können die Gewalt zwar nicht verhindern, bei konsequenter Durchsetzung gelingt es damit aber, weitere Gewalt zu vermindern und den Opfern Schutz zu garantieren.

Kenntnisse über die verschiedenen Interventionsmöglichkeiten bei häuslicher Gewalt sind für die Gesundheitsfachleute wichtig, damit sie einerseits um ihre eigene Bedeutung und Stellung in den rechtlichen Verfahren wissen und zum anderen in der Lage sind zu erkennen, wann rechtlicher Rat notwendig und der Beizug einer Anwältin angezeigt ist.[1] Es ist nicht Aufgabe von Gesundheitsfachleuten, Verfahren selbst einzuleiten, Patientinnen rechtlich zu beraten oder gar zu vertreten.

Aufgabe einer Anwältin oder eines Anwaltes ist es, mit der Klientin unter Berücksichtigung des gesamten Kontextes abzuklären, welches Vorgehen in der konkreten Situation sinnvoll ist. Dabei wird sie/er möglicherweise mit den Fachpersonen des Gesundheitswesens unter Vorlage einer Entbindung von der ärztlichen Schweigepflicht Kontakt aufnehmen, um sich über die gesundheitliche Belastung und allfälliges Beweismaterial ein Bild zu machen.

9.1 Beweissicherung und deren Bedeutung

9.1.1 Bedeutung der Beweise

Bevor eine rechtliche Intervention eingeleitet wird, muss mit der Betroffenen vorerst abgeklärt werden, was mit dieser erreicht werden soll und was bewiesen werden kann. Aus Verzweiflung, Gefühlen der Mitschuld, Furcht vor erneuter Gewalt,

---

1 Im Jahr 2007 treten einige Bundesgesetze in Kraft, die Auswirkungen auf die Interventionen bei häuslicher Gewalt haben, z. B. das Bundesgesetz über die eingetragene Partnerschaft gleichgeschlechtlicher Paare vom 18. Juni 2004; der allgemeine Teil des Strafgesetzbuches (Art. 1–110 StGB); Ergänzung des Persönlichkeitsrechts, Art. 28b ZGB. Soweit möglich, wurden diese Gesetze berücksichtigt. Wie sie sich auf die Effizienz der Interventionen bei häuslicher Gewalt auswirken, ist noch schwer abschätzbar und massgebend vom Umsetzungswillen der involvierten Behörden abhängig.

in der Hoffnung auf eine Partnerschaft ohne Gewalt oder bei Migrantinnen wegen interkulturell differenter Wahrnehmungen oder aus Angst vor ausländerrechtlichen Sanktionen machen Opfer oft widersprüchliche Aussagen oder schwächen sie ab. Als Beratende gilt es, diese Ambivalenz zu berücksichtigen und durch ein strukturierendes Vorgehen das Opfer zu ermächtigen, seine Beziehung und das rechtliche Vorgehen wieder selbst zu gestalten, um dadurch seinem Aussageverhalten grössere Klarheit zu geben. Meist erfordert dies aber längere Zeit.

In akuten Krisen- und Gefahrensituationen sind Gewaltbetroffene oft nicht in der Lage, den notwendigen Schutz selbst einzufordern. Beratende müssen deshalb in Zusammenarbeit auch mit Fachpersonen aus dem Gesundheitswesen die Unterlagen zusammenstellen, die zur Beweissicherung notwendig sind.

Für das rechtliche Verfahren muss die Geschichte der konkreten Gewaltbeziehung nachgezeichnet werden. Häufig können sich Gewaltbetroffene nicht mehr genau an Details, Daten oder Abläufe erinnern oder bringen die Ereignisse durcheinander. Insbesondere bei Aussagen von Kindern können sich Probleme z. B. in der chronologischen Einordnung der Gewaltereignisse stellen. Wurden einmal oder mehrere Male Ärztinnen oder Therapeuten konsultiert, können deshalb deren Wahrnehmungen und Feststellungen Prozess entscheidende Bedeutung haben.

9.1.2 Einige Bemerkungen zur Beweiswürdigung

Alle rechtlichen Verfahren können – wenn überhaupt – der Gerechtigkeit nur zum Durchbruch verhelfen, wenn entsprechende Beweise (oder Zugeständnisse) vorliegen. Dies ist ein Credo des Rechtsstaates. Soll eine geschlagene Frau[2] oder ein gefährdetes Kind gegenüber dem Partner oder Vater geschützt werden, muss diesem das gewalttätige Verhalten nachgewiesen werden, sofern er es bestreitet (was ziemlich oft der Fall ist). Je intensiver der staatliche Eingriff in die Sphäre eines Menschen ist, desto höhere Anforderungen werden an den Beweis gestellt. Im Strafverfahren sind die Beweisanforderungen am höchsten. Ein Strafverfahren kann theoretisch zu einer Freiheitsstrafe führen, also einen Eingriff in die persönliche Freiheit eines Menschen von einer gewissen Tragweite nach sich ziehen. In diesem Fall müssen Richtende so vom geltend gemachten Vorfall überzeugt sein, dass bei ihnen alle «vernünftigen Zweifel» beseitigt und sie überzeugt sind, dass sich der Vorfall tatsächlich so zugetragen hat. Es ist evident, dass Gewalttätigkeiten hinter geschlossenen Türen nicht vor Zeugen ausgetragen werden und deshalb der Beweis im Bestreitungsfall oft schwer zu erbringen ist. Zumal eine angeschuldigte Person, ganz im Gegensatz zum Opfer, keine wahrheitsgemässen Aussagen machen muss. Erschwerend kommt hinzu, dass viele Richtende glauben, Familienstreitigkeiten aus eigener Erfahrung zu kennen und deshalb die spezielle Dynamik von Gewaltbeziehungen und Stalking

---

2 Der Beitrag geht in der sprachlichen Formulierung vom häufigsten Fall aus, nämlich dass der Täter ein Mann und das Opfer eine Frau ist. Die Ausführungen gelten aber auch für männliche Opfer und für Täterinnen.

verkennen. Entbehren in dieser Situation ärztliche oder therapeutische Berichte und Zeugenaussagen der notwendigen Klarheit und werden Feststellungen mit mutmassenden Konjunktiven abgeschwächt, misslingt der notwendige Beweis. Es liegt im Wesen des Strafprozesses, dass sich jede Unsicherheit letztlich zu Gunsten eines Angeschuldigten oder eben zu Lasten des Schutzes der gewaltbetroffenen Personen auswirkt. Deshalb ist in der Dokumentation und beim Abfassen entsprechender Berichte und bei Zeugenaussagen durch die Fachperson im Gesundheitswesen den Erfordernissen der rechtlichen Verfahren besondere Beachtung zu schenken.

9.1.3 Aufzeichnungen in der Kranken-, Pflege- oder Therapiedokumentation

Ärztinnen und Ärzte, therapeutisch arbeitende Fachpersonen, Pflegefachleute in der stationären und ambulanten Pflege und Praxisassistentinnen in den hausärztlichen Praxen erfahren von ihren Patientinnen und Patienten immer wieder Einzelheiten zu Gewalterfahrungen oder stellen Verletzungen und Symptome fest, die einen unmittelbaren Zusammenhang mit einer Gewalteinwirkung haben (können). Es ist wichtig, diese Feststellungen in der Kranken-, Pflege- oder Therapiedokumentation genau und detailliert festzuhalten, eventuell auch fotografisch zu dokumentieren. Zu den objektiv feststellbaren Tatsachen müssen auch die Erklärungen der Patientin notiert und als solche auch kenntlich gemacht werden. Sie dürfen nicht als eigene Wahrnehmung festgehalten werden. Wichtig ist, dass auch die Ausführungen der Patientin möglichst detailliert aufgeschrieben werden. Schlussendlich sollte die Fachperson vermerken – sofern es nicht offensichtlich ist –, weshalb die festgestellten Symptome mit der beschriebenen Gewalteinwirkung übereinstimmen. Eventuell stellt sich an dieser Stelle heraus, dass die Patientin (noch) nicht alles erzählt hat, weil sich z. B. der gebrochene Arm nicht mit einem blossen starken Festhalten erklären lässt, sondern auf eine zusätzliche Gewalteinwirkung zurückzuführen ist.

Für Untersuchungen bei bestehenden Verdachtsmomenten ist oft **Spezialwissen** erforderlich. Die rechtsmedizinischen Institute der Kantone Zürich, Bern, Basel und St. Gallen haben einen 24-Stunden-Betrieb und stehen Ärztinnen und Ärzten konsiliarisch zur Verfügung. So wird z. B. bei einer Befunderhebung wegen eines ehelichen Sexualdeliktes oft vergessen, die Befunde, die sich aus der Gewalt gegen den Hals ergeben, zu untersuchen. Eine Drosselung mit einem relativ weichen Stoff etwa hinterlässt keine Würgemale am Hals, gleichwohl hat die Patientin zum Beispiel Schluckbeschwerden oder Punktblutungen in den Augen, die auf eine akute Gefährdung des Lebens hinweisen (eine Feststellung, die rechtlich von Bedeutung ist). Die Schweizer Gesellschaft für Rechtsmedizin ist derzeit dabei, eine Checkliste für gerichtlich bedeutsame Untersuchungen zu erarbeiten.[3] Das Institut für Rechtsmedizin Zürich hat eine Untersuchungsbox entwickelt, die Ärztinnen und Ärzten

3 Schweizer Gesellschaft für Rechtsmedizin: www.sgrm.ch

unentgeltlich abgegeben wird. Sie enthält eine genaue Anleitung für eine Untersuchung zu Beweiszwecken sowie Hinweise zur Aufbewahrung der verschiedenen Asservate, also Gegenstände (z. B. Slipeinlagen), Körpersäfte und -abstriche, die für ein gerichtliches Verfahren notwendig sind.

Abzufragen ist auch, ob **Kinder** im Haushalt leben und in welcher Art sie betroffen sind. Kinder dürfen aber nicht direkt (aus-)gefragt werden. Erzählen Kinder Vorkommnisse, müssen diese so genau wie möglich, insbesondere mit der Wortwahl des Kindes, aufgeschrieben werden, unter Angabe der genauen Umstände und der Verfassung des Kindes. Das Befragen von Kindern durch nicht speziell ausgebildete Fachleute kann zur Folge haben, dass in einem späteren Gerichtsverfahren die Aussagen des Kindes nicht mehr verwertbar sind, weil unter Umständen nicht mehr festzustellen ist, ob die Aussagen dem Kind durch die Befragung suggeriert wurden.

Wird die Patientin befragt, sollte die Fachperson **offene Fragen** stellen und wenn möglich Interpretationen in der Fragestellung vermeiden. Eventuell ist es notwendig, dass sie zu Beginn eines Gespräches ihre eigenen Wahrnehmungen offenlegen muss, um die Patientin überhaupt zum Sprechen zu bringen. In diesem Fall ist es zweckmässig, dies durch eine kurze Notiz festzuhalten, um dann konsequent nur noch offene Fragen zu stellen. Häufig ist ein Hinweis auf die berufliche Schweigepflicht wichtig, damit der Patientin die Angst genommen werden kann, das blosse Erzählen löse bereits eine polizeiliche Intervention aus.

Nicht selten meinen Helfende, sie müssten herausfinden, was «stimmt», was «wahr» ist. Für das Vorgehen in einem akuten Fall ist die **Wahrheitsfrage sekundär**. Es gilt eine kritisch-parteiliche Haltung zu bewahren und festzustellen, welche Bezugspersonen, Beraterinnen, Ärzte oder Psychotherapeutinnen schon einmal konsultiert wurden und beweisbare Fakten zur Gewaltgeschichte beitragen können.

Eine Besonderheit ergibt sich für die Therapiedokumentation **begleitender Psychotherapien**. Werden in einer Therapie die partnerschaftlichen Gewalterfahrungen bearbeitet, wird sich das Verständnis des Opfers zur Gewalt verändern, idealerweise auch die Bereitschaft, diese nicht weiter zu erdulden. Die Bearbeitung der Gewalt im therapeutischen Prozess verändert die Sichtweise des Opfers und sein Verständnis des Erlebten. Häufig drückt sich dies in einem veränderten Sprachgebrauch und einer neuen Interpretation der Gewalterfahrungen aus. Oft beginnen Opfer das Erlebte mit Fachausdrücken zu benennen. Es ist von eminenter Bedeutung, dass in Therapiedokumentationen die Erzählungen über konkrete Gewalterfahrungen klar von der Interpretation unterschieden sind. Wichtig ist, dass der Verständniswandel der Patientin dokumentiert und somit nachvollziehbar ist, dass sie nicht bloss den Fachjargon der Psychotherapeutin übernommen hat. Insbesondere bei Sexualdelikten ist eine sorgfältige Dokumentation des therapeutischen Prozesses notwendig, damit in einem späteren Zeitpunkt nicht ein False-Memory-Verdacht [4] aufkommen kann.

---

4 Als «False Memory» – also falsche Erinnerungen oder Pseudoerinnerungen – werden Gedächtnisinhalte bezeichnet, die keinem tatsächlich erlebten Geschehen entsprechen und trotzdem als wirklich so erlebt empfunden werden. Falsche Erinnerungen können eine Folge von Stress, Erschöpfung, aber auch von Suggestion sein.

Oft sind die Eintragungen in der Kranken-, Pflege- oder Therapiedokumentation so kurz, dass eine Ärztin sich einige Monate später nicht mehr daran erinnern kann, was für Symptome im Einzelnen festgestellt wurden und was die Patientin erzählt hat, in was für einer Gefühlslage sie war und ob für die Ärztin die festgestellten Symptome und die mitgeteilte Ursache einen Zusammenhang hatten. Sie wird deshalb nicht mehr in der Lage sein, einen differenzierten, klaren Bericht zu erstellen oder eine entsprechende Zeugenaussage zu machen. Ungenügende oder gar fehlende Eintragungen können dazu führen, dass der Nachweis einer Gewalteinwirkung scheitert und damit der möglicherweise notwendige rechtliche Schutz nicht gewährleistet werden kann.

Ausführlichere Eintragungen in der Kranken- oder Therapiedokumentation können auch aus versicherungsrechtlichen Gründen bedeutsam werden. Entwickeln sich z. B. nach einer Latenzzeit Symptome einer posttraumatischen Belastungsstörung oder Schmerzsyndrome, die behandelt werden müssen, sind diese unter Umständen als Folgen eines Unfallereignisses zu qualifizieren. Sofern die betroffene Patientin obligatorisch gegen die Folgen eines Nichtbetriebsunfalls versichert ist, kann dies für sie einen besseren Versicherungsschutz bewirken.

Einige Institutionen und Medizinalfachpersonen haben begonnen, in der Krankengeschichte die Angaben zu Gewalteinwirkungen in einem **separaten Dokumentationsbogen** zu häuslicher Gewalt festzuhalten (s. a. Kap. 11.5). Damit kann differenzierter mit dem Berufsgeheimnis umgegangen werden. Wünscht die Patientin nicht, dass bei einer medizinisch notwendigen Weitergabe der Krankengeschichte zu konsiliarischen Zwecken auch ihre Gewalterfahrungen bekannt gegeben werden, ermöglicht die separate Erfassung eine unkomplizierte Entfernung aus der Krankengeschichte. Sie erleichtert auch eine allfällige Herausgabe jenes Teils der Krankengeschichte über die festgestellten Gewalteinwirkungen an ein Gericht, wenn die Patientin damit grundsätzlich einverstanden ist.

9.1.4 Berichte und Zeugenaussagen

Gewalteinwirkungen und ihre Folgen müssen, wenn sie vom Täter bestritten sind, bewiesen werden, um daraus ein Recht (also auch einen Schutz) abzuleiten. Hier kommt den Feststellungen der Fachleute aus dem Gesundheitswesen oft eine Prozess entscheidende Bedeutung zu.

Ein ärztlicher oder psychotherapeutischer Bericht muss zwingend einige Grundinformationen enthalten, damit die zuständige gerichtliche Behörde den Stellenwert des Berichtes einschätzen und ihn als Beweismittel verwerten kann. Im Kapitel 11.5.2 findet sich ein Leitfaden mit einer Checkliste für die Abfassung eines Berichtes.

Wurde der Bericht nicht direkt von der Staatsanwaltschaft, dem / der Untersuchungsrichtenden oder dem Gericht in Auftrag gegeben, was oft aus zeitlichen Gründen nicht möglich ist, sollte die berichtende Ärztin oder der Psychotherapeut unbedingt vermerken, dass sie / er bereit ist, den Bericht – falls notwendig – vor Gericht auch als Zeuge oder Gutachterin zu bestätigen.

Es kann sein, dass die Fachperson danach aufgefordert wird, unter Androhung von Straffolgen bei falschen Aussagen, den Bericht als Zeugin zu bestätigen, sofern entsprechende Entbindungen von der Schweigepflicht vorliegen. Eine Zeugenaussage bedeutet für Fachpersonen aus dem Gesundheitswesen, die das forensische Setting nicht kennen, meist eine Verunsicherung. Anlässlich der Zeugenaussage kann der Bericht vom Gericht kritisch hinterfragt werden, was oft (bloss) dem Verständnis unklarer Sachverhalte dient. Werden die Fragen forsch gestellt und wird auf vermeintliche Widersprüche in den Aussagen des Berichtes hingewiesen, ist eine ausführliche Kranken- und Therapiedokumentation besonders wichtig. Sie hilft, die Fassung zu bewahren, Fragen klar zu beantworten und verständliche Aussagen zu machen.

9.1.5 Berufsgeheimnis; Anzeigebefugnisse und Anzeigepflicht

In Kliniken, Arztpraxen oder in der ambulanten Pflege arbeitende Fachpersonen unterstehen der **ärztlichen Schweigepflicht**. Sie müssen Kenntnisse, die sie in Ausübung ihrer Tätigkeit wahrnehmen und in Erfahrung bringen, geheim halten. Sie dürfen diese Kenntnisse ohne Einwilligung nicht Dritten bekannt geben. Von dieser Regel gibt es einige Ausnahmen, die im Zusammenhang mit der häuslichen Gewalt von Bedeutung sind: Einige kantonale Gesundheitsgesetze sehen vor, dass Ärztinnen und Ärzte das **Recht** – aber nicht die Pflicht – haben, bei Verdacht auf Straftaten gegen Leib und Leben (was Vorfälle bei häuslicher Gewalt mehrheitlich sind) und bei Sexualdelikten eine polizeiliche Anzeige zu erstatten, ohne dass eine entsprechende Entbindung des Opfers oder der Sanitäts- bzw. Gesundheitsdirektion vorliegen muss. Zu beachten ist, dass die kantonalen Gesetze diese Anzeigemöglichkeit nicht auf alle vom Berufsgeheimnis erfassten Personen ausgeweitet haben, sondern sie in der Regel nur auf Ärztinnen und Ärzte beschränken. Soll eine Anzeige gestützt auf eine kantonale Bestimmung ergehen, empfiehlt es sich, vorab das Gesetz nochmals zu konsultieren.

Verdächtige und aussergewöhnliche Todesfälle, die Folge eines Delikts, eines Unfalls oder eines Suizids sein könnten, sind gemäss den kantonalen Gesundheitsgesetzen unverzüglich zu melden. Diese **Meldepflicht** erfasst im Kanton Zürich alle Angehörigen der Berufe der Gesundheitspflege.

Die strafgesetzliche Regelung des Berufsgeheimnisses sieht vor, dass mit **schriftlicher Entbindung der Aufsichtsbehörde** direkt eine Strafanzeige gemacht werden kann. Die Entbindungsbehörde für Trägerinnen des ärztlichen Geheimnisses ist die Gesundheits- oder Sanitätsdirektion des entsprechenden Kantons. Innerhalb der Direktion ist es in der Regel der kantonsärztliche Dienst. Ihm kann der Sachverhalt kurz dargelegt werden, mit der Begründung, weshalb in der konkreten Situation das Interesse an der Aufhebung des Berufsgeheimnisses grösser ist als dessen Beibehaltung. Dies wird in konkreten und akuten Gefahrensituationen für Opfer regelmässig der Fall sein. Zu denken ist etwa an die Situation, dass ein gewalttätiger Mann in ärztlicher Behandlung in einen psychischen Ausnahmezustand gerät und mit einem erweiterten Suizid droht, also Frau und Kinder unter Umständen in eine akute Lebensgefahr kommen. Die Entbindungen können in der Regel rasch eingeholt werden. Reicht die Zeit in einem Einzelfall nicht mehr und ist zum Schutz gewaltbedrohter Personen rasches Handeln notwendig, kann die Einwilligung auch nachgereicht werden.

Eine **Verpflichtung zur Anzeigeerstattung** durch Fachpersonen im Gesundheitswesen besteht gemäss den kantonalen Gesetzen nur bei Tötungsdelikten. Sonst gilt allgemein der Grundsatz, dass Personen, die in einem besonderen Vertrauensverhältnis zu einem Menschen stehen, keine Anzeigepflicht haben. Vorbehalten sind spezialgesetzliche, kantonale Regelungen, die zum Schutz von Kindern z. B. Fachpersonen des schulärztlichen oder -psychologischen Dienstes verpflichten, bei Gefährdung des Kindswohls eine Gefährdungsmeldung an die vormundschaftlichen Behörden zu machen.

Was, wenn ein Paar oder eine Familie in Psychotherapie ist und durch eine Anzeige nicht nur das Geheimhaltungsinteresse des Opfers, sondern auch des Täters betroffen ist? In diesen Fällen empfiehlt es sich, wenn nicht unmittelbar die Gefahr einer Gewalteskalation besteht, eine schriftliche Entbindung des zuständigen kantonsärztlichen Dienstes einzuholen.

Besteht der Verdacht, dass **Minderjährige** Opfer von Misshandlungen oder von sexueller Ausbeutung geworden sind, können unter dem Berufs- oder Amtsgeheimnis stehende Personen ohne Einwilligung der Eltern oder des minderjährigen Kindes eine Anzeige bei der Vormundschaftsbehörde erstatten. Diese ist dann verpflichtet, die Jugendsekretariate oder Familienberatungsinstitutionen mit Abklärungen zu beauftragen. Es ist die Vormundschaftsbehörde, die für das weitere Vorgehen verantwortlich ist, also gegebenenfalls eine Strafanzeige veranlasst und/oder Kindesschutzmassnahmen einleitet.

Mitteilungen bei strafbaren Handlungen gegenüber Unmündigen

Mitteilungsrecht Art. 358ter StGB

Ist an einem Unmündigen eine strafbare Handlung begangen worden, so sind die zur Wahrung des Amts- oder Berufsgeheimnisses (Art. 320 und 321) verpflichteten Personen berechtigt, dies in seinem Interesse den vormundschaftlichen Behörden zu melden.

Mit einer kantonsärztlichen schriftlichen Entbindung könnte auch direkt eine Strafanzeige erstattet werden. Allerdings sollte nie eine Anzeige gemacht werden, wenn Kinder involviert sind, ohne vorher mit den in allen Kantonen existierenden interdisziplinären Kinderschutzgruppen oder den spezialisierten Beratungsstellen Kontakt aufgenommen zu haben. Es gilt, die Dynamik des Verfahrens und dessen Besonderheiten abzuschätzen, um zu verhindern, dass Kinder durch das Verfahren ein zweites Mal zu Opfern werden oder ein unfachgemässes Vorgehen den notwendigen Schutz des Kindes verunmöglicht (s. nachfolgend 9.4).

Zusammenfassend kann festgehalten werden: Das Berufsgeheimnis ist kein Hindernis, aktiv zu werden. Im Gegenteil: Die differenzierte rechtliche Grundlage gibt die Möglichkeit eines situationsadäquaten Handelns. Im Einzelfall muss geprüft werden, ob der Wille des Opfers, kein Strafverfahren gegen den Täter einzuleiten, weniger stark zu gewichten ist als die Behebung einer akuten Gefahr für Leib und Leben des Opfers. Letzteres würde eine Anzeige und ein rasches, konsequentes Handeln erfordern. Im Einzelfall ist diese Interessenabwägung unter Umständen schwierig und muss auf dem Hintergrund des konkreten Gewaltkontextes der Patientin entschieden werden.

9.1.6 Dringender Handlungsbedarf: Wie gross ist die Gefahr wirklich?

Unter dem Eindruck der spürbaren Angst einer gewaltbetroffenen Person ist es für Dritte oft schwierig, eine akute Gefährdung einzuschätzen und abzuschätzen, ob die Todesdrohungen nur der weiteren Einschüchterung dienen oder ob wirklich die Gefahr besteht, dass sie in die Tat umgesetzt werden. Oft kann in dieser Situation auch kein Gefährdungsgutachten mehr eingeholt werden, sondern es muss anhand einiger Kriterien eine Grobeinschätzung gemacht werden.

Henriette Haas hat für die Praxis fünf Kriterien entwickelt, die zeigen, ob ein Handlungsbedarf besteht.

Kriterien, die auf eine Ausführungsgefahr hindeuten:
- Affinität zu Waffen oder Waffenbesitz
- unkontrollierte Gewaltausbrüche gegen Sachen oder Personen in der Vergangenheit
- Selbstmorddrohungen oder Drohungen mit erweitertem Selbstmord
- Tendenz zu Alkohol- oder Drogenkonsum in den letzten 12 Monaten
- Evtl. bereits einschlägige Kontakte zur Justiz (Haas, 2004).

Nach Haas besteht besonderer Handlungsbedarf, wenn manifeste Drohungen geäussert werden und drei der vorgenannten Kriterien vorliegen. Es empfiehlt sich für Fachpersonen des Gesundheitswesens, in dieser Situation mit einer spezialisierten Beratungsstelle (Opferberatungsstelle, Frauenhaus), den Kinderschutzgruppen oder – vorerst anonymisiert – mit der Polizei in Kontakt zu treten, um das angemessene weitere Vorgehen rasch abzuklären.

9.2 Rechtliche Interventionen zum kurzfristigen, unmittelbaren Schutz in akuten Gewaltsituationen

Beim Nachfragen und Erzählen kann sich herausstellen, dass die betroffene Frau in einer Beziehung der Gewalt und Kontrolle lebt, die ihren ganzen Alltag bestimmt und ihr und auch den Kindern regelmässig Schaden zufügt. Auch wenn sie selbst aus den verschiedensten Gründen nicht in der Lage ist sich zu schützen, stellt sich die Frage, ob und was es überhaupt für Schutzmöglichkeiten gibt und unter was für Voraussetzungen diese eingeleitet werden können.

Wichtig ist für Gewaltbetroffene der Hinweis, dass sie durch die Beanspruchung des polizeilichen Schutzes nicht definitiv den Ausgang eines Polizei-, Straf- und/oder Zivilverfahrens entscheiden. Bis zum notwendigen Entscheid hat sich die Situation wieder etwas geklärt, so dass die Frau in Ruhe abwägen kann, wie es weitergehen soll. Dies ist vor allem für jene Migrantinnen, deren Aufenthaltsrecht in der Schweiz direkt an die Ehe gebunden ist, von grosser Bedeutung (s. nachfolgend 9.5.2).

9.2.1 Von häuslicher Gewalt tangierte Rechtsgebiete

Häusliche Gewalt ist kein Rechtsbegriff, sondern bezeichnet eine Gewalt-, Kontroll- und Machtbeziehung zwischen Personen, die eng miteinander verbunden sind und die sowohl beim Täter wie beim Opfer eine spezielle Dynamik zeigt. Rechtlich kann häusliche Gewalt straf-, polizei-, zivil-, vormundschafts-, opferhilfe- und versicherungsrechtlich bedeutsam sein.

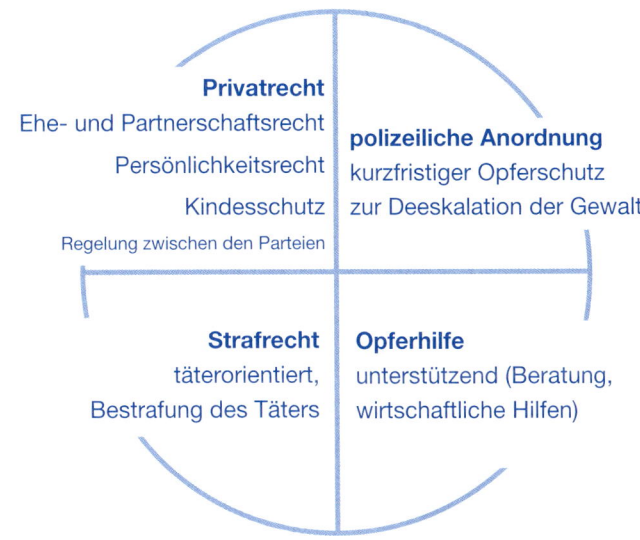

Privatrecht
Ehe- und Partnerschaftsrecht
Persönlichkeitsrecht
Kindesschutz
Regelung zwischen den Parteien

polizeiliche Anordnung
kurzfristiger Opferschutz
zur Deeskalation der Gewalt

Strafrecht
täterorientiert,
Bestrafung des Täters

Opferhilfe
unterstützend (Beratung,
wirtschaftliche Hilfen)

Die diversen Rechtsgebiete greifen jeweils besondere Aspekte der häuslichen Gewalt auf. Die Interventionen in den einzelnen Rechtsgebieten verfolgen verschiedene Ziele und Zwecke. Deshalb laufen bei häuslicher Gewalt oft mehrere Verfahren parallel. Das ist manchmal für Betroffene und juristische Laien schwer verständlich und schwierig auseinander zu halten.

9.2.2 Kantonale polizeiliche Schutzanordnungen

Mit polizeilichen Schutzanordnungen kann eine gewalttätige Person aus dem gemeinsamen Haushalt für eine kurze Zeit weggewiesen werden, sofern das kantonale Recht eine solche Möglichkeit vorsieht.[5]

Wird die Polizei durch die direkt Betroffenen, Nachbarn oder Dritte vor Ort gerufen und findet sie im gemeinsamen Haushalt Spuren von Gewaltanwendung an Sachen oder Personen, nimmt sie die gewalttätige Person auf den Polizeiposten mit, befragt sie und weist sie für eine beschränkte Zeit aus dem gemeinsamen Haushalt weg. Das heisst, es wird ihr unter Abnahme der Hausschlüssel verboten nach Hause zurückzukehren – nach dem Motto: «Wer schloht, goht!»

Die kantonalen Regelungen sind recht unterschiedlich. Es gibt Kantone, die nur die Wegweisung, d. h. die befristete Zwangstrennung kennen. Einige Kantone kennen zusätzlich Betretungs- und Kontaktverbote. Diese Massnahmen sind von grosser Wichtigkeit, wenn das Paar oder die Familie bereits getrennt ist und die Gewalt nach bereits erfolgter Trennung eskaliert.

Die Verfügung mit der Schutzanordnung ergeht durch die Polizei selbst oder innert kurzer Zeit durch eine richterliche Behörde. Die Anordnung basiert in der Regel auf polizeilichen Feststellungen, zu welchen auch die Befragung der Betroffenen gehört. Die Schutzanordnung ist meist kostenlos. Wird bei einer nachträglichen gerichtlichen Prüfung die Schutzanordnung wieder aufgehoben, kann es zu Kostenfolgen kommen.

Die Zwangstrennung dauert je nach Kanton acht bis vierzehn Tage. Verlängerungsmöglichkeiten sind vorgesehen, wobei die Verlängerung an sehr unterschiedliche Voraussetzungen geknüpft ist. In einigen Kantonen wird die Verlängerung nur gewährt, falls gleichzeitig ein Gesuch um Getrenntleben gestellt wird. Meist ist nach einigen Tagen das Gefährdungspotenzial noch vorhanden, so dass eine Verlängerung der Schutzanordnung notwendig ist. Die Verlängerung kann, je nach Kanton, zehn Tage bis maximal drei Monate dauern.

In der Praxis hat sich gezeigt, dass die Fähigkeit der Weggewiesenen, sich selbst zu organisieren, in aller Regel gut ist. Entweder finden sie Zuflucht bei ihrer Mutter, Verwandten oder Freunden. Das Bereitstellen von Notunterkünften für die Weggewiesenen hat sich als unnötig erwiesen. Sollte die Unterkunft in einem konkreten

---

5 Eine Übersicht über die kantonalen Gesetze, die polizeiliche Schutzanordnungen vorsehen, findet sich bei: www.against-violence.ch.

Fall ein Problem sein, kann mit Hilfe der kommunalen Sozialbehörde eine situations-adäquate Lösung gefunden werden. Im Gegensatz zu einer allfälligen Haft wird die gewalttätige Person nicht aus ihrem übrigen sozialen und beruflichen Umfeld he-rausgerissen. Ebenso können die Gewaltbetroffenen und insbesondere die Kinder im sozialen Umfeld bleiben, die Kinder können weiterhin in die Schule gehen.

Ziel dieser polizeilichen Schutzmassnahmen ist es, für Gewaltbetroffene Ruhe für einen klar definierten Zeitrahmen zu schaffen. Durch die Zwangstrennung soll eine Deeskalation bewirkt werden. Die polizeiliche Intervention stellt auch klar, dass häusliche Gewalt nicht toleriert wird, was immer die Gründe waren, die dazu führ-ten. Einige Kantone haben nach Auswertungen von ausländischen Forschungsre-sultaten flankierende Massnahmen eingeführt. Nach der polizeilichen Intervention nehmen Mitarbeitende spezialisierter Beratungsstellen und Mitarbeitende von Täter-institutionen je mit dem Gewalttäter beziehungsweise der gewaltbetroffenen Per-son Kontakt auf um abzuklären, was weiter geschehen soll. Es handelt sich dabei weder um Psychotherapien noch Langzeitberatungen. Es sind psychosoziale Inter-ventionen, um Betroffene über rechtliche und/oder soziale, psychotherapeutische und ärztliche Hilfen zu informieren. Angestrebt werden soll eine Klärung der Situa-tion, die entweder zu einer Trennung, meist aber zu einer Wiederaufnahme des Zu-sammenlebens führt. In diesem Fall sollen Gewalt verhindernde Massnahmen das weitere Zusammenleben stützen.

Mit der polizeilichen Schutzanordnung werden weder die Finanzen noch die Woh-nungszuweisung noch Fragen der Elternrechte und -pflichten geregelt. Es sind blosse kurzfristige Anordnungen zum Schutz Gewaltbetroffener in einer akuten Gefah-ren- und Krisensituation.

Bei häuslicher Gewalt muss die Polizei meistens, aber nicht immer, von Amtes wegen ein Strafverfahren einleiten. In vielen Fällen wird deshalb mit der Schutzan-ordnung gleichzeitig ein Strafverfahren eröffnet, dessen Schicksal nachfolgend noch beschrieben wird.

9.2.3 Flucht zu Bekannten oder ins Frauenhaus

In Kantonen, die keine Schutzanordnungen kennen, oder wenn mit der polizeili-chen Anordnung der Schutz nicht genügend sichergestellt werden kann, und für Betroffene, die die Polizei nicht beiziehen wollen, bleibt den Frauen mit den Kin-dern oft keine andere Möglichkeit, als Schutz im Frauenhaus zu suchen. Mütter können ihre Kinder bis zu einem gewissen Alter mitnehmen. Sind Straftaten gegen Leib und Leben der Grund der Flucht, können die Kosten der ersten Tage von der kantonalen Opferhilfestelle übernommen werden.[6] Die Mitarbeiterinnen der Frauenhäuser veranlassen die entsprechenden Kostengutsprachen. Für das Gesuch ist in der Regel ein kurzer ärztlicher Bericht notwendig.

6 Aktualisierte und ausführliche Informationen zur Opferhilfe finden sich bei: www.opferhilfe.zh.ch.

Die Tatsache, dass sich eine betroffene Frau mit den Kindern vor der Gewalt bei Bekannten, Verwandten oder im Frauenhaus vorübergehend in Sicherheit bringt, hat für sie in einem allfälligen späteren Trennungsverfahren keine Nachteile. Wurde bei der Flucht ins Frauenhaus oder zu Dritten die Polizei nicht eingeschaltet, ist es notwendig, die Hausärztin aufzusuchen, damit allfällige Verletzungen dokumentiert werden.

9.3 Rechtliche Interventionen zum mittel- bis langfristigen Schutz: Trennung oder weiteres Zusammenleben?

9.3.1 Bedeutung der Strafverfahren

A) Offizial- und Antragsdelikte

Die meisten Gewalttaten sind strafrechtlich Offizialdelikte. Wird die Ehefrau, der eingetragene Partner oder die Lebenspartnerin, mit der ein gemeinsamer Haushalt besteht, verletzt, muss die Polizei von Amtes wegen ermitteln. Dies gilt auch, wenn Gewalttaten ein Jahr nach der Scheidung, Aufhebung der Partnerschaft oder nach Aufhebung des gemeinsamen Haushaltes erfolgen. Offizialdelikte liegen auch bei wiederholten Tätlichkeiten, Drohungen und Nötigungen vor.

Antragsdelikte, also Delikte, die nur auf ausdrückliches Begehren der geschädigten Person verfolgt werden, sind bei häuslicher Gewalt Sachbeschädigung, Hausfriedensbruch, Telefon- und SMS- oder Mail-Terror, einmalige Tätlichkeiten, sexuelle Belästigungen. Bei den Antragsdelikten wird das Strafverfahren im Gegensatz zu den Offizialdelikten nur weitergeführt, wenn die geschädigte Person einen Strafantrag stellt, d. h. ausdrücklich erklärt, dass sie eine Verfolgung des Angeschuldigten wünscht.

Strafrechtlich gesehen sind die meisten Delikte häuslicher Gewalt also «Bagatelldelikte». Allerdings sind auch die meisten Tötungsdelikte schweizweit auf häusliche Gewalt zurückzuführen.[7]

Die Polizei ist aufgrund des Opferhilfegesetzes verpflichtet, Gewaltopfer über die Opferberatungsstellen zu informieren – und sofern sie damit einverstanden sind – ihre Personalien der Beratungsstelle zu übermitteln. Diese nimmt von sich aus Kontakt mit den Opfern auf.

B) Polizei- und Untersuchungshaft; Ersatzanordnungen

«Ermitteln statt vermitteln» heisst heute die polizeiliche Devise in fast allen Kantonen. Die gewalttätige Person wird weggeführt und auf dem Polizeiposten einvernommen. Häufig wird eine Polizeiverhaft angeordnet, die maximal 24 Stunden dau-

---

7 vgl. Bundesamt für Statistik 2006: Tötungsdelikte, Fokus häusliche Gewalt. Polizeilich registrierte Fälle 2000–2004.

ern darf, oder es wird, wie im vorherigen Kapitel beschrieben, eine Wegweisung verfügt. Besteht die Gefahr, dass der Angeschuldigte durch sein Verhalten den Zweck der Strafuntersuchung vereitelt, indem er die Frau z. B. bezüglich ihrer Aussagen unter Druck setzt, oder müssen andere, dringende Beweismittel abgenommen werden, kann es zu einer Untersuchungshaft von einigen Tagen kommen. Im Bereich des Bagatellstrafrechtes ist die Untersuchungshaft meist sehr kurz. Der Zeitpunkt der Entlassung ist für das Opfer nicht voraussehbar, da feste Fristen wie bei der polizeilichen Wegweisung nicht zulässig sind. Ausserdem kann die Untersuchungshaft die Entlassung von der Arbeitsstelle zur Folge haben, was die familiäre Situation noch zusätzlich belastet.

Die kantonalen Strafprozessordnungen sehen vor, dass anstelle der Untersuchungshaft Ersatzanordnungen getroffen werden können. Unter der Androhung, dass im Widerhandlungsfalle die Untersuchungshaft angeordnet werde, kann ein Rayon- oder Kontaktverbot verfügt werden. Ersteres verbietet die Annäherung an den Wohn-, Arbeits- oder Schulort, letzteres verbietet Kontaktaufnahmen. Ersatzanordnungen sind grundsätzlich nur möglich, wenn die Voraussetzungen für die Untersuchungshaft vorliegen. Bei deren Wegfall, also wenn der Angeschuldigte z. B. geständig ist, können sie nicht mehr vollstreckt werden. Im Gegensatz zu den polizeilichen Schutzanordnungen, die primär dem Opferschutz dienen, sind die Untersuchungshaft und die Ersatzanordnung Massnahmen, um Strafuntersuchungen zu gewährleisten. Die Kriterien für deren Dauer messen sich deshalb nicht am Schutzbedürfnis der Opfer.

Die Entlassung aus der Untersuchungshaft geschieht häufig innert Stunden. Auch wenn gemäss Opferhilfegesetz die entlassende Behörde verpflichtet ist, das Opfer vor der Entlassung zu informieren, klappt es in der Praxis häufig nicht. Oder dann kommt die Information so kurzfristig, dass das Opfer sich auf die Rückkehr des Partners, der es oft mit Sorge entgegensieht, nicht vorbereiten kann.

C) Weiterer Verlauf der Strafuntersuchung

a) Bestrafen oder einstellen?

Ab dem 1. Januar 2007 tritt ein neues Straf- und Massnahmerecht in Kraft, das im Bereich der Bagatellkriminalität grundsätzlich keine Freiheitsstrafen mehr vorsieht. Vergehen werden primär mit Geldstrafen geahndet. Der Verurteilte wird verpflichtet, für eine gewisse Anzahl Tage, deren Anzahl sich am Verschulden misst, einen Geldbetrag zu bezahlen. Der Tagessatz bemisst sich nach der wirtschaftlichen Leistungsfähigkeit der Familie. Die Geldstrafe wird bedingt ausgesprochen, sofern eine unbedingte Strafe nicht notwendig erscheint, um den Täter von der Begehung weiterer Delikte abzuhalten und sofern er in den letzten fünf Jahren nicht zu einer Geldstrafe von mindestens 180 Tagessätzen bzw. einer Freiheitsstrafe von 180 Tagen verurteilt wurde. Die bedingte Strafe wird mit einer Probezeit von zwei bis fünf Jahren verbunden. Es ist möglich, Weisungen und Bewährungshilfe anzuordnen.

In welchen Ausnahmefällen Richtende künftig Freiheitsstrafen unter sechs Monaten noch aussprechen, wird erst die Gerichtspraxis zeigen. Kurze unbedingte

Freiheitsstrafen unter sechs Monaten sollen möglich sein, wenn die Voraussetzungen des bedingten Strafvollzuges nicht mehr gegeben sind und Geldstrafen bzw. gemeinnützige Arbeit nicht vollzogen werden können.

Der Vollzug von Freiheitsstrafen trifft immer den Täter selbst. Anders ist es hingegen bei den Geldstrafen. Wer eine Geldstrafe letztlich einzahlt, kann von den Strafvollzugsbehörden nicht geprüft werden. Die Befürchtung, dass gewaltbetroffene Frauen gezwungen werden könnten, die Geldstrafen ihrer gewalttätigen Männer zu bezahlen, ist nicht von der Hand zu weisen. Auf jeden Fall belasten Geldstrafen das Familienbudget und damit auch die Gewaltbetroffenen.

Handelt es sich um einen Ersttäter, wird künftig nur noch eine (bedingte) Geldstrafe ausgesprochen werden. Bei Wiederholungstätern kann unter Umständen eine (bedingte) Freiheitsstrafe verhängt werden. Das setzt aber einen konsequenten Willen der Behörden zur strafrechtlichen Verfolgung häuslicher Gewalt voraus.

b) Weisungen für Lernprogramme oder ärztliche Behandlungen, Bewährungshilfen

Will man die gezielte Prävention in Fällen häuslicher Gewalt mit der Inkraftsetzung des neuen Straf- und Massnahmerechts nicht ausser Acht lassen, wird künftig das Weisungsrecht zwingend eine grössere Bedeutung erhalten müssen.

Weisungen sind Auflagen, die einem zu einer bedingten Strafe Verurteilten für die Dauer der Probezeit gemacht werden können. Sie müssen in einem Zusammenhang mit den Delikten stehen. Gestützt auf Erkenntnisse der Verhaltenstherapie wurden Lernprogramme[8] entwickelt, die unter anderem auch für gewaltbereite Männer bei häuslicher Gewalt geeignet sind. War bei der Gewalttätigkeit auch Alkohol- oder Drogenkonsum im Spiel, sind Weisungen möglich, die den Verurteilten zu entsprechenden ärztlichen oder therapeutischen Behandlungen verpflichten. Das Weisungsrecht kann mit einer Bewährungshilfe verbunden werden, die den Weisungsvollzug kontrollieren muss.

Werden die Weisungen nicht eingehalten, kann die bedingte Strafe widerrufen werden, wenn erneute Gewalttaten ernsthaft zu befürchten sind. Unbefriedigend ist, dass beim Ersttäter nur eine Geldstrafe zum Vollzug gelangt.

Ob das neue Straf- und Massnahmerecht bei häuslicher Gewalt seine abschreckende Wirkung noch entfalten kann, wird massgeblich von der Praxis der Untersuchungsbehörden und der sich entwickelnden Strafpraxis abhängen. Wird bei Wiederholungstätern das gesetzliche Ermessen ausgeschöpft und konsequent auf Freiheitsstrafen erkannt, kann bei gewissen häuslichen Gewalttätern wohl nach wie vor mit einer abschreckenden Wirkung gerechnet werden.

8 www.justizvollzug.zh.ch; > Bewährungs- und Vollzugsdienste > Lernprogramm PoG

c) Beendigung des Strafverfahrens

Strafbefehl oder Anklage

Die kantonalen Strafprozessordnungen sehen vor, dass bei geständigen Angeschuldigten oder bei offensichtlichen Sachverhalten die Strafe von den Strafuntersuchungsbehörden selbst gefällt werden kann. Sie sind in einigen Kantonen zuständig für Strafen bis 90 Tagessätze, in anderen Kantonen bis maximal 180.

Bei vielen Fällen häuslicher Gewalt wird es keine Gerichtsverhandlung geben, was im Interesse einer raschen Erledigung der Strafverfahren gut ist. Der Druck auf den Täter, sein Verhalten zu ändern, fällt aber durch eine rasche Erledigung weitgehend weg.

Einstellung der Strafuntersuchung

Seit dem Frühjahr 2004 muss ein Grossteil der Delikte im Zusammenhang mit häuslicher Gewalt von Amtes wegen verfolgt werden. Gleichzeitig wurde eine Gesetzesbestimmung aufgenommen, so dass diese Strafverfahren mit Einwilligung des Opfers wieder zur Einstellung gelangen können.

Erklärt ein Opfer häuslicher Gewalt, dass es kein Interesse an der Strafverfolgung mehr hat, wird das Strafverfahren vorerst provisorisch, und wenn das Opfer innert sechs Monaten nicht widerruft, definitiv eingestellt. Die Untersuchungsbehörde dürfte keine Einstellung verfügen, wenn überwiegende private oder öffentliche Interessen entgegenstehen. Als solche gelten z.B. Wiederholungstaten, gravierende Folgen der Straftaten, ernsthafte Gefährdung von Kindern und Drittpersonen. Die derzeitige Praxis der Strafuntersuchungsbehörden zur Einstellung der Verfahren ist (noch) unbefriedigend: Die meisten Strafverfahren werden wieder eingestellt, nachdem die Untersuchungsrichtenden oder die Verteidiger der Männer das Opfer mit allem Nachdruck auf diese Möglichkeit hingewiesen haben und dieses schlussendlich aus Angst vor weiteren Repressionen in eine Einstellung des Strafverfahrens einwilligt. Damit wird die Chance vergeben, den gewalttätigen Partner mit Weisungen zu Schritten zu veranlassen, bei denen er seine Gewaltbereitschaft hinterfragen und unter Umständen auch einen anderen Umgang mit seiner Familie und Partnerin entwickeln könnte (s.a. Kap. 10.4).

Im Strafverfahren gegen den gewalttätigen Angeschuldigten ist die betroffene Ehefrau oder die Partnerin Zeugin, d.h. es braucht ihre Aussage, um dem Angeschuldigten die Gewaltanwendung nachzuweisen. Opfer können getrennte Befragungen beantragen. Wurde auch die sexuelle Integrität verletzt, besteht Anspruch auf eine getrennte Befragung, d.h. die Aussagen der gewalttätigen Person werden entweder über Video oder in einem Zimmer mit einem verspiegelten Fenster gemacht. Gewaltopfer haben die Möglichkeit sich von einer Person ihres Vertrauens begleiten zu lassen.

Die Strafprozessordnungen sehen für Ehegatten, eingetragene Partnerinnen, evtl. auch für Konkubinatspartner ein Zeugnisverweigerungsrecht vor. Auf dieses Zeugnisverweigerungsrecht ist von der Strafuntersuchungsbehörde ausdrücklich hinzuweisen. Wird die Aussage verweigert, muss das Strafverfahren wegen mangelnder

Beweise eingestellt werden, sofern keine klaren und eindeutigen ärztlichen Berichte vorhanden sind, die gravierende Verletzungen bestätigen.

Meist ist es sinnvoll, eine gewaltbetroffene Frau darin zu unterstützen, dass sie weder in die Einstellung des Verfahrens einwilligt noch vom Zeugnisverweigerungsrecht Gebrauch macht. So kann es zu einer Erstverurteilung kommen. Bei erneuter Gewalt haben auch die Strafuntersuchungsbehörden Straf- und Weisungsmöglichkeiten in der Hand, die einen Grossteil der gewalttätigen Partner vor weiterer Gewalt abschrecken.

9.3.2 Zivilverfahren und was mit ihnen erreicht werden kann

Strafverfahren haben das Ziel, den Täter zu bestrafen oder freizusprechen; die Polizeiverfahren stellen den Schutz in akuten Situationen in den Vordergrund. Mit den Zivilverfahren sollen die Verhältnisse der Parteien untereinander auf deren Antrag geregelt werden.

Im Gegensatz zu den polizeilichen Schutzmassnahmen und den Strafverfahren muss zur Einleitung des Verfahrens die gewaltbetroffene Person eine Klage oder ein Rechtsbegehren beim zuständigen Zivilgericht einreichen. Danach kommt es zu einer Verhandlung, in welcher der gewalttätige Partner, eventuell mit seinem Rechtsvertreter, anwesend ist. Das Opferhilfegesetz sieht keine Schutzvorkehrungen in diesen Verfahren vor. Bei akuter Gewalttätigkeit können gleichwohl Schutzmassnahmen beantragt werden. Die Verfahren sind kostenpflichtig. Da eine Rechtsvertretung in diesen Fällen meist sinnvoll ist, fallen auch deren Kosten an. Wer im Verfahren unterliegt, muss der Gegenpartei ausserdem eine Prozessentschädigung bezahlen.

Im Verfahren müssen die Parteien den ganzen Sachverhalt darlegen und selbst die Beweise einbringen, was für Laien manchmal schwierig ist.

In den meisten Fällen ist der Zweck dieser Zivilverfahren die Regelung der Trennung. In Fällen von Trennungsgewalt und Stalking können dem Beschuldigten ab 2007 Auflagen gemacht werden, die die Annäherung, den Aufenthalt an bestimmten Orten oder die Kontaktaufnahme verbieten.

Die rechtlichen Grundlagen für Ehepaare, eingetragene Paare, Konkubinatspaare oder Paare, die noch nicht zusammenleben, sind recht verschieden.

A) Für Ehepaare und eingetragene Paare: Anordnungen für das Zusammenleben

Das Ehe- und Partnerschaftsrecht sieht vor, dass auch Fragen des Zusammenlebens richterlich angeordnet werden können. In der Praxis wird der Richter/die Richterin meist nur für die Regelung der Trennung beigezogen, dennoch ist auf diese Möglichkeit hinzuweisen.

Zeigt sich, dass in einer Familie oder Partnerschaft Geldfragen Auslöser von Konflikten sind, kann eine richterliche Festlegung des notwendigen Haushaltsgeldes beantragt werden, evtl. verbunden mit einer Verpflichtung des Arbeitgebers, das Geld direkt der Ehefrau anzuweisen. So kann z. B. einem spielsüchtigen Ehemann nur jener Teil seines Lohnes belassen werden, der nicht für die Familie notwendig ist, oder einem manisch veranlagten Partner kann die Vertretungsbefugnis für die Gemeinschaft entzogen werden.

Solche Möglichkeiten sind vor allem dann in Betracht zu ziehen, wenn sich die Ehefrau oder der Partner nicht trennen möchte und immer noch auf eine Beziehung ohne Gewalt hofft. Der gewalttätige Partner wird ein solches gerichtliches Verfahren mit grosser Wahrscheinlichkeit als beschämend und beleidigend empfinden. Wenn ihm mittel- und langfristig aber selbst etwas an seiner Beziehung liegt, wird er vor Gericht sogar freiwillig in einen angemessenen Vergleich einwilligen.

Im Eheschutzverfahren kann ein Ehegatte zusätzlich ermahnt werden, gewisse Dinge zu tun bzw. zu unterlassen. In einigen Fällen bewirkt die richterliche Autorität, mindestens für eine gewisse Zeit, Wunder!

B) Zivilverfahren zur Regelung des Getrenntlebens

Trennung auf befristete Zeit

Ist noch nicht klar, wie es weitergehen kann oder soll, sind auch Trennungen auf befristete Zeit hilfreich. Eine Trennung muss nicht gerichtlich angeordnet werden. Gelingt dem Paar eine gütliche Regelung der anstehenden Fragen (Überlassung der Wohnung, Nutzung des Hausrates, Ausgestaltung der Elternrechte, Unterhaltsbeiträge etc.), so kann die Trennung mit einer schriftlichen Vereinbarung selbst festgelegt werden.

Die Wahrscheinlichkeit ist allerdings gross, dass wegen der Gewaltdynamik eine Einigung nicht gelingt und eine richterlich festgelegte Trennung nötig ist. Die trennungswillige Ehefrau oder Partnerin muss beim Richter ein entsprechendes Begehren stellen. Eine erste Verhandlung findet – je nach Auslastung der Gerichte – nach drei bis sechs Wochen statt. Falls in diesem Verfahren die Wohnung mit dem Hausrat der gewaltbetroffenen Frau und den Kindern zugewiesen wird und der Ehemann oder Partner noch in der Wohnung lebt, wird ihm je nach den Umständen eine Ausweisungsfrist von bis zu drei Monaten gewährt. Mit anderen Worten: Bei einer eheschutzrichterlichen Trennung mit Ausweisung vergehen vom Moment, in dem das Begehren gestellt wird, bis der Ehemann die Wohnung definitiv verlassen muss, drei bis sechs Monate, sofern er nicht vorzeitig freiwillig auszieht.

C) Trennungsgewalt / Stalking

In der Zeit der Trennung kann die Gewalt unter Umständen noch einmal eskalieren und mit schweren Drohungen verbunden sein. Diese gilt es ernst zu nehmen. Die im Kanton Zürich erfassten Tötungsdelikte und Tötungsversuche im Zusammenhang mit häuslicher Gewalt haben sich mehrheitlich in der Trennungsphase zugetragen. Sind solche Drohungen im Raum, muss die Polizei dringend eingeschaltet werden.

Trennungsgewalt kann auch in Form von Stalking auftreten. Der Stalker lauert seiner Ex-Partnerin oder Ehefrau regelmässig auf, stellt ihr nach, spioniert sie aus (auch bei Verwandten oder dem Arbeitgeber), terrorisiert sie mit Telefonen, SMS oder Mails, und die verbalen Belästigungen können zu massiver körperlicher Gewalt ausarten.

Aus der Stalking-Forschung ist bekannt, dass ein Opfer konsequent jeden direkten Kontakt mit dem belästigenden Ex-Partner vermeiden sollte. Die Frau sollte sich nicht der Illusion hingeben, durch ein weiteres Gespräch oder einen weiteren Kontakt würden die Belästigungen endlich aufhören. Es ist wichtig, das Opfer in einer konsequenten Haltung zu unterstützen und mit Hilfe der Polizei klarzustellen, dass keinerlei Direktkontakte mehr zugelassen bzw. gewünscht werden. Das Opfer sollte jede einzelne Handlung protokollieren.

Stalking ist kein Straftatbestand. Der Kontext der einzelnen Handlungen oder einzelne Handlungen selbst können Straftatbestände erfüllen, wie z. B. Nötigung, Drohung oder Missbrauch des Telefons. Neu sind zivilrechtliche Massnahmen zum Schutz der Persönlichkeit möglich. In jedem Fall sollte aber ein Hausverbot ausgesprochen werden, um dessen Missachtung strafrechtlich verfolgen zu können.

D) Massnahmen zum Schutz der Persönlichkeit

Jede Person, unabhängig von Zivilstand und Geschlecht, kann gestützt auf das Persönlichkeitsrecht ein Rechtsbegehren um zivilrechtlichen Schutz stellen. Die entsprechende neue Bestimmung im Zivilgesetzbuch wurde vom Parlament am 23. Juni 2006 verabschiedet und wird voraussichtlich im Verlauf des Jahres 2007 in Kraft treten.

Art. 28b ZGB Gewalt, Drohungen oder Nachstellungen

[1] Zum Schutz gegen Gewalt, Drohungen oder Nachstellungen kann die klagende Person dem Gericht beantragen, der verletzenden Person insbesondere zu verbieten:

1. sich ihr anzunähern oder sich in einem bestimmten Umkreis ihrer Wohnung aufzuhalten;
2. sich an bestimmten Orten, namentlich bestimmten Strassen, Plätzen oder Quartieren, aufzuhalten;
3. mit ihr Kontakt aufzunehmen, namentlich auf telefonischem, schriftlichem oder elektronischem Weg, oder sie in anderer Weise zu belästigen.

[2] Lebt die klagende Person mit der verletzenden Person in einer Wohnung zusammen, so kann sie dem Gericht zudem beantragen, die verletzende Person für eine bestimmte Zeit aus der Wohnung zu weisen. Aus wichtigen Gründen kann diese Frist einmal verlängert werden.

[3] Das Gericht kann, sofern dies nach den gesamten Umständen als gerechtfertigt erscheint, der klagenden Person:

1. für die ausschliessliche Benützung der Wohnung eine angemessene Entschädigung der verletzenden Person auferlegen; oder
2. mit Zustimmung des Vermieters die Rechte und Pflichten aus einem Mietvertrag allein übertragen.

[4] Die Kantone bezeichnen eine Stelle, die im Krisenfall die sofortige Ausweisung der verletzenden Person aus der gemeinsamen Wohnung verfügen kann, und regeln das Verfahren.

In akuten Gefahrensituationen können diese Massnahmen zum Schutz der Persönlichkeit auch **superprovisorisch** beantragt werden: Besteht eine nicht anders zu behebende, unmittelbare Gefahr, werden Massnahmen ohne Anhörung der Gegenpartei verfügt. Die Klage kann schriftlich oder bei den meisten Bezirks- oder Amtsgerichten auch mündlich vorgebracht werden. Verlangt werden kann auch die sofortige Trennung mit der Wegweisung des gewalttätigen Partners und Ehemanns aus der gemeinsamen Wohnung sowie Annäherungs-, Rayon- und Kontaktverbote, evtl. auch eine sofortige Festlegung provisorischer Unterhaltsbeiträge.

Die meisten Amts- oder Bezirksgerichte haben unentgeltliche Auskunftsstellen, die den Betroffenen bei der Formulierung der Begehren helfen.[9] Zum Nachweis der akuten, unmittelbaren Gefahr dienen neben ärztlichen Berichten, die Verletzungen oder massive körperliche Reaktionen detailliert festhalten, auch die Polizeirapporte. Polizeirapporte sind meistens nicht im Besitz der Gewaltbetroffenen, weshalb das Gericht ersucht werden muss, diese bei der Polizei anzufordern. Ärztlicher Bericht und entsprechender Polizeirapport sind in aller Regel Voraussetzung, damit dem Gericht glaubhaft die unmittelbare Gefahr nachgewiesen werden kann. Eventuell können noch Augenzeugenberichte von Nachbarinnen, Verwandten, Beratungsstellen etc. die Beweislage verbessern.

Die gerichtliche Anordnung einer **superprovisorischen Massnahme** kann in eindeutigen Fällen werktags in einigen Stunden, evtl. ein bis zwei Tagen, erwirkt werden. Scheint dem Gericht aufgrund der Ausführungen der unmittelbare Handlungsbedarf nicht gegeben, wird das Begehren abgewiesen und eine Gerichtsverhandlung auf einen späteren Zeitpunkt angesetzt, zu dem auch der gewalttätige Partner vorgeladen wird. Wird eine superprovisorische Massnahme erlassen, wird einige Tage, manchmal Wochen später eine Gerichtsverhandlung angeordnet, zu welcher beide Parteien erscheinen müssen, damit der von den Massnahmen Betroffene die Möglichkeit hat Stellung zu nehmen.

Handelt es sich um verheiratete Parteien, werden in der gerichtlichen Verhandlung auch die weiteren Folgen des Getrenntlebens wie Elternrechte, Unterhaltsbeiträge, Hausratsaufteilung und evtl. weitere Fragen verhandelt. Bei eingetragenen Partnerschaften sind allenfalls geschuldete Geldbeträge für den Unterhalt während der Dauer der Trennung sowie die Benützung des Hausrates festzusetzen. Bei Konkubinatspaaren, bei denen kein klarer, auch die Frage der Trennung regelnder Konkubinatsvertrag vorliegt, ist die Rechtslage etwas schwieriger. Für die Regelung der Elternrechte ist in diesem Fall nicht das Gericht, sondern die Vormundschaftsbehörde zuständig.

---

9 Vgl. auch Gerichtswebsites, z. B. www.bezirksgericht-zuerich.ch; enthält viele Informationen und Merkblätter.

9.4 Schutz der Kinder

Kinder sind von häuslicher Gewalt immer betroffen. Das Klima von Machtausübung, Kontrolle und unberechenbarer Gewalt schädigt ihre Entwicklung. Sie leben
mit Angst und Schuldgefühlen. Oft werden auch die Kinder angebrüllt, geschlagen
und misshandelt.

9.4.1 Sofortmassnahmen in akuten Gefahrensituationen

Sind Kinder akut gefährdet und ist z. B. die Mutter wegen Verletzungen oder eines
psychischen Zusammenbruchs nicht mehr in der Lage, für die Kinder zu sorgen,
werden diese notfallmässig bei Nachbarinnen, Verwandten oder in Notfallunter-
künfte für Kinder verbracht. Dieses Netz der Notaufnahmen für Kinder ist kantonal unterschiedlich.

Ist aufgrund der Situation das Wohl der Kinder ernsthaft gefährdet und bestehen
Zweifel an der Fähigkeit des gewaltbetroffenen Elternteils für die Kinder zu sorgen
(z. B. weil bei der gewaltbetroffenen Mutter eine Suchtproblematik sichtbar ist),
werden die Kinder unter Umständen notfallmässig in Beobachtungsstationen der
Jugendhilfe verbracht. In diesen sozialpädagogischen Institutionen wird auch abgeklärt, was zum Schutz der Kinder mittel- bis langfristig notwendig ist.

Sind Kinder im Haushalt, sollte die Polizei der zuständigen Vormundschaftsbehörde eine Gefährdungsmeldung machen. Die Vormundschaftsbehörde am Wohn-
sitz, eventuell dem Aufenthaltsort der Kinder, kann/muss durch die Organe der Jugendhilfe (Jugendsekretariate, Familienbegleitung etc.) abklären lassen, ob zum
Schutz der Kinder Kindesschutzmassnahmen angeordnet werden müssen. Als Kindesschutzmassnahmen kommen insbesondere Beistandschaften, Familienbegleitungen
oder gegebenenfalls Fremdplatzierungen in sozialpädagogischen Institutionen oder
Pflegefamilien in Betracht.

9.4.2 Gefährdungsmeldungen durch Mitarbeitende des Gesundheitswesens

Eltern sind verpflichtet, keine Handlungen vorzunehmen, die Kinder schädigen oder
deren Entwicklung gefährden können. Strafrechtlich wurde diese Verpflichtung
durch eine Strafbestimmung verstärkt, die als Verletzung der Fürsorge- und Erzie-
hungspflichten umschrieben ist. Wer Kinder schlägt oder gar misshandelt, macht
sich ohnehin strafbar. Sind also solche strafbaren Handlungen an Unmündigen begangen worden, kann eine Mitarbeitende des Gesundheitswesen auch ohne Entbindungen vom Arzt- oder Amtsgeheimnis eine Mitteilung an die Vormundschaftsbehörde machen. Diese muss dann die Organe der Jugendhilfe einschalten, welche die
Situation des Kindes und die Notwendigkeit allfälliger Kindesschutzmassnahmen
abzuklären haben (s. a. Kap. 7).

Eine direkte Mitteilung an die Polizei ist nur mit Entbindung vom Arztgeheimnis möglich. Sobald ein Kind urteilsfähig ist, kann es die Ärztin oder den Arzt selber entbinden. Im Zusammenhang mit häuslicher Gewalt kann die Urteilsfähigkeit, d. h. die Einschätzung dessen, was geschehen ist, beim Kind schon früh beginnen. Achtjährige sind durchaus in der Lage einzuschätzen, was geschieht. Als Regel wird aber vom 12. Altersjahr ausgegangen. Weigert sich die Mutter bei kleineren Kindern die Entbindung zu geben, kann unter Abwägung aller Interessen mit einer amtlichen, schriftlichen Entbindung die Polizeianzeige direkt gemacht werden.

Bei Unklarheiten empfiehlt es sich in jedem Fall, mit den interdisziplinär arbeitenden Kinderschutzgruppen oder spezialisierten Opferberatungsstellen Kontakt aufzunehmen, um mit diesen das Vorgehen abzuklären.

9.5 Spezialfragen

9.5.1 Was, wenn die gewalttätige Person Waffen besitzt?

Wird bei häuslicher Gewalt eine Waffe zur Drohung eingesetzt, wird sie von der Polizei beschlagnahmt. Liegt eine Dritt- oder Selbstgefährdung vor, ist dies ein Hinderungsgrund im Sinne des Waffengesetzes, der zum Entzug des Waffenscheins führen kann. In diesem Fall kann keine Waffe mehr legal erworben werden.

Militärwaffen können durch die Polizei oder die Betroffenen selbst beim nächstgelegenen Zeughaus hinterlegt werden. Die Militärjustiz hat dann zu entscheiden, ob die Waffe definitiv verwahrt werden kann.

Sind Waffen im Haushalt, empfiehlt es sich auf alle Fälle, dafür zu sorgen, dass diese aus dem Haushalt entfernt werden.

9.5.2 Situation von Migrantinnen mit abgeleitetem Aufenthaltsrecht

Migrantinnen, die weder aus einem EU- oder EFTA-Staat kommen, erwerben das Aufenthaltsrecht in der Schweiz oft nur dank der Ehe. Gemäss dem revidierten Bundesgesetz über die Ausländerinnen und Ausländer, welches am 24. September 2006 zur Abstimmung kam, erhalten diese Personen erst nach einer fünfjährigen Ehe bzw. Eintragung und ununterbrochenem Zusammenwohnen eine eigene Niederlassungsbewilligung.

Muss zum Schutz eines ausländischen Ehegatten eine polizeiliche Schutzanweisung getroffen werden, ohne dass es in der Folge zu einer Aufhebung des gemeinsamen Haushaltes kommt, wird die Ausländerin bzw. der Ausländer das Aufenthaltsrecht in der Schweiz nicht verlieren.

Innerhalb der ersten fünf Ehejahre wird eine gewaltbetroffene Migrantin nach neuem Recht nur eine Aufenthaltsbewilligung erhalten, wenn sie als schwerwiegender persönlicher Härtefall einzustufen ist. Dies setzt nicht nur eine nachweisbare schwere Gewalt und eine entsprechende Verurteilung des Mannes voraus, sondern auch Umstände, die eine Rückkehr in das Heimatland als nicht zumutbar scheinen lassen.

Es ist deshalb notwendig, in Zusammenarbeit mit der betroffenen Migrantin genau abzuklären, was in ihrer konkreten Situation die zweckmässigste Vorgehensweise ist. Es empfiehlt sich, Informationen bei spezialisierten Fachleuten und Beratungsstellen einzuholen.

9.5.3 Auswirkungen auf das Aufenthaltsrecht des gewalttätigen Ausländers

Grundsätzlich werden sämtliche Polizeirapporte den kantonalen Migrationsämtern zugestellt. Die blosse Zustellung der Polizeirapporte hat keine Auswirkung auf die Aufenthaltsbewilligung.

Wird der Betreffende zu einer längerfristigen Freiheitsstrafe verurteilt, könnte die Aufenthaltsbewilligung, eventuell auch die Niederlassungsbewilligung, widerrufen werden. Bis jedoch eine längerfristige Freiheitsstrafe verhängt wird, muss es zu gravierendsten mehrfachen Körperverletzungen oder versuchter Tötung gekommen sein. Gemäss den neuen ausländerrechtlichen Bestimmungen erfolgt eine Ausweisung in der Regel nur, wenn der angeschuldigte Ausländer zu mindestens zwei Jahren Freiheitsstrafe verurteilt wurde.

9.5.4 Was, wenn die Gewalt Folge einer psychischen Erkrankung ist?

In selteneren Fällen ist häusliche Gewalt auf eine akute psychische Erkrankung zurückzuführen. Meistens handelt es sich um Personen, die bereits in psychiatrischer Behandlung sind und stabilisierende Medikamente abgesetzt haben und diese nicht mehr einnehmen.

In einer solchen akuten Situation kann über den notfallärztlichen Dienst, evtl. unter Beizug der Polizei, eine Zwangseinweisung in eine psychiatrische Klinik erfolgen. Diese «fürsorgerische Freiheitsentziehung» führt zu einer Zwangshospitalisierung des Patienten, die gegen seinen Willen so lange aufrecht erhalten werden kann, als eine akute Fremdgefährdung vorliegt, die nicht ambulant behandelt werden kann. Der Betreffende hat die Möglichkeit, seine Zwangshospitalisierung gerichtlich überprüfen zu lassen.

9.5.5 Verfahrens- und Anwaltskosten

A) Verfahrenskosten

Polizeiliche Schutzanordnungen erfolgen in der Regel kostenlos. Bei einer richterlichen Überprüfung der Rechtmässigkeit der Anordnung kann es zu Kostenfolgen für die unterliegende Partei kommen.

Die Kosten eines Strafverfahrens – auch eines eingestellten – sind vom Verursacher, d. h. vom gewalttätigen Partner, zu bezahlen. Der Geschädigten bzw. dem Opfer erwachsen durch das Strafverfahren keine Kosten.

Anders ist es bei den Zivilverfahren (Anordnung zu privatrechtlichen Massnahmen; Persönlichkeitsschutz; Eheschutz- und Partnerschaftstrennungsverfahren). In diesen Verfahren werden die Kosten der unterliegenden Partei überbunden. Werden solche Verfahren mit einem gerichtlichen Vergleich abgeschlossen, werden die Verfahrenskosten halbiert. Sie betragen in der Regel zwischen Fr. 500.– bis 1500.–.

Auf Antrag können die Verfahrenskosten einstweilen erlassen werden, wenn die beantragende Partei ihre Mittellosigkeit nachweist. Das Gericht wird diesem Begehren stattgeben, wenn das Verfahren nicht aussichtslos ist. Die vorgeschossenen Verfahrenskosten sind – sofern sie nicht der anderen Partei auferlegt werden – zurückzuerstatten, wenn die betreffende Person wieder zu Geld kommt.

Die Verfahrenskosten hat jene Partei definitiv zu übernehmen, die im Verfahren unterliegt.

B) Anwaltskosten

Wegen der speziellen Gewaltsituation empfiehlt es sich, für die Zivilverfahren eine Anwältin bzw. einen Anwalt zu mandatieren. Über die Opferberatungsstellen können spezialisierte Anwältinnen und Anwälte erfragt werden. Der Ansatz für die Honorarstunde beträgt zwischen Fr. 200.– bis 350.– und ist abhängig von der konkreten Situation. Deshalb ist es wichtig, den Honoraransatz zu Beginn des Mandates festzulegen.

Auch wenn die gewaltbetroffene Frau nicht über die nötigen Mittel verfügt, kann sie eine Anwältin oder einen Anwalt beiziehen. Kann sie nämlich Mittellosigkeit nachweisen, wird die Anwältin bzw. der Anwalt auf Antrag ab dem Zeitpunkt der Antragsstellung durch die Gerichtskasse bezahlt. Allerdings sind diese Kosten zurückzuzahlen, falls die Person in einem späteren Zeitpunkt (z. B. durch eine Erbschaft) wieder zu Geld kommen sollte.

Grundsätzlich erhält die obsiegende Partei eine Prozessentschädigung zur ganzen oder teilweisen Deckung der eigenen Auslagen. Es kann sein, dass das Gericht bei häuslicher Gewalt darauf achtet, dass der gewalttätige Partner – auch im Fall eines Vergleichs – einen Teil der Anwaltskosten übernimmt.

9.5.6 Hilfe nach Opferhilfegesetz

Wo sich häusliche Gewalt in Körperverletzungen, Drohungen und Nötigungen äussert, ist die gewaltbetroffene Person Opfer im Sinne des Opferhilfegesetzes. Mit diesem Gesetz wurden die Kantone verpflichtet, Beratungsstellen für Opfer einzurichten. Die grösseren Kantone verfügen über spezialisierte Beratungsstellen, die den Kontext der häuslichen Gewalt kennen. Neben der unentgeltlichen Beratung, die in der Komplexität des Problems wichtig ist, können Opfer auch wirtschaftliche Unterstützung erfahren. Sofort notwendige Massnahmen, wie z. B. das Auswechseln von Schlüsselzylindern, notfallmässige Drittbetreuungen, erste rechtliche Abklärungen oder Übernahme der Frauenhauskosten können von den Opferberatungsstellen unter gewissen Voraussetzungen ganz oder teilweise finanziert werden.

10. Interventionsprojekte gegen häusliche Gewalt

■ Marlene Eggenberger

Mitte der 90er Jahre wurden in der Schweiz erste Interventionsprojekte initiiert. Sie orientieren sich an den übergeordneten und anerkannten Zielsetzungen der Interventionsarbeit: dem Stoppen der häuslichen Gewalt, dem Opferschutz und der Inverantwortungnahme der Täter. Mit ihrer Einrichtung hat vielerorts ein Paradigmenwechsel im Umgang mit häuslicher Gewalt stattgefunden: Der Staat ist aufgerufen, sich konsequent gegen die häusliche Gewalt einzusetzen. Wo stehen die Interventionsprojekte heute und welchen Herausforderungen müssen sie sich stellen? Der nachfolgende Artikel widmet sich diesen Fragen.

10.1 Entstehungsgeschichte und Zielsetzungen der Interventionsprojekte und -stellen

Unzufrieden darüber, dass der Staat Gewalt gegen Frauen nicht mit den gleichen Mitteln bekämpfte wie andere Gewaltdelikte auch, sondern ausgerechnet diese Formen der Gewalt und damit die Opfer weiterhin an die von Frauen aufgebauten Unterstützungsangebote für Frauen (Frauenhäuser, Frauenberatungsstellen) delegierte, suchten Vertreterinnen der Opferhilfe zusammen mit Gleichstellungsbüros Anfang der 90er Jahre nach neuen, innovativen Präventionsmodellen. Dabei stiessen sie auf das DAIP (Domestic Abuse Intervention Project aus Duluth, Minnesota, USA), welches seit Mitte der 80er Jahre mittels koordinierter Intervention und behördlicher Kooperation erfolgreich gegen häusliche Gewalt vorgeht. 1996 und 1997 entstanden nach diesem Vorbild zuerst in Zürich und dann in Basel erste Interventionsprojekte. Ebenfalls 1996 wurde mit Unterstützung des Schweizerischen Nationalfonds die erste repräsentative Untersuchung zu häuslicher Gewalt[1] erstellt, und die schweizerische Konferenz der Gleichstellungsbeauftragten führte unter dem Titel «Halt Gewalt gegen Frauen in Ehe und Partnerschaft» eine nationale Präventionskampagne durch. In mehreren Kantonen, etwa Aargau, Appenzell-Ausserrhoden, Basel-Landschaft, Bern, Graubünden, Luzern, Neuenburg, St. Gallen und Thurgau sind in den letzten Jahren weitere Interventionsprojekte und -stellen eingerichtet worden, die miteinander vernetzt sind in der Konferenz der kantonalen Interventionsstellen,

1 Gillioz et al., 1997.

Interventionsprojekte sowie Fachstellen gegen häusliche Gewalt in der Schweiz (KIFS). Im Mai 2003 hat die Fachstelle gegen Gewalt auf Bundesebene[2] ihre Arbeit aufgenommen. Sie steht in engem Kontakt mit der KIFS. Die KIFS ist zudem Mitglied des Netzwerks der deutschsprachigen Interventionsprojekte und -stellen, welches sich einmal jährlich trifft. Damit wird der fachliche Austausch zu häuslicher Gewalt über die Landesgrenzen hinaus mit Österreich, Deutschland und Luxemburg sichergestellt.

Langfristig werden von den Interventionsprojekten und -stellen folgende Ziele angestrebt:
1. Die häusliche Gewalt zu vermindern.
2. Die Sicherheit und den Schutz gewaltbetroffener Personen, in der Regel Frauen, zu erhöhen.
3. Die Tat ausübenden Personen, in der Regel Männer, zur Rechenschaft zu ziehen.
4. Die institutionellen Interventionen und die interinstitutionelle Zusammenarbeit zu verbessern.
5. Die Öffentlichkeit für die häusliche Gewalt zu sensibilisieren.

10.2 Kooperationsbündnisse gegen häusliche Gewalt

Für die Lösung vieler komplexer Themen wird seit geraumer Zeit die interinstitutionelle und interdisziplinäre Zusammenarbeit genutzt, so auch im Themenbereich der häuslichen Gewalt. Alle Interventionsprojekte und -stellen in der Schweiz initiieren zu diesem Zweck spezifische Kooperationsbündnisse oder so genannte Runde Tische. An diesen Austauschforen sind die wichtigsten Kooperationspartnerinnen und -partner beteiligt und erarbeiten gemeinsam Massnahmen gegen die häusliche Gewalt.[3]

Die Kernaufgabe der Interventionsprojekte und -stellen – die Förderung der Zusammenarbeit – ist also gleichzeitig auch ihre Strategie: Alle relevanten Stellen werden zu einem Netzwerk gegen die häusliche Gewalt verbunden. Dieses soll erst einmal die Kommunikation zwischen den Institutionen herstellen, die vorher häufig nicht vorhanden war. An einem (aktuellen) Beispiel soll hier kurz das konkrete Vorgehen in der Kooperationsarbeit aufgezeigt werden (s. nachfolgend 10.4): Fach-

---

2 Die Fachstelle gegen Gewalt ist beim Eidgenössischen Büro für die Gleichstellung von Frau und Mann in Bern angesiedelt: www.against-violence. Informationen zu Interventionsprojekten und -stellen finden Sie auch auf der Internetseite www.equality.ch > Aktivitäten > Interventionsprojekte.

3 So sind am strategischen Kooperationsgremium gegen häusliche Gewalt des Kantons Zürich beispielsweise beteiligt: das Amt für Justizvollzug (Bewährungsdienst II), die Frauenhäuser, das Generalsekretariat der Direktion der Justiz und des Innern, eine Geschädigtenvertreterin, die Gesundheitsdirektion (Psychiatrie), die Gerichte (Strafkammer und Zivilkammer des Obergerichtes, Abteilung V des Bezirksgerichtes Zürich (Eheschutz), der Kinderschutz, das mannebüro Zürich, die Migrantinnenstellen, das Migrationsamt, die anerkannten OHG-Beratungsstellen, die kantonale Opferhilfestelle, die Polizei (Kantonspolizei, Stadtpolizei Zürich, Stadtpolizei Winterthur), die Oberstaatsanwaltschaft / Staatsanwaltschaft, die Vormundschaftsbehörde Zürich.

frauen aus der Opferhilfe informieren am Runden Tisch, welche Erfahrungen gewaltbetroffene Frauen machen mit der Umsetzung der Offizialisierung[4]. In einem nächsten Schritt reflektieren alle betroffenen Institutionen die Praxis ihrer eigenen Institution. Daraufhin werden gemeinsam Lösungen gesucht mit dem Ziel, die Sicherheit für die betroffenen Frauen zu erhöhen. Abläufe bei den beteiligten Institutionen werden so transparent, nach Möglichkeit vereinheitlicht und verschriftlicht. Die verschiedenen Institutionen müssen einzelne Schritte mit der eigenen Hierarchie abgleichen. Ein zähes Ringen um Inhalte beginnt. Doch auch Vertrauen zwischen den Beteiligten kann wachsen und die Zusammenarbeit kann sich verbessern. Robyn Holder, Pionierin der Interventionsarbeit aus England, beschreibt die Besonderheiten des Kooperationsprozesses so: «Wer sich für die interinstitutionelle Zusammenarbeit im Bereich häusliche Gewalt einsetzen will, braucht viel Herz, Mut und die Bereitschaft, sich Gefahren auszusetzen. In Gefahr geraten die eigenen Annahmen über andere Leute und Organisationen, die eigenen Vorstellungen von der Welt und wie sie funktioniert und das eigene Gefühl für Richtigkeit, Professionalität und Kompetenz. Allianzen einzugehen mit allen möglichen und unmöglichen Leuten und Institutionen ist ebenfalls gefährlich. Doch gerade in diesen ‹unheiligen› Allianzen liegt das grösste Potential.» (Zitiert nach Kelly, 2000, S. 76)

Weil am Kooperationsprozess (mächtige) staatliche Institutionen und (weniger mächtige) private Stellen beteiligt sind, muss darauf geachtet werden, dass am Runden Tisch alle Beteiligten gleichermassen zu Wort kommen und Einfluss nehmen können. Gegenseitige Wertschätzung und Respekt sind wichtige «Nebenprodukte» der Kooperationsarbeit. Erst wenn diese Werte gelebt werden, verändert sich die menschliche Einstellung zum Thema.

10.3 Rechtliche Entwicklungen auf kantonaler Ebene: neue Gesetze erleichtern die Intervention

Zum Auftrag der Interventionsprojekte und -stellen gehören u.a. auch die Analyse der rechtlichen Situation von gefährdeten Personen und Gefährdern, das Sichtbarmachen von Lücken im Angebot sowie das anschliessende Aufbereiten von Lösungsvorschlägen. Eine solche rechtliche Lücke ist der unmittelbare Schutz von gefährdeten Personen. Gute Erfahrungen gemacht hat Österreich mit seinem seit 1997 geltenden Gewaltschutzgesetz. Es sieht vor, dass gefährdete Personen in der Wohnung verbleiben können, während Gefährder daraus weggewiesen werden. Nach der Wegweisung erhalten gefährdete Personen proaktive[5] Unterstützung und Beratung.

---

4 Mit Offizialisierung ist gemeint, dass Gewalt in Partnerschaften auf den 1. April 2004 zum Offizialdelikt wurde, d.h. von Amtes wegen verfolgt werden muss.
5 Proaktiv bedeutet, dass die Kontaktaufnahme von der Beratungsstelle ausgeht.

In der Schweiz wurden Wegweisungen von Gefährdern aus der ehelichen Wohnung und Betretungs- respektive Annäherungsverbote erstmals 2003 in den Kantonen St. Gallen und Appenzell Ausserrhoden eingeführt. Unterdessen sind solche polizeilichen Bestimmungen in diversen anderen Kantonen ebenfalls in die Polizeigesetze, in die Strafprozessordnung oder – wie im Kanton Zürich – in ein eigenständiges Gewaltschutzgesetz aufgenommen worden oder deren Aufnahme ist in Bearbeitung.[6] Die kantonalen Kooperationsbündnisse und somit auch die Interventionsprojekte und -stellen sind massgeblich beteiligt an der Vorbereitung solcher gesetzlicher Normen sowie an ihrer Umsetzung.

Polizeiliche Schutzmassnahmen alleine lösen das Problem der häuslichen Gewalt jedoch noch nicht. Dies zeigt die Erfahrung aus Forschung und Praxis in Österreich[7], Deutschland[8], St. Gallen und Appenzell Ausserrhoden[9]. Sie müssen zwingend ergänzt werden mit flankierenden Massnahmen in den Bereichen Beratung und Unterstützung von gefährdeten Personen und ebenso von Gefährdern. Ausserdem benötigen alle involvierten Stellen Weiterbildung. Auch regelmässige Öffentlichkeitsarbeit ist wichtig. Und die koordinierte Zusammenarbeit aller beteiligten Stellen – d. h. die Arbeit der Interventionsprojekte und -stellen – muss gesetzlich verankert werden (Kranich Schneiter et al., 2004). Nur als Ganzes kann dieses Massnahmenpaket die Nachhaltigkeit der Prävention und Intervention gegen häusliche Gewalt garantieren. Um es trotz des allgemeinen Spardrucks realisieren zu können, braucht es intensivste Lobbyarbeit mit allen konstruktiven Kräften in den Kantonen.

10.4 Gesetzesänderung als Normverdeutlichung auf Bundesebene

Dank der parlamentarischen Initiative von alt Nationalrätin Margrith von Felten aus dem Jahre 1996 trat per 1. April 2004 eine Änderung des Strafgesetzbuches in Kraft, wonach mehrere Delikte im Bereich häusliche Gewalt nicht mehr Antragsdelikte sind, sondern von Amtes wegen verfolgt werden: Vergewaltigung und sexuelle Nötigung in der Ehe, Drohung, einfache Körperverletzung und wiederholte Tätlichkeiten. Damit ist der private Bereich für staatliche Eingriffe kein Tabu mehr. Gerade weil Ehe und Partnerschaft ein enges Vertrauens- und oft auch ein Abhängigkeitsverhältnis begründen, wiegen dort Gewalthandlungen besonders schwer und werden daher nun von Amtes wegen verfolgt. Auch die Änderung im Strafgesetzbuch ist Ausdruck des Paradigmenwechsels in der Haltung der Gesellschaft zu häuslicher Gewalt.

---

6 Eine Übersicht über die Situation in den Kantonen finden Sie auf der Homepage der Fachstelle gegen Gewalt www.against-violence.ch > Politik und Recht > Kantone.
7 Dearing et al., 2000.
8 Bundesministerium für Familie, Senioren, Frauen und Jugend, 2004.
9 Wyss, 2005.

Bereits kurze Zeit nach Inkraftsetzung zeigen sich viele Probleme in der Umsetzung der neuen Gesetzesbestimmung, wie Diskussionen in der KIFS zeigen. Die Praxis der involvierten Stellen bezüglich der neuen Offizialdelikte ist uneinheitlich und wirkt sich heute nicht selten zu Ungunsten der gefährdeten Personen aus. Vielerorts wird eine Tendenz der Untersuchungsbehörden sichtbar, die Strafuntersuchungen so schnell wie möglich zu sistieren, um sie später definitiv einstellen zu können. Auch das Bestreben, einen Fall möglichst schnell zu erledigen, dominiert weiterhin. In einigen Kantonen zeigt sich ein grosser Schulungsbedarf bei der Polizei. Wegen der uneinheitlichen Umsetzung können die Betroffenen von den Beratungsstellen schlecht über Abläufe und Verfahren informiert werden. In der KIFS wird festgehalten, dass das Ziel der Gesetzesänderung – die Entlastung der Opfer durch die Offizialisierung – noch nicht erreicht ist. Daran muss weiterhin gearbeitet werden. Einige Kooperationsbündnisse erarbeiten zurzeit unter der Leitung von Interventionsprojekten und Interventionsstellen Richtlinien zum Umgang mit Offizialdelikten bei häuslicher Gewalt, welche die interinstitutionellen und interdisziplinären Vorgehensweisen und Abläufe der beteiligten Institutionen regeln und festhalten sollen. Danach müssen die Richtlinien in der Praxis erprobt und regelmässig darauf hin überprüft werden, ob sie wirklich zu einer Verbesserung der Situation der Opfer beitragen.

10.5 Schlussfolgerung

Ein effektives und effizientes Vorgehen gegen häusliche Gewalt erfordert langfristig angelegte Strategien, aufeinander abgestimmte Massnahmen sowie eine kontinuierliche Zusammenarbeit privater und staatlicher Stellen. Oberstes Prinzip ist immer die Verbesserung des Opferschutzes. Denn: «Wenn Reformbemühungen nur darauf ausgerichtet sind, das Vorgehen besser zu koordinieren, anstatt mehr Sicherheitsüberlegungen in die Abläufe einzubauen, dann kann das den Opfern sogar mehr schaden als das alte Vorgehen.» (Pence & McDonnel, 1999, S. 41)

Nicht nur neue Gesetze zum Schutz vor häuslicher Gewalt sind notwendig. Die Umsetzung dieser Gesetze muss gemeinsam mit den beteiligten Institutionen vorbereitet, begleitet und später auf ihre Wirkung hin überprüft werden. Auch hier ist der Gradmesser des Erfolges der Opferschutz. Dies zu bewerkstelligen ist nicht so einfach, weil es weder im Kanton Zürich noch in anderen Kantonen bisher üblich war, sich sorgfältig und umsichtig auf die Inkraftsetzung neuer Gesetze vorzubereiten. Ebenso wenig ist es die Justiz gewohnt, ihre Arbeit fortlaufend auszuwerten und zu verbessern. Gerade im Bereich der häuslichen Gewalt haben wir jedoch erlebt, wie wichtig das ist und wie sorgfältig Begleitmassnahmen geplant werden müssen. Im Interesse der Sache wird hier ein Wandel stattfinden müssen. Die Politik und alle beteiligten Institutionen müssen ein solches Vorgehen jedoch stützen und sich bezüglich Zielen und Inhalten einigen.

Bis geplante oder teilweise schon in Kraft stehende Gesetze im Interesse des Opferschutzes und auch darüber hinaus wirklich greifen, braucht es die kontinuierliche und professionelle Mitarbeit von privaten und staatlichen Institutionen an kantonalen Kooperationsbündnissen weiterhin. Barbara Kavemann machte an der Jubiläumsfeier der Berliner Interventionszentrale im Herbst 2006 auf diesen Umstand aufmerksam, als sie an die Adresse der deutschen Interventionsprojekte sagte: «Es braucht engagierte Personen um Nachhaltiges zu bewirken. Über die Ziele muss Einigkeit bestehen (…). Heute geht es darum, sicher zu stellen dass die Massnahmen in allen beteiligten Institutionen wirklich nachhaltig verankert sind; Rückfallprophylaxe ist notwendig.» (zitiert nach Eggenberger, 2005, S. 1) Dies gilt auch für die Schweiz.

11. Anleitungen für das Vorgehen im Gesundheitsbereich

■ Sandra Fausch und Andrea Wechlin

11.1 Einleitung

Der Gesundheitsbereich ist in vielfältiger Weise mit dem Thema «häusliche Gewalt» konfrontiert. Betroffene Frauen – oder auch Männer – kommen an unterschiedlichen Orten mit dem Gesundheitssystem in Kontakt. Die folgenden Ausführungen sind aufgrund von jahrelanger Erfahrung mit gewaltbetroffenen Frauen entstanden. Sie können aber auch nützlich sein für den Umgang mit Männern, die Opfer von häuslicher Gewalt geworden sind.

Die verschiedenen gesundheitlichen Symptome Betroffener sind häufig nicht als direkte Folge erlittener Gewalt erkennbar, so dass im Grund jede gesundheitliche Beeinträchtigung im Zusammenhang mit Gewalterlebnissen stehen kann:

* Gewaltbetroffene Patientinnen im Gesundheitssystem sind sowohl Frauen, die in akuten Gewaltsituationen leben, als auch solche, die früher Gewalt erfahren haben.
* Ihre gesundheitlichen Beeinträchtigungen können sowohl frische Verletzungen durch akute Gewalteinwirkung als auch langfristige Folgen von Gewalt sein.
* Gewaltbetroffene Frauen bringen nicht nur die primären Verletzungen ein, eine Behandlung kann auch zurückliegende Traumata reaktivieren.

Die folgenden Empfehlungen für den Umgang mit gewaltbetroffenen Frauen im Gesundheitsbereich sollen eine angemessene gesundheitliche Versorgung im Hinblick auf die Gewaltfolgen und ein professionelles Vorgehen gewährleisten. Sie sollen Fachpersonen dabei unterstützen,
* Gewalteinwirkungen zu erkennen und diese als Ursache von Krankheitsbildern und gesundheitlichen Störungen anzuerkennen,
* betroffene Frauen sensibel anzusprechen und ihnen Unterstützung anzubieten,
* betroffene Frauen gründlich zu untersuchen und angemessen zu behandeln,
* Verletzungen und gesundheitliche Störungen detailliert zu dokumentieren,
* betroffene Frauen über spezialisierte Hilfseinrichtungen zu informieren und ihnen Mut zu machen, diese zu nutzen.

Für alle Einrichtungen und Berufsgruppen des Gesundheitswesens gilt das Gebot, Anzeichen von Gewalt unabhängig von der Herkunft und der Lebensweise der Patientinnen ernst zu nehmen und eine adäquate Versorgung anzubieten. Barrieren, die Frauen in schwierigen Lebenslagen oder mit sprachlichen Schwierigkeiten daran hindern, Hilfe in Anspruch zu nehmen, müssen abgebaut werden.

Selbstverständlich steht es weder in der Verantwortung noch in der Macht der Fachpersonen im Gesundheitsbereich, häusliche Gewalt zu beenden. Sie können aber wertvolle professionelle Hilfe leisten, um die Folgen zu lindern und allenfalls weitere Unterstützung einzuleiten.

Das vorliegende Kapitel stützt sich einerseits auf Richtlinien, die von Fachleuten im deutschsprachigen Raum erarbeitet wurden (Landesinstitut für den öffentlichen Gesundheitsdienst NRW, 2005; Koordinierungsstelle gegen häusliche Gewalt, 2005; Arbeitskreis Häusliche Gewalt bei der Ärztekammer Niedersachsen, 2004 usw.), sowie auf eigene Erfahrungen aus der Beratungsarbeit mit betroffenen Frauen.

11.2 Häusliche Gewalt als Krankheitsursache erkennen

In vielen Fällen gehören Fachpersonen des Gesundheitswesens zu den ersten AnsprechpartnerInnen für gewaltbetroffene Frauen. Arztpraxen, Gesundheitszentren oder Notfallaufnahmen von Spitälern sind für viele Betroffene, vor allem bei akuten Verletzungen, die erste Anlaufstelle. Oft nehmen Gewaltbetroffene aber auch die Hilfe von PsychotherapeutInnen oder PsychiaterInnen in Anspruch. Der Besuch einer Arztpraxis fällt vielen Frauen leichter als z. B. die Kontaktaufnahme mit einer Beratungsstelle für misshandelte Frauen oder gar eine Anzeige bei der Polizei. Sie wissen, was sie dort erwartet, und können allfällige Folgen und Konsequenzen besser abschätzen. Die Fachpersonen im Gesundheitsbereich können zwar die Gewalt in aller Regel nicht beenden. Ihre Diagnostik und Beratung bestimmen aber wesentlich das weitere Geschehen, sowohl bei der allenfalls forensisch relevanten Dokumentation als auch bei der konkreten Unterstützung in der Notsituation und im folgenden Hilfsprozess.

Der erste Schritt einer richtigen Diagnose ist somit das In-Betracht-Ziehen von häuslicher Gewalt als mögliche Ursache von gesundheitlichen Störungen. Erhalten betroffene Frauen keine adäquate und effektive Hilfe, kann dies nicht nur ihre Gesundheit, sondern im schlimmsten Fall auch ihr Leben gefährden.

Viele Betroffene von häuslicher Gewalt leiden – neben vielfältigen Einschränkungen wie z. B. sozialer Isolation, fehlendem Selbstwertgefühl oder finanziellen Schwierigkeiten – auch unter gesundheitlichen Folgen und Beschwerden. Diese reichen von sichtbaren Verletzungen bis hin zu diffusen somatischen, nicht selten schon chronischen Beschwerdebildern. Körperliche Misshandlungen wie Schläge, Verbrennungen, Bisse usw. hinterlassen oft sichtbare Spuren. Folgen von psychischer und / oder sexueller Gewalt dagegen sind für Aussenstehende nicht sofort sichtbar oder überhaupt als solche zu erkennen. Eine eindeutige Verbindung von der Ursache der

Verletzung und dem Erscheinungsbild fehlt häufig. Dies führt in der Praxis wiederholt zu Fehldiagnosen mit zum Teil gravierenden gesundheitsschädigenden Auswirkungen für die Betroffenen, z. B. bei der Verschreibung von falschen Medikamenten. Weiter bewirken solche Schnell- und/oder Fehldiagnosen zwangsläufig höhere Gesundheitskosten.

Erschwerend kommt hinzu, dass viele Betroffene nicht unmittelbar nach einer Gewalttat ärztliche Hilfe in Anspruch nehmen, sondern sich erst nach etlichen Selbstheilungsversuchen mit alten, häufig schlecht verheilten Verletzungen an medizinische Fachpersonen wenden. Sie fühlen sich direkt nach einer Misshandlungssituation nicht in der Lage, die Wohnung zu verlassen, den Hausarzt aufzusuchen oder Dritte über die erlittene Gewalt zu informieren. Sie sind froh, die Misshandlungen überlebt zu haben, fühlen sich aber gelähmt und stehen oftmals unter Schock. Einige Frauen können bereits nach wenigen Stunden Hilfe organisieren, andere erst nach einigen Tagen. Häufig hindern gewalttätige Partner die Frauen nach einer akuten Misshandlung am Verlassen der Wohnung, drohen ihnen mit Konsequenzen oder schliessen sie gar in der Wohnung ein. Migrantinnen sind häufig auf Grund weniger oder fehlender Sprach- und Ortskenntnisse nicht in der Lage, sich im hiesigen Gesundheitssystem zu orientieren und sich Unterstützung zu organisieren.

Die meisten Betroffenen sprechen selten von sich aus die Ursache ihrer Verletzungen und Beschwerden an. Scham- und Schuldgefühle, manchmal jahrelanges Verheimlichen und Verschweigen und die Angst vor allfälligen Konsequenzen, etwa dass der Partner seine Drohungen wahr macht, erschweren es Betroffenen, Hilfe zu suchen und anzunehmen.

Fehlendes Geld, offene Krankenkassenrechnungen, fehlende Transportmöglichkeit oder mangelndes Vertrauen in den Hausarzt sind weitere Gründe, die einen Arztbesuch verhindern können.

> «Nachdem er mich den ganzen Nachmittag im Wohnzimmer mit Fäusten und Tritten traktiert hatte und ich ihn bat, auf die Toilette gehen zu dürfen, drehte er völlig durch und schlug mir mit aller Kraft ins Gesicht. Ich verlor das Bewusstsein… Als ich wieder zu mir kam, lag ich im Schlafzimmer, ich hatte unerträgliche Schmerzen, konnte mich fast nicht mehr bewegen und blutete stark aus der Nase … Nach zwei Tagen ohne Essen und Trinken schloss er die Schlafzimmertüre auf und verlangte von mir Geld für Bier. Als er die Wohnung kurz darauf verliess um Bier zu holen, klingelte zum Glück das Telefon und eine Bekannte rief an – ich selber konnte nicht telefonieren, da er das Telefon für abgehende Anrufe schon lange gesperrt hatte. Sie holte mich ab und brachte mich ins Spital. Dort erzählte ich, ich sei die Treppe hinuntergefallen und habe mir dabei die Nase gebrochen.»
>
> Gürcan, 35 Jahre, Frauenhaus Luzern

11.2.1 Mögliche Indikatoren für erlittene Gewalt

Diverse Studien zeigen, dass sich die meisten betroffenen Frauen, welche sich in ärztliche Behandlung begeben, wünschen, auf erlittene Gewalt angesprochen zu werden. Fachpersonen im Gesundheitsbereich sind deshalb wichtige Gesprächs-partnerInnen für gewaltbetroffene Frauen. Weiter ist es für eine erfolgreiche Diagnose unabdingbar, häusliche Gewalt als mögliche Ursache von Verletzungen oder Krankheitssymptomen immer mitzudenken.

Die folgenden Indikatoren können auf aktuelle oder zurückliegende Gewalterfahrungen hinweisen, müssen aber nicht in jedem Fall mit häuslicher Gewalt in Zusammenhang stehen. Das gleichzeitige Auftreten mehrerer Indikatoren erhöht aber die Wahrscheinlichkeit erlittener Gewalt.

Die Indikatorenlisten stützen sich auf folgende Quellen:
Landesinstitut für den öffentlichen Gesundheitsdienst (lögd) NRW, 2005, S. 2;
Ärztekammer Nordrhein und Ärztekammer Westfalen-Lippe et al., 2005;
Arbeitskreis Häusliche Gewalt bei der Ärztekammer Niedersachsen, 2004, S. 9 – 14;
Häusliche Gewalt. Leitlinien für die Frauenklinik Maternité (s. Anhang Kap. 13).

A) Situative Indikatoren

Situative Indikatoren im direkten Kontakt mit Betroffenen
- Nervöses, ängstliches, ausweichendes Verhalten und Auftreten
- Depressiver, gleichgültiger Umgang mit Verletzungen und Beschwerden
- Verheimlichung, Nicht-Erwähnen, Verharmlosen von Verletzungen, Beschwerden und allfälligem Medikamentenkonsum
- Widersprüchliche und lückenhafte Erklärungen über die Ursache von Verletzungen und Beschwerden
- Auffällig langer Zeitraum zwischen dem Entstehen einer Verletzung oder dem Beginn der Beschwerden und dem Aufsuchen einer Gesundheitseinrichtung
- Wiederholter Besuch von Notfalleinrichtungen, vorwiegend nachts oder an Wochenenden
- Hartnäckige Begleitperson, welche für Betroffene spricht, antwortet und / oder übersetzt
- Hartnäckige Begleitperson, welche nicht von der Seite der Betroffenen weicht, z. B. den Behandlungsraum nicht verlässt, im Sanitätsfahrzeug mitfährt, bei der Visite dabei ist
- Betroffene vermeidet Blickkontakt und / oder Gespräch mit Begleitperson
- Widerstand gegen stationären Aufenthalt, z. B. wegen den Kindern, Haustieren usw.
- Drängen auf stationären Aufenthalt oder Verlängern des Aufenthaltes ohne medizinisch ersichtliche Ursache
- Versäumen / Verschieben von Terminen
- Vorzeitiger Abbruch der Behandlung oder des Kontakts

«Ich durfte nur in Begleitung meines Mannes oder der Schwiegereltern zum Arzt gehen. Sie verboten mir dann jeweils auch deutsch zu sprechen. So kamen sie immer mit ins Sprechzimmer und übersetzten für mich. Als Grund für meine Bauchschmerzen gaben sie an, ich sei halt so traurig und depressiv, weil ich nicht mehr in der Heimat lebte ... Obwohl mich mein Mann in den Bauch getreten hatte.»

Maria, 24 Jahre, Frauenhaus Luzern

Situative Indikatoren im Sozial- und Gesundheitsverhalten der Betroffenen

- Sozialer Rückzug, abrupter Kontaktabbruch
- Schwierigkeiten am Arbeitsplatz
- Häufiges und kurzfristiges Krankmelden
- Einnahme von Psychopharmaka, Antidepressiva, Schlafmitteln
- Unachtsamer Umgang mit chronischen Erkrankungen wie Diabetes, Asthma oder HIV/AIDS
- Gesundheitsgefährdendes Sexualverhalten

«Nachdem ich mich in den letzten Monaten mehrmals kurzfristig am Morgen krank gemeldet hatte, da mich mein Mann die ganze Nacht misshandelte und ich ganz geschwollene Augen hatte, musste ich zum Chef. Beim Gespräch brach ich zusammen und erzählte ihm alles. Er war sehr schockiert und schaltete dann den Sozialdienst ein ...»

Susanne, 31 Jahre, Frauenhaus Luzern

B) Körperliche Indikatoren

Allgemeine körperliche Indikatoren

- Frakturen ohne nachvollziehbare adäquate Ursache
- Verletzungen im Bereich von Becken, Arme, Rücken, Brust, Unter- und Oberschenkeln
- Gesichtsverletzungen
- Kiefer- und Zahnverletzungen, fehlende Frontzähne
- Hämatome, Quetschungen, Prellungen, Würgemale, Schürf- und Kratzverletzungen, Schnittwunden
- Verbrennungen
- Verminderte Seh- und Hörfähigkeit
- Narben, schlecht verheilte Frakturen
- Ess- und Verdauungsstörungen, Mangelernährung
- Schlafstörungen, Erschöpfung, Müdigkeit, Konzentrationsschwierigkeiten
- Schmerzsyndrome wie z. B. Spannungskopfschmerzen, Reizdarmsyndrom, Bauchbeschwerden, Herzbeschwerden
- Atemstörungen, Asthma
- Allergien, Ekzeme

Bei gewaltbetroffenen Frauen sind in der Regel mehrere körperliche Indikatoren erkennbar. Die meisten Frauen werden nicht einmalig, sondern regelmässig misshandelt. Deshalb sind häufig multiple Verletzungsformen in unterschiedlichen Heilungsstadien erkennbar, z. B. Hämatome durch Schläge, verheilte Bisswunden, Kratzspuren im Gesicht, Würgemale, ausgerissene Haare oder Narben von Verbrennungen.

Vielfach schämen sich betroffene Frauen, über die Ursache ihrer Verletzung oder Krankheitssymptome zu sprechen, da diese meist in entwürdigenden Situationen entstanden sind. Deshalb «erfinden» viele Frauen, vor allem bei verdeckter Gewalt, Haushaltsunfälle als Ursache ihrer Verletzungen.

Viele gewalttätige Partner misshandeln ihre Frauen bewusst an Körperstellen, welche für Aussenstehende nicht sofort sichtbar sind oder von den Betroffenen gekonnt mit einem Halstuch, Rollkragenpullover oder Langarmshirt verdeckt oder mit Make-Up überschminkt werden können. Dazu gehören z. B. Schläge auf den Hinterkopf und Rücken, Verbrennungen an den Oberarmen, Bisse in Oberschenkel.

Gynäkologische Indikatoren
- Schmerzen bei Vaginaluntersuchungen
- Verletzungen von Brust, Unterleib, Genitalbereich
- Diffuse Unterleibs- und Bauchbeschwerden ohne organische Ursache
- Vaginale, anale Entzündungen
- Starke Blutungen, Zyklusstörungen
- Sexuelle Probleme, Infertilität
- Versäumen von Schwangerschaftsvorsorgeuntersuchungen
- Alkohol-, Drogen- oder Tablettenmissbrauch bei bestehender Schwangerschaft
- Geringes Geburtsgewicht des Säuglings

C) Psychische und psychosomatische Indikatoren

Akute psychische und psychosomatische Indikatoren
- Angst, Panikattacken, Verfolgungsängste
- Übermässige Reizbarkeit, Schreckhaftigkeit
- Unruhezustände, Nervosität
- Schlaflosigkeit, Albträume
- Verzweiflung, Resignation, Niedergeschlagenheit
- Ohnmachtsgefühle, Machtlosigkeit
- Erinnerungslücken

Verzögert und längerfristig auftretende psychische und psychosomatische Indikatoren
- Posttraumatische Belastungsstörungen
- Substanzmissbrauch
- Depression
- Suizidgedanken, Suizidversuche
- Selbstverletzendes Verhalten

Viele Betroffene von häuslicher Gewalt erleben in den eigenen vier Wänden nicht Sicherheit und Geborgenheit, sondern Bedrohung, Kontrolle und ständige Angst misshandelt oder gar umgebracht zu werden. Die stetigen Bemühungen von Betroffenen, einen vermeintlichen Auslöser für einen erneuten Gewaltausbruch zu verhindern, scheitern in der Regel und lösen neue Schuldgefühle («Ich bin eine schlechte Hausfrau») oder Schamgefühle («Ich schaffe es nicht») aus. Dies führt in den meisten Fällen zu einer ständigen Anspannung, körperlichem Stress, Angst und Schlaflosigkeit. Je länger eine Misshandlungsbeziehung dauert, desto eher verliert die Frau das Vertrauen in sich und in ihre Körperwahrnehmung, in den Partner aber auch in die Umgebung. In der Folge sinkt ihr Selbstwertgefühl und sie zieht sich mehr und mehr zurück. Dies äussert sich z. B. in einer ungewohnten Teilnahmslosigkeit beim Erzählen von erlebten Misshandlungen, Gleichgültigkeit gegenüber erlittenen Verletzungen, gestörtem Schmerzempfinden oder Erinnerungslücken bei der ärztlichen Untersuchung.

> «Jeden Abend lege ich ihm die Quittungen meiner Einkäufe hin, lege ihm die Hauskleider bereit, versorge die Kinder und schaue, dass sein Essen schon auf dem Tisch steht, wenn er nach Hause kommt. Ich bemühe mich wirklich sehr, alles nach seinen Wünschen zu erledigen, aber ich bin einfach nicht gut genug. Jeden Abend gibt es deswegen Streit, aber ich habe es ja verdient, ich muss mich halt noch mehr anstrengen …»
>
> Frau Furrer, 33 Jahre, Telefonberatung Frauenhaus Luzern

11.2.2 Warnzeichen – Red Flags

Wie die Aufzählung der verschiedenen Indikatoren im Kapitel 11.2.1 deutlich zeigt, sind die kurz-, mittel- und langfristigen gesundheitlichen Folgen und Beschwerden vielfältig und werden von jeder Person individuell erlebt und verarbeitet. Ebenso muss das Auftreten verschiedener Indikatoren bei jeder Person individuell beurteilt werden. Ein Patentrezept gibt es weder für das Erkennen von häuslicher Gewalt noch für den Umgang mit den Betroffenen. Trotzdem konnten aufgrund von Erfahrungen und Erkenntnissen im Gesundheitsbereich in den letzten Jahren die 11 wichtigsten Indikatoren, die so genannten «Red Flags», herauskristallisiert werden (Heise et al, 1999). Das gleichzeitige Auftreten mehrerer Red Flags sollte in der ärztlichen Praxis verstärkte Aufmerksamkeit auslösen. Es weist auf eine hohe Wahrscheinlichkeit von Gewalterfahrungen hin.

Wie eingangs des Kapitels erwähnt, kommt dem Gesundheitspersonal sowohl beim Erkennen, der Beurteilung und der folgenden Diagnosestellung als auch im Umgang mit von häuslicher Gewalt betroffenen Frauen eine besondere Bedeutung zu. Das Erkennen von möglichen Indikatoren ist der erste Schritt einer richtigen Diagnose. Wer häusliche Gewalt als mögliche Ursache von gesundheitlichen Störungen in Betracht zieht, trägt zu einer erfolgreichen Behandlung und Unterstützung bei.

Red Flags

1. Chronische Beschwerden, die keine offensichtlichen physischen Ursache haben

2. Verletzungen, die nicht mit der Erklärung, wie sie entstanden sind, übereinstimmen

3. Verschiedene Verletzungen in unterschiedlichen Heilungsstadien

4. Partner, der übermässig aufmerksam ist, kontrolliert und nicht von der Seite der Frau weichen will

5. Physische Verletzungen während der Schwangerschaft

6. Spätes Beginnen der Schwangerschaftsvorsorge

7. Häufige Fehlgeburten

8. Häufige Suizidversuche und -gedanken

9. Verzögerung zwischen Zeitpunkt der Verletzung und Aufsuchen der Behandlung

10. Chronische Darmstörung (Reizdarm)

11. Chronische Beckenschmerzen

(Hagemann-White & Bohne, 2003)

11.3 Häusliche Gewalt als mögliche Krankheitsursache ansprechen

Erfahrungsberichte von gewaltbetroffenen Frauen und diverse empirische Untersuchungen im Gesundheitsbereich (Arbeitskreis Häusliche Gewalt bei der Ärztekammer Niedersachsen, 2004, S. 7) zeigen, dass viele Betroffene nicht von sich aus über erlittene Gewalt sprechen oder diese gar verheimlichen. Es fällt ihnen schwer, Vertrauen zu Aussenstehenden aufzubauen, und sie geben deshalb vielfach falsche Erklärungen über die Ursache ihrer Verletzungen oder Krankheitssymptome an. Viele Frauen, die Opfer von Gewalt geworden sind, schämen sich dafür und verschanzen sich hinter einer Mauer des Schweigens. Sie fühlen sich schuldig, weil sie die erlittene Gewalt über eine längere Zeit ausgehalten und den Partner nicht schon nach der ersten Misshandlungserfahrung verlassen haben. Je länger eine Misshandlungsbeziehung dauert, desto geringer ist das Selbstwertgefühl der betroffenen Frauen. Vielfach übernehmen sie die Erklärungen des gewalttätigen Partners, dass sie sich nicht korrekt verhalten hätten und deshalb eine «Strafe» gerechtfertigt sei. Eine Veränderung oder eine Trennung vom gewalttätigen Partner scheint ihnen, je länger die Misshandlungsbeziehung dauert, immer aussichtsloser. Sie befürchten nicht ernst genommen zu werden, keine Hilfe zu erhalten und haben grosse Angst vor noch massiverer Gewalt bei Offenlegung des Erlebten.

Diese Angst ist nicht unbegründet, die meisten Tötungsdelikte im Rahmen von häuslicher Gewalt geschehen, laut den Erfahrungen der Hilfs- und Beratungseinrichtungen für Betroffene, im Trennungsprozess oder kurz danach.

Ein weiterer Grund, weshalb betroffene Frauen schweigen, kann darin liegen, dass das Sprechen über erlittene Gewalt grosse Schmerzen bereitet und in einigen Fällen eine Retraumatisierung zur Folge haben kann. Zur Entlastung verdrängen viele Frauen die schmerzhaften Erinnerungen. Nur knapp ein Drittel der Frauen, welche häusliche Gewalt erlebt haben, sprechen diese von sich aus im ärztlichen Gespräch an (Arbeitskreis Häusliche Gewalt bei der Ärztekammer Niedersachsen, 2004, S. 22).

Einige Betroffene können oder dürfen nicht alleine zur ärztlichen Kontrolle kommen, werden überallhin begleitet und kontrolliert. Bei Migrantinnen, welche wenig oder kein Deutsch sprechen, kommt hinzu, dass sie sich nicht gut verständigen können und oft Familienangehörige als ÜbersetzerInnen eingesetzt werden. Dies ist auch im Gesundheitswesen üblich, ist aber insbesondere bei Gewaltbetroffenen problematisch.

Diverse Studien und Untersuchungen der letzten Jahre zeigen deutlich, dass die Mehrheit von gewaltbetroffenen Frauen sich ausdrücklich wünscht, direkt auf das Thema angesprochen zu werden (Arbeitskreis Häusliche Gewalt bei der Ärztekammer Niedersachsen, 2004, S. 22). Viele Frauen entlastet es, wenn die Ursache ihrer Verletzungen oder Beschwerden erkannt und die erlittene Gewalt als solche auch benannt und anerkannt wird, unabhängig davon, ob es sich um sichtbare und offensichtliche Verletzungen wie Frakturen, Hämatome oder um diskrete und nicht auf den ersten Blick sichtbare Folgen wie chronische Schmerzen, Angstattacken, Schlaflosigkeit handelt. Sie empfinden es als Erleichterung, wenn sie nicht selbst die Ursache ihrer Verletzungen oder Krankheitssymptome ansprechen müssen. Viele Betroffene wagen es aber nicht, auf das erste Ansprechen von ärztlicher Seite her zu reagieren und sich sofort zu öffnen. Deshalb ist es wichtig, wiederholt und sensibel Gesprächsbereitschaft und Offenheit dem Thema gegenüber zu signalisieren. Es unterstützt betroffene Frauen, wenn sie Gesprächsbereitschaft und Verständnis für ihre Situation registrieren. Fundiertes Wissen der Fachpersonen über häusliche Gewalt wirkt dabei entlastend und beruhigend. Umgekehrt können sie fehlendes Nachfragen als Nicht-ernst-Nehmen oder als Verharmlosung und Bagatellisierung der erlebten Gewalt interpretieren.

Häusliche Gewalt wird von jeder betroffenen Frau anders erlebt und hat unterschiedliche Auswirkungen auf ihre Gesundheit und die persönlichen Lebensumstände. So gibt es wie beim Erkennen von häuslicher Gewalt kein Patentrezept für das Ansprechen offensichtlicher oder vermuteter Gewalt. Die eingangs erwähnten Studien zeigten jedoch, dass die Art und Weise des Ansprechens ausschlaggebend dafür ist, ob die ärztliche Intervention als unterstützend empfunden wird. Je höher die Sensibilität und das Wissen über häusliche Gewalt auf Seiten des Gesundheitspersonals ist, desto eher wird die Hilfestellung angenommen und als hilfreich empfunden.

Ziel jedes Gesprächs über häusliche Gewalttaten muss es sein, die Patientin zu entlasten und ihren Schutz und ihre Sicherheit zu vergrössern. Nur so kann langfristig die Gewalt gestoppt werden.

11.3.1 Grundvoraussetzungen für das Ansprechen von häuslicher Gewalt als mögliche Krankheitsursache

Folgende Punkte gelten als Grundvoraussetzung beim Ansprechen von häuslicher Gewalt – unabhängig davon, ob die betroffene Frau von sich aus die erlittene Gewalt anspricht oder ob es sich um vermutete Gewalt handelt:

→ **Erkennen Sie Indikatoren und Red Flags als Warnsignale für erlittene Gewalt!**

Als Fachpersonen des Gesundheitsbereiches müssen Sie Gewalteinwirkungen erkennen und diese als mögliche Ursachen von Krankheitsbildern und gesundheitlichen Störungen anerkennen. Das Wahrnehmen von Indikatoren und den so genannten Red Flags als Warnsignale für erlittene Gewalt ist der erste Schritt einer erfolgreichen Diagnose. Treten mehrere Red Flags gleichzeitig auf, ist erhöhte Aufmerksamkeit gefordert.

→ **Schutz und Sicherheit Ihrer Patientin haben oberste Priorität!**

Oberste Maxime in der Behandlung gewaltbetroffener Frauen muss es sein, jede weitere Gefährdung zu vermeiden. Die Sorge für die Sicherheit der Patientin umfasst insbesondere die Wahrung der Vertraulichkeit sowie die Bereitstellung von Informationen über Rechte und Beratungsmöglichkeiten (Landesinstitut für den öffentlichen Gesundheitsdienst NRW, 2005, S. 16).

Sie müssen sich der Gefahr bewusst sein, die für eine Frau entstehen kann, wenn sie Gewalterlebnisse öffentlich macht. Schon bei einem Verdacht auf erlittene Gewalt ist daher erhöhte Aufmerksamkeit geboten.

→ **Stellen Sie Informationsmaterial bereit!**

Betroffene Frauen werden durch einen gewalttätigen Partner oftmals isoliert und verfügen nur über ein kleines soziales Unterstützungsnetz. Sie gehen davon aus, dass sie alleine sind mit ihren Problemen und dass sie selbst verantwortlich sind für ihre Situation. Äusserungen des gewalttätigen Partners wie: «Du musst gar nicht probieren mit jemandem zu reden, nicht mal die Polizei hilft dir. Du hast keine Rechte!» bestätigen die Frauen in der Annahme, dass es für sie keine Hilfe gibt. Aufgrund der Isolation haben sie auch kaum Zugang zu den für sie relevanten Informationen. Sie kennen ihre Möglichkeiten und Rechte oft nicht und wissen nicht, dass es Hilfsangebote gibt.

Deshalb ist es umso wichtiger, dass Einrichtungen im Gesundheitsbereich Wissen für ihre Patientinnen verfügbar machen. Informationen über grundlegende Rechte und Hilfsangebote sowie das Aufzeigen, dass häusliche Gewalt keine Privatsache ist, kann betroffene Frauen darin unterstützen, erste Schritte zu unternehmen. In jeder Arztpraxis und in jedem Spital sollten deshalb Telefonnummern und Adressen möglicher Hilfsangebote sowie Informationsbroschüren über das Thema häusliche Gewalt aufliegen. Die meisten Beratungs- und Hilfsangebote verfügen über mehrsprachiges Informationsmaterial, so dass auch Migrantinnen leicht Zugang dazu haben.

Bereits im Wartezimmer oder auf der Station aufgelegte Unterlagen signalisieren einer Patientin, dass Sie Kenntnis und Erfahrung im Umgang mit Gewalt gegen Frauen haben. Ein solch niedrigschwelliges Informationsangebot kann ihr den Schritt erleichtern, sich bei eigenen Gewalterfahrungen an Sie zu wenden oder mit einer spezialisierten Beratungsstelle Kontakt aufzunehmen. Auch wenn eine Patientin im Moment keine Unterstützung in Anspruch nehmen will, so weiss sie doch, dass bei Ihnen jederzeit die Möglichkeit dazu besteht.

> «Vor ein paar Jahren, als ich noch fast kein Deutsch sprach, fand ich im Wartezimmer meiner Ärztin eine kleine albanische Broschüre. Dort las ich, dass jede 5. Frau in der Schweiz von ihrem Partner misshandelt wird und dass es spezielle Häuser für geschlagene Frauen gibt. Ich habe den Zettel mitgenommen und ihn meiner Schwester gegeben, welche seit vielen Jahren von ihrem Partner geschlagen wurde.»
>
> Hanife, 45 Jahre, Teilnehmerin Bildungsveranstaltung Bildungsstelle Häusliche Gewalt Luzern

→ Sorgen Sie für eine angenehme und sichere Gesprächsatmosphäre!

Über häusliche Gewalt zu sprechen fällt vielen Betroffenen schwer. Sie sind sich gewohnt und / oder wurden gezwungen, ihre Situation geheim zu halten und die erlittene Gewalt zu verstecken. Scham- und Schuldgefühle erschweren oder verunmöglichen es gewaltbetroffenen Patientinnen über erlittene Misshandlungen zu sprechen, da diese oftmals unter entwürdigenden Bedingungen stattfanden. In einer akzeptierenden und vorurteilsfreien Atmosphäre können sich betroffene Frauen eher öffnen und so vielleicht den Kreislauf der Geheimhaltung und Isolation durchbrechen.

Sprechen Sie mit Ihrer Patientin deshalb in einer ruhigen und sicheren Atmosphäre und stellen Sie einfache und konkrete Fragen. Zeigen Sie Verständnis, Respekt und Geduld ihr und ihren Reaktionen gegenüber.

Falls die Betroffene immer in Begleitung kommt und diese nicht von ihrer Seite weicht, schaffen Sie Situationen, in welchen Sie alleine mit Ihrer Patientin reden können (Röntgen, Labor usw.). Machen Sie im Gespräch deutlich, dass Sie gegen Gewalt sind, und bieten Sie Ihrer Patientin – jetzt oder auch zu einem späteren Zeitpunkt – Hilfe und Unterstützung an.

→ Berücksichtigen Sie die spezielle Situation von Patientinnen mit Migrationshintergrund!

Migrantinnen sind neben der erlittenen Gewalt oftmals mit zusätzlichen Schwierigkeiten konfrontiert. Sie sind vielfach wenig vertraut mit dem hiesigen Hilfs- und

Gesundheitssystem und wissen nicht, dass es für ihre Situation spezialisierte Beratungs- und Anlaufstellen gibt. Sprachliche Schwierigkeiten, Isolation und fehlendes Geld erschweren ihnen den Zugang zu Hilfsangeboten zusätzlich. Gewaltbetroffene Migrantinnen leben zum Teil weit entfernt von ihrer Herkunftsfamilie, sind in der Schweiz wenig vernetzt und haben deshalb fast kein Unterstützungsnetz. Aufgrund ihrer Migrationsgeschichte sind sie teilweise mit unterschiedlichen Formen von Diskriminierungen und Abwertungen konfrontiert. Ihr Vertrauen in offizielle Stellen und Institutionen ist oft erschüttert und muss bei einem Kontakt zuerst wieder aufgebaut werden.

Teilweise werden sie von ihrem gewalttätigen Partner absichtlich falsch über ihre Rechte und Möglichkeiten informiert und/oder sie sind durch ihren Aufenthaltsstatus ans Zusammenleben mit ihrem Ehemann gebunden.

Da auch Frauen mit Migrationshintergrund irgendwann in ihrem Leben eine Einrichtung des Gesundheitswesens aufsuchen, kann es sein, dass Sie als Fachperson des Gesundheitsbereiches die einzige Person sind, mit der eine gewaltbetroffene Migrantin in Kontakt kommt. Ihnen kommt deshalb eine spezielle Rolle zu:

→ Stellen Sie sicher, dass Ihre Patientin sprachlich alles versteht. Falls dies nicht möglich ist, sprechen Sie sie nicht auf mögliche Gewalterfahrungen an.
→ Ziehen Sie in diesem Fall eine neutrale Übersetzung bei (vgl. unten Umgang mit Gewaltbetroffenen in verschiedenen Kontexten).
→ Betonen Sie, dass das Gespräch und die Behandlung vertraulich sind.
→ Erklären Sie ihr, dass Sie unter Schweigepflicht stehen und keine Informationen ohne ihr Einverständnis an Dritte weiterleiten dürfen.
→ Wirken Sie Falschinformationen entgegen, indem Sie sie über ihre Rechte und Möglichkeiten in der Schweiz informieren.
→ Geben Sie kein Informationsmaterial ab, wenn Sie nicht sicher sind, dass Ihre Patientin lesen kann.
→ Respektieren Sie auch Ihnen fremde Wert- und Moralvorstellungen, aber machen Sie sie darauf aufmerksam, dass häusliche Gewalt in der Schweiz strafbar ist.
→ Berücksichtigen Sie, dass Ihre Patientin als Migrantin nicht die gleichen Wahlmöglichkeiten hat wie eine Schweizerin.
→ Denken Sie daran, dass die Aufenthaltsbewilligung Ihrer Patientin eventuell an den Verbleib beim Ehemann gekoppelt ist.
→ Stellen Sie, wenn Ihre Patientin damit einverstanden ist, den Kontakt zu einer spezialisierten Beratungsstelle her. Die Situation von gewaltbetroffenen Migrantinnen ist komplex und es braucht deshalb professionelle Beratung und Unterstützung.

11.3.2 Ansprechen auf mögliche Gewalterfahrungen

Eine gute Möglichkeit, häusliche Gewalt zu enttabuisieren und als gesundheitliches Problem anzuerkennen, ist das so genannte «Screening». Das heisst, dass die Frage nach Gewalterfahrungen Bestandteil der Anamnese ist und allen Patientinnen routinemässig gestellt wird. Ein solches Screening wurde in der Frauenklinik Maternité, Stadtspital Triemli, eingeführt. Nähere Informationen über Voraussetzungen und Durchführung des Screenings vermitteln das Kapitel 13 sowie die Leitlinien der Frauenklinik Maternité im Anhang.

Wenn Sie den Verdacht haben, dass eine Patientin von häuslicher Gewalt betroffen ist oder wenn sie dahingehende Äusserungen macht, ist ein sorgfältiges Vorgehen gefragt. Ob eine Patientin Ihre Intervention als hilfreich erlebt, hängt stark davon ab, wie Sie die betroffene Frau auf erlebte Gewalt ansprechen. Fragen Sie behutsam nach, machen Sie ihr Mut, mit Ihnen zu sprechen. Teilen Sie der Patientin mit, dass Gewalt häufig Ursache bestimmter gesundheitlicher Beschwerden ist und dass Sie diese Möglichkeit in ihrer Arbeit deshalb immer einbeziehen (Koordinierungsstelle gegen häusliche Gewalt, 2005, S. 13).

Beispielsätze

«Viele Frauen erleben Gewalt von einer nahe stehenden Person. War das bei Ihnen auch schon mal der Fall?»

«Ihre Beschwerden können Ausdruck von Belastung sein. Viele Frauen erleiden körperliche, seelische und sexuelle Verletzungen, die auch ihre Gesundheit beeinträchtigen. Ist das bei Ihnen möglicherweise auch der Fall?»

«Belastet Sie etwas? Ich habe das Gefühl, dass Sie unter Druck stehen.»

«Was ist genau passiert? Macht Ihnen etwas Angst oder bedrückt Sie etwas?»

«Wir wissen, dass viele Frauen in ihrer Familie Gewalt erleben. Körperliche, sexuelle und psychische Gewalt, aber auch Abwertungen und Einschränkungen in der Freiheit gehören leider zum Leben vieler unserer Patientinnen. Deshalb fragen wir alle Patientinnen danach: Wurden oder werden Sie von einer nahe stehenden Person verletzt, bedroht oder gedemütigt?»

«Ich sehe, Sie haben Verletzungen. Hat Sie jemand geschlagen, getreten oder gestossen? Wer?»

Quellen: Arbeitskreis Häusliche Gewalt bei der Ärztekammer Niedersachsen, 2004; Bildungsstelle Häusliche Gewalt Luzern, 2005, Schulungsunterlagen; Brzank, 2005.

Sprechen Sie häusliche Gewalt als mögliche Ursache der Beschwerden direkt an. Damit geben Sie der Patientin ein deutliches Signal: «Ich sehe nicht weg und ich bin gesprächsbereit.» Stellen Sie einfache und konkrete Fragen, unter Umständen können auch nur allgemein formulierte Fragen angebracht sein.

Vielleicht haben Sie es mit einer langjährigen Patientin zu tun, bei der Ihnen in der letzten Zeit eine Veränderung aufgefallen ist. Sprechen Sie sie darauf an und teilen Sie ihr Ihre Beobachtungen mit. Auch bei Patientinnen, die widersprüchliche

> **Beispielsätze**
>
> «Sie haben sich in letzter Zeit verändert (zurückgezogen, wirken gehemmt, aufgewühlt). Woher kommt diese Veränderung?»
>
> «Sie erklären mir, dass Ihre Verletzungen von einem Treppensturz herrühren. Das Verletzungsbild sagt mir aber, dass das nicht sein kann (evtl. erklären wieso). Ich kenne Frauen, die ähnliche Verletzungen haben und die von einer nahe stehenden Person geschlagen wurden. Kennen Sie das eventuell auch?»

Quellen: Arbeitskreis Häusliche Gewalt bei der Ärztekammer Niedersachsen, 2004;
Bildungsstelle Häusliche Gewalt Luzern, 2005, Schulungsunterlagen.

und lückenhafte Erklärungen über die Ursache von Verletzungen und Beschwerden angeben, könnte es hilfreich sein, wenn Sie direkt nachfragen und sie mit Ihren Vermutungen konfrontieren.

Respektieren Sie jedoch in jedem Fall, wenn die Patientin nicht über Gewalterfahrungen reden möchte. Grundsätzlich gilt, die Patientin ist Ihre Auftraggeberin. Sie machen ihr ein Angebot, es steht ihr aber frei, dieses anzunehmen oder abzulehnen. Drängen Sie nicht weiter, wenn Sie spüren, dass eine Frau nicht reden möchte. Viele verschiedene Gründe können dazu führen, dass eine betroffene Frau im Moment nicht auf ein Gespräch eingehen kann oder will.

→ Wenn eine Patientin nicht auf Ihr Gesprächsangebot eingehen möchte, erklären Sie ihr, dass sie jederzeit auf Ihr Angebot zurückkommen kann und weisen Sie auf Informationsmaterial hin.
→ Bieten Sie gegebenenfalls ein zweites Gespräch mit einer Begleitperson oder eine Untersuchung zu einem späteren Zeitpunkt an. Informieren Sie die Frau jedoch auch, dass die Gewaltfolgen dann möglicherweise nicht mehr gerichtsverwertbar dokumentiert werden können.

Quelle: Landesinstitut für den öffentlichen Gesundheitsdienst NRW, 2005, S. 18

11.3.3 Grundregeln für die Gesprächsführung

Wenn eine Patientin auf Ihr Gesprächsangebot eingeht oder das Thema von sich aus anspricht, gilt es einige grundlegende Regeln in der Gesprächsführung zu beachten:

→ **Glauben Sie ihr und nehmen Sie sie ernst!**

Hören Sie Ihrer Patientin zunächst einfach zu und nehmen Sie sie ernst. Glauben Sie den Schilderungen der betroffenen Frau, auch wenn Sie nicht gleich alles verstehen oder Ihnen manches unlogisch erscheint. Die Dynamik häuslicher Gewalt ist vielschichtig, das Verhalten und die Reaktionen betroffener Frauen sind für Aussenstehende nicht immer nachvollziehbar. Traumatisierungen können zur Folge haben, dass Betroffene Gewalterlebnisse nicht chronologisch schildern können, sich nicht mehr daran erinnern, erlebte Gewalt bagatellisieren oder sie scheinbar teilnahmslos hinnehmen. Dieses Verhalten ist als Überlebensstrategie von Betroffenen zu deuten, kann aber auf Aussenstehende seltsam wirken.

Die Erfahrungen aus der Beratungsarbeit zeigen, dass betroffene Frauen vielfach nur einen Teil des Erlebten erzählen. Sie müssen also davon ausgehen, dass noch weitere und oft massivere Misshandlungen geschehen sind.

→ Begegnen Sie ihr mit Wertschätzung!

Nehmen Sie Ihre Patientin ernst und begegnen Sie ihr mit Wertschätzung und Verständnis für die schwierige Situation, in der sie sich befindet. Gewaltbetroffene Frauen haben oft jahrelange Demütigungen, Abwertungen und Grenzüberschreitungen erlebt. Ihre Rechte, Bedürfnisse und Wünsche wurden vernachlässigt oder gar missachtet. Ein respektvoller und einfühlsamer Umgang mit ihnen ist deshalb besonders wichtig.

Fragen Sie behutsam nach und machen Sie ihr Mut, mit Ihnen über das Erlebte zu sprechen. Stellen Sie einfache, konkrete und direkte Fragen.

Zeigen Sie Verständnis für ihre Hemmungen über erlebte Gewalt zu sprechen. Viele Frauen, die Opfer von Gewalt geworden sind, schämen sich dafür. Sie fühlen sich schuldig, die erlittene Gewalt ausgehalten zu haben oder denken, dass sie es verdient haben, so behandelt zu werden.

Beispielsätze

«Ich weiss, dass Sie sich in einer schwierigen Situation befinden und Ihnen dieses Gespräch nicht leicht fällt. Dies ist ganz normal und geht vielen gewaltbetroffenen Frauen so. Ich denke aber, dass es Ihnen helfen kann, wenn Sie darüber reden. Ich stelle Ihnen deshalb jetzt einige ganz konkrete Fragen: Hat sie jemand geschlagen, getreten oder gestossen? Wer? Wurden sie auch früher schon geschlagen? Wie häufig kam oder kommt das vor?»

«Was ist im Bereich der Sexualität? Hat Ihr Partner Sie da auch schon zu etwas gezwungen, das Sie eigentlich gar nicht wollten?»

«Ich sehe, es fällt Ihnen schwer über das Erlebte zu reden. Ich verstehe das sehr gut. Andere Frauen, die in ähnlichen Situationen sind, beschreiben das folgendermassen … Erleben Sie das ähnlich?»

Quellen: Bildungsstelle Häusliche Gewalt Luzern, 2005, Schulungsunterlagen;
Trionfini, 2005, Workshop-Unterlagen Tagung «Häusliche Gewalt und Gesundheit».

→ Respektieren Sie das Tempo und das Selbstbestimmungsrecht Ihrer Patientin!

Häusliche Gewalt ist keine einmalige Gewalthandlung, sondern sie ist systematisch, wiederholt sich und nimmt meistens an Schwere zu. Betroffene Frauen erleben oftmals jahrelange Misshandlungen. Ihr Selbstvertrauen und Selbstbewusstsein werden in dieser Zeit zerstört. Deshalb ist es besonders wichtig, dass Sie das Tempo Ihrer Patientin, ihr Selbstbestimmungsrecht und ihre Wahlfreiheit immer wieder betonen und respektieren. Der Wille Ihrer Patientin ist entscheidend, ihre Grenzen müssen Sie akzeptieren.

Drängen Sie nicht zu schnellem Handeln oder zu vermeintlich nahe liegenden Lösungen. Vielleicht hat Ihre Patientin Angst, Hilfe in Anspruch zu nehmen. Gewalttätige Männer versuchen ihre Partnerinnen häufig mit Drohungen davon abzuhalten, erlittene Gewalt öffentlich zu machen. Es kann sein, dass sich Ihre Patientin vor einer erneuten Eskalation der Gewalt fürchtet oder dass sie Angst hat, die Situation nicht mehr kontrollieren zu können. Betroffene Frauen sind Expertinnen ihrer Situation. Vorschnelle Ratschläge sind deshalb wenig hilfreich, ebenso wenig wie Entscheidungen, die ohne ihr Einverständnis getroffen werden. Manchmal bedeutet dies, zu respektieren, dass Ihre Hilfe nicht sofort angenommen wird. Dann ist es wichtig, dass Sie der Patientin gegenüber weiterhin offen bleiben, damit sie auch zu einem späteren Zeitpunkt darauf zurückkommen kann.

Es ist oft nicht leicht, die Grenzen des eigenen Handelns zu akzeptieren und nichts weiter tun zu können. Wenn Sie jedoch selbst initiativ werden und z. B. den gewalttätigen Partner zur Rede stellen, setzen Sie Ihre Patientin einer zusätzlichen oder gar erhöhten Gefahr aus. Vorrang muss immer die Sicherheit der betroffenen Frau haben. Von Ihnen verlangt das häufig Geduld und das Aushalten der schwierigen und – eventuell auch für Sie – belastenden Situation.

→ Informieren Sie Ihre Patientin über Ihre berufliche Schweigepflicht!

Grundsätzlich gelten die gesetzlichen Bestimmungen der Schweigepflicht auch bei Anzeichen und Kenntnissen von häuslicher Gewalt. Dennoch gibt es immer wieder Konfliktsituationen, in denen Sie zwischen Ihrer Schweigepflicht und Ihrem Wunsch nach Offenlegung der geschilderten Gewalt zum Schutz der Patientin und ihrer Kinder entscheiden müssen (s. a. Kap. 7).

Erklären Sie Ihrer Patientin, dass Sie unter Schweigepflicht stehen und was diese bedeutet. Zeigen Sie ihr auf, dass Sie nur mit ihrem Einverständnis Informationen an Dritte weitergeben dürfen. Dies gilt auch für Familienangehörige der betroffenen Frau. Versichern Sie ihr, dass Sie ohne vorherige Absprache mit ihr keine weiteren Schritte unternehmen. Weitere Informationen zum Umgang mit der Schweigepflicht finden Sie im Kapitel 9.1.5.

→ Verurteilen Sie die Gewalttat, nicht den gewalttätigen Partner – wecken Sie keine neuen Schuldgefühle!

Während des ganzen Gesprächs sollte Ihre Haltung bezüglich Gewalt klar zum Ausdruck kommen. Stärken Sie die Patientin, indem Sie betonen, dass es keinerlei Rechtfertigung für Gewalt gibt – die Verantwortung dafür liegt immer bei der Gewalt ausübenden Person. Niemand verdient es misshandelt zur werden, auch gibt es keinen Anlass, der Gewalt rechtfertigt (ausser Notwehr / Selbstverteidigung). Gewalt hat nichts zu suchen in einer Beziehung, zwischen Konflikten / Streit und Gewalt besteht ein grosser Unterschied (s. a. Kap. 12.2).

Äussern Sie sich nicht abfällig über den Gewalt ausübenden Partner. Trotz erlebten Misshandlungen lieben viele betroffene Frauen ihre Partner (noch). Negative Bemerkungen können bewirken, dass sich Ihre Patientin zurückzieht, ihren Partner in Schutz nimmt oder entschuldigt und in der Folge die erlebte Gewalt verharmlost.

Viele Frauen, die misshandelt werden, schämen sich dafür. Sie haben die Vorwürfe ihres Partners verinnerlicht und denken, dass sie selbst schuld sind an den Gewalttaten. Weisen Sie Ihrer Patientin auf keinen Fall direkt oder indirekt eine Mitschuld zu, indem Sie nach Gründen für die Gewalttaten oder nach allfälligen Provokationen fragen.

Eventuell hat Ihre Patientin auch Schuldgefühle Ihnen gegenüber, weil sie die schwierige Situation (schon so lange) erträgt. Bestätigen Sie ihr, dass es schwierig, aber möglich ist, sich aus Misshandlungsbeziehungen zu lösen. Ermutigen Sie sie, spezialisierte Hilfe in Anspruch zu nehmen, da diese entlastend wirken kann.

→ Vermeiden Sie eine Retraumatisierung!

Hören Sie den Schilderungen der Patientin zu, fragen Sie nach, aber unterbrechen Sie, wenn sie beginnt, Ihnen ausführliche Details des Erlebten zu erzählen. Es besteht die Gefahr von Erinnerungsüberflutungen, so genannten Flashbacks. Diese können eine Retraumatisierung auslösen. Ein kurzes Benennen, um was es geht, reicht für Ihre Behandlung. Wenn bei der Patientin ein grosses Mitteilungsbedürfnis besteht, erklären Sie ihr, wieso Sie sie unterbrechen und dass die Gefahr besteht, dass sie von Gefühlen und Bildern «überschwemmt» wird. Erklären Sie ihr, dass es einen besonderen und sicheren Rahmen braucht, um über ihre Erlebnisse zu reden und vermitteln Sie ihr Adressen oder fädeln Sie allenfalls gerade einen Erstkontakt ein.

→ Vermitteln Sie Informationen!

Betroffene Frauen haben kaum Zugang zu den für sie wichtigen Informationen und denken, dass sie die einzigen sind, denen Gewalt widerfährt. Oftmals vermitteln ihnen gewalttätige Partner zudem, dass sie krank und nicht ganz normal sind.

Viele Frauen zweifeln deshalb an ihrer Wahrnehmung und sind der festen Überzeugung, dass sie langsam wahnsinnig werden. Ihre körperlichen Beschwerden oder Symptome deuten sie als Anzeichen dafür.

> «Nach einem Besuch bei der Frauenärztin bekam ich auf dem Heimweg stechende Schmerzen in der Brust und konnte fast nicht mehr atmen. Meine Kolleginnen erzählten mir später, dass ich danach stundenlang nicht mehr ansprechbar war und wie ein kleines Kind vor mich hin gewimmert und laut nach meiner Mutter gerufen habe. Ich selber erinnere mich nur noch daran, dass es für mich unangenehm war, der Ärztin detailliert zu beschreiben, was passiert war ...»
>
> Tamara, 18 Jahre, Mädchenhaus Zürich

Eine Ihrer zentralen Aufgaben ist es deshalb, Ihrer Patientin Informationen zu vermitteln und sie zu entlasten. Zeigen Sie ihr auf, dass sie nicht die einzige ist, der so etwas widerfährt und dass es sehr viele gewaltbetroffene Frauen gibt. Das Aufklären von Gewaltmechanismen und der Zusammenhang zu ihrer gesundheitlichen Situation ist von zentraler Bedeutung. Erklären Sie Ihrer Patientin, dass starke Beschwerden und Symptome der unterschiedlichsten Art normale Reaktionen auf Extremsituationen sind. Sie können als Bewältigungsstrategien des gesamten Organismus verstanden werden und sind keinesfalls als Zeichen eines beginnenden Wahnsinns zu werten. Dies wirkt entlastend.

→ Mobilisieren Sie Ressourcen!

Sprechen Sie mit Ihrer Patientin möglichst ausführlich darüber, was sie aktuell tun kann, damit es ihr besser geht: Gibt es ein unterstützendes soziales Umfeld? Was kann sie gut, was macht ihr Spass, was tut ihr gut? Wo liegen ihre Kraftquellen? Ressourcen? Über vorhandene Ressourcen zu sprechen fällt gewaltbetroffenen Frauen oft sehr schwer. Sie sehen ihre eigenen Stärken und Möglichkeiten gar nicht mehr. Ihr ganzes Denken und Handeln ist auf den gewalttätigen Partner ausgerichtet. Die Mobilisierung eigener Ressourcen stellt deshalb einen wichtigen Schlüssel zur Stabilisierung betroffener Frauen dar.

Quellen:
Arbeitskreis Häusliche Gewalt bei der Ärztekammer Niedersachsen, 2004, S. 23–24;
Bildungsstelle Häusliche Gewalt Luzern, 2005, Schulungsunterlagen;
Koordinierungsstelle gegen häusliche Gewalt, 2005, S. 12–14.

11.4 Umgang mit gewaltbetroffenen Frauen in verschiedenen Kontexten

Neben dem Ansprechen von häuslicher Gewalt als Verletzungs- oder Krankheitsursache sind auch die angemessene Behandlung im Moment und die längerfristige Begleitung ausschlaggebend, ob und wie gewaltbetroffene Frauen die angebotene Hilfe annehmen und für sich nutzen können. In den verschiedenen Arbeitsfeldern des Gesundheitswesens müssen für ein professionelles Vorgehen bei häuslicher Gewalt unterschiedliche Aspekte beachtet werden. Diese werden im Folgenden näher ausgeführt:

11.4.1 Privatpraxis (allgemeinärztliche, gynäkologische, psychotherapeutische, zahnärztliche Praxis), Notfalldienst

Die meisten gewaltbetroffenen Frauen suchen auf Grund einer gesundheitlichen Störung als Erstes eine ärztliche oder psychotherapeutische Praxis auf. Sie kommen mit akuten Verletzungen, psychosomatischen Beschwerden, Suchtproblemen und anderen unspezifischen gesundheitlichen Folgen von Gewalt (wie Schlafstörungen, Angst, Panikattacken) in die gesundheitliche Vorsorge. Einige Frauen sprechen von sich aus die erlittenen Verletzungen und Demütigungen an, einige möchten von ärztlicher Seite darauf angesprochen werden und andere wiederum möchten «nur» eine adäquate medizinische Behandlung ihrer Beschwerden.

Die sichtbaren Verletzungen, die allenfalls beschriebenen körperlichen Beschwerden und die von Ihnen erfasste aktuelle psychische Verfassung der Patientin geben Ihnen Hinweise auf die erlittene Gewalt bzw. die Folge des erlittenen Traumas (s. Indikatoren im Kap. 11.2.1). Entscheiden Sie auf Grund Ihrer Einschätzung, welche Untersuchungen erforderlich sind und informieren Sie die Patientin über Ihren Untersuchungsplan (Ärztekammer Nordrhein et al., 2005, Leitfaden).

Bei der nachfolgenden Untersuchung sollten Sie auf folgende Punkte achten:

→ Schaffen Sie eine ruhige, ungestörte Untersuchungsatmosphäre mit möglichst wenig Zeitdruck.
→ Stellen Sie sicher, dass Ihre Patientin sprachlich alles versteht. Organisieren Sie im Bedarfsfall eine neutrale Übersetzung.
→ Machen Sie ihr das Angebot, eine Begleitperson oder Praxisassistentin bei der Untersuchung dabei zu haben.
→ Akzeptieren Sie die Entscheidung Ihrer Patientin über das Tempo, die Fortführung oder den Abbruch der Behandlung.
→ Untersuchen Sie sensibel und ruhig, machen Sie allenfalls Pausen oder vereinbaren Sie einen neuen Termin.
→ Beschreiben Sie einzelne Untersuchungsschritte genau und erklären Sie, warum sie notwendig sind.
→ Erklären Sie die ärztliche Schweigepflicht und deren Entbindungsmöglichkeit verständlich.
→ Erklären Sie Sinn und Zweck der ärztlichen Dokumentation.

Ärztliche Untersuchungen sind für viele gewaltbetroffene Frauen mit Stress und Unsicherheit verbunden. Einige Frauen dürfen nur in Begleitung des Partners in die ärztliche Praxis kommen und stehen womöglich unter einem enormen Druck, nichts Falsches zu sagen. Für sie kann es eventuell hilfreich sein, wenn von ärztlicher Seite her bestimmt wird, dass der Partner z.B. bei der Untersuchung nicht dabei sein darf, nicht mit zum Röntgen kommen kann usw. Zudem kann es für gewaltbetroffene Frauen entlastend sein, wenn nach der Untersuchung ein zusammenfassendes Gespräch mit dem Partner stattfindet. Das vorgängige Absprechen des Gesprächsinhaltes mit der Patientin ist dabei jedoch zwingend.

Es darf nicht vergessen werden, dass gewalttätige Partner auch vor und nach der ärztlichen Untersuchung Druck und Kontrolle auf die Betroffene ausüben können. Einige Frauen kommen deshalb heimlich in die ärztliche Sprechstunde und schätzen Termine zu Randzeiten (frühmorgens, über den Mittag, während der Arbeitszeit) oder einen Hausbesuch.

Eine medizinische Untersuchung stellt häufig eine erneute Nähe zum erlebten Trauma her oder führt gar zu einer Retraumatisierung. «Insbesondere bei gynäkologischen Untersuchungen können negative traumatische Gefühle aktiviert oder verstärkt werden. (…) allein die Lage auf dem gynäkologischen Untersuchungsstuhl (kann) erneut an das Ausgeliefertsein während einer Tat erinnern» (Ärztekammer Nordrhein et al., 2005, Leitfaden).

Sorgfältig durchgeführte und sensibel erklärte Untersuchungsschritte sind für die meisten medizinischen Fachpersonen selbstverständlich. Die Frage, was die Untersuchung erleichtern würde, kann betroffenen Frauen helfen, wieder mehr Selbstbestimmung über sich und ihren Körper zu gewinnen. «Gewaltbetroffene Frauen haben infolge massiver Grenzverletzungen oft ein extrem gestörtes Körpergefühl und sind daher in besonderem Masse schutzbedürftig. Jeder Behandlungsschritt sollte im Vorfeld mit Ihrer Patientin geklärt werden. Sie muss in jedem Fall darüber aufgeklärt werden, was gemacht wird und warum etwas gemacht wird» (Arbeitskreis Häusliche Gewalt bei der Ärztekammer Niedersachsen, 2004, S. 23).

Patientinnen mit Gewalterfahrungen haben vielfach das Gefühl «nicht zu genügen», «psychisch labil» oder gar «verrückt» zu sein. Dieses Gefühl wird durch den gewalttätigen Partner oft gezielt verstärkt, die Frau durch ihn in der Öffentlichkeit auch so dargestellt. Es ist deshalb wichtig, Betroffenen zu erklären, dass ihre Beschwerden normale Reaktionen auf erlittene Extremsituationen sind. «Sie können als eine Bewältigungsstrategie des gesamten Organismus verstanden werden. Bleibt dieser Zusammenhang im Nebel, erscheinen betroffenen Frauen ihre eigenen Reaktionen oft unnormal und verrückt» (Arbeitskreis Häusliche Gewalt bei der Ärztekammer Niedersachsen, 2004, S. 23).

Diese Erklärung wirkt entlastend und kann eine mögliche Pathologisierung verhindern helfen. In diesem Zusammenhang ist bei der Verschreibung von Psychopharmaka grösste Sorgfalt und Zurückhaltung geboten.

11.4.2 Spital

Als Fachpersonen des Spitals sind Sie oft mit gewaltbetroffenen Frauen selbst, aber auch mit deren Familienangehörigen oder sogar mit dem gewalttätigen Partner konfrontiert. Der Kontakt mit betroffenen Patientinnen oder mit Frauen, bei denen Sie häusliche Gewalt vermuten, ist nicht immer einfach. Oft fehlt Ihnen die Zeit oder nötige Ruhe, mit Betroffenen in ein längeres Gespräch zu kommen.

Vielfach werden gewaltbetroffene Frauen auch während eines Spitalaufenthalts vom gewalttätigen Partner oder von Familienangehörigen kontrolliert oder bedroht; sei es, indem ständig jemand auf Besuch ist oder Drohungen der Frau gegenüber ausgesprochen werden. «Wage ja nicht, jemandem etwas zu sagen», «Auch im Spital bist du nicht sicher vor mir», «Auch hier glaubt und hilft dir niemand» sind Sätze, welche es betroffenen Frauen schwierig machen, sich Ihnen gegenüber zu öffnen.

Zusätzlich schämen sich Betroffene vielfach für das Erlebte und es fällt ihnen schwer, in den kurzen Kontaktmomenten, z. B. bei der morgendlichen Visite oder bei Pflegeleistungen, ihre Situation zu thematisieren. Sie möchten im hektischen Spitalalltag niemandem zur Last fallen.

Bei Patientinnen mit Migrationshintergrund können zusätzlich Verständigungsprobleme hinzukommen. Übersetzungshilfen durch Familienangehörige erleichtern Ihnen zwar Ihre Arbeit, sind aber für viele betroffene Frauen wenig hilfreich. Es besteht die Gefahr, dass absichtlich falsch übersetzt wird und falsche Ursachen für gesundheitliche Beschwerden angegeben werden. Aus all diesen Gründen ist es für Sie gar nicht so einfach, mit gewaltbetroffenen Frauen ins Gespräch zu kommen.

> «Mein Mann kam jeden Tag um acht Uhr morgens ins Spital und verbrachte dann den ganzen Tag in meinem Zimmer. Er kontrollierte alle und alles. Auch drohte er mir, dass er mich auch im Spital umbringen könne, falls ich jemandem etwas sagen würde. Nur in der Nacht war er nicht da, so konnte ich dann einer Nachtschwester erzählen, was wirklich passiert war…»
>
> Rosa, 48 Jahre, Frauenhaus Luzern

Das Spital ist für einen Teil der gewaltbetroffenen Patientinnen ein Ort grösserer Sicherheit. Sie fühlen sich durch den Spitalaufenthalt entlastet und der öffentliche Raum bietet ihnen mehr Schutz und Sicherheit vor dem gewalttätigen Partner. Sie können z. B. ohne Angst durchschlafen, sich freier bewegen und sich erholen. Manche zögern deshalb eine Entlassung so lange wie möglich hinaus, z. B. mit immer neuen Beschwerden.

Für den anderen Teil der gewaltbetroffenen Patientinnen ist der Spitalaufenthalt nebst allfälligen Schmerzen zusätzlich mit grosser Angst und Stress verbunden. So wissen z. B. Mütter, welche ihre Kinder zu Hause lassen mussten, nicht, was mit ihnen passiert. Auch wenn Frauen unter dem Druck massiver Drohungen die erlebte Gewalt ständig verleugnen müssen, ist das für den Genesungsprozess wenig förderlich.

Um den Spitalaufenthalt für gewaltbetroffene Frauen so sicher und hilfreich wie möglich zu gestalten, sollten Sie folgende Punkte beachten:

➜ Legen Sie Informationsmaterial zu häuslicher Gewalt auf. Machen Sie Adressen und Telefonnummer von Hilfsangeboten öffentlich zugänglich.
➜ Schaffen Sie Möglichkeiten, die Patientin alleine in einem sicheren Rahmen anzusprechen, z. B. nach der Besuchszeit, im Röntgen.
➜ Setzen Sie bei fremdsprachigen Patientinnen neutrale ÜbersetzerInnen ein.
➜ Unternehmen Sie keine Schritte ohne Absprache mit der Patientin, Sie könnten sie dadurch zusätzlich gefährden. Vereinbaren Sie gegebenenfalls mit Ihrer Patientin, dass sich Besuch bei der Station anmelden muss.
➜ Informieren Sie den Empfang / die Anmeldung, wenn eine Patientin anonym im Spital ist.
➜ Lassen Sie in diesem Fall Telefonanrufe an die Patientin nur an die Station zu.
➜ Erlassen Sie – falls notwendig – Hausverbote für gewisse Personen.

Quelle: Bildungsstelle Häusliche Gewalt Luzern, 2005, Schulungsunterlagen

> «Eine Patientin unserer Abteilung wurde in ihrem Zimmer immer wieder bedroht und dann auch körperlich misshandelt. Es ist nur schwer möglich, im hektischen Pflegealltag eine Frau 100%ig schützen zu können. Bei dieser Patientin wurde dann dem Mann ein Hausverbot erteilt und zusätzlich eine Person des Sicherheitsdienstes vor der Zimmertüre positioniert.»
>
> Stationsleiterin in einem Spital, Bildungsveranstaltung Bildungsstelle Häusliche Gewalt Luzern

Bei der Umsetzung der oben aufgeführten Empfehlungen kann es zu verschiedenen Schwierigkeiten kommen. Die Hektik des Pflegealltages, knappe Personalressourcen und ungeklärte Vorgehensweisen innerhalb der Institution erschweren es Ihnen manchmal, angemessen auf die Situation gewaltbetroffener Patientinnen einzugehen. Es ist deshalb wichtig, das konkrete Vorgehen bei Fällen von häuslicher Gewalt, den Umgang mit Betroffenen und auch mit gewalttätigen Personen im Spital zu klären.

Für Sie kann es entlastend sein, Ihre Rolle, Aufgaben und Kompetenzen, aber auch Ihre Grenzen und die Ihrer Institution zu kennen und diese gegenüber der Patientin zu kommunizieren.

Manchmal halten sich gewaltbetroffene Patientinnen selbst nicht an die getroffenen Abmachungen und bringen dadurch sich und andere in Gefahr. In diesen Fällen ist Klarheit der Patientin gegenüber gefordert; machen Sie sie auf geltende Hausregeln, getroffene Vereinbarungen und die Möglichkeiten und Grenzen der Institution aufmerksam.

Es liegt weder in Ihrer Verantwortung noch in Ihrer Macht, häusliche Gewalt zu beenden.

Umgang mit Medikamenten

Auf Grund der Tatsache, dass nur knapp ein Drittel der betroffenen Frauen die erlittene Gewalt im ärztlichen Gespräch thematisiert, wird ein Grossteil der durch häusliche Gewalt verursachten physischen und psychischen Verletzungen nicht erkannt (Arbeitskreis Häusliche Gewalt bei der Ärztekammer Niedersachsen, 2004, S. 22). Dies führt in der Praxis wiederholt zu Fehldiagnosen und falscher Medikation – zum Teil mit gravierenden gesundheitsschädigenden Auswirkungen für die Betroffenen. Es ist deshalb bei der Verordnung von beruhigenden, Schlaf fördernden und psychisch stabilisierenden Medikamenten besondere Vorsicht und Sorgfalt geboten. Dies gilt vor allem für Patientinnen, welche über Beschwerden wie Angstattacken, Schlafstörungen, Nervosität, depressive Zustände, Antriebslosigkeit ohne Angaben der Ursache berichten oder bei welchen die im Kapitel «Häusliche Gewalt als Krankheitsursache» aufgeführten psychischen und psychosomatischen Indikatoren zutreffen.

Es ist davon auszugehen, dass die (Falsch-)Verordnung von Medikamenten verschiedene nicht erwünschte Auswirkungen haben kann:
• Die Verschreibung von Beruhigungs- oder Schlafmitteln und anderen psychisch wirksamen Medikamenten können Symptome abschwächen oder verschleiern.

Die wahren Ursachen der Beschwerden bleiben so unentdeckt und eine ursachenadäquate Behandlung wird verunmöglicht.

- Die Einnahme von sedierenden und Schlaf fördernden Medikamenten kann ein
  erhöhtes Misshandlungsrisiko für gewaltbetroffene Frauen bedeuten. So können
  sie z.B. in der Folge Gefahrensituationen nicht mehr realistisch einschätzen, sich
  nicht oder ungenügend vor nächtlichen Misshandlungen schützen oder nicht mehr
  schnell reagieren und sich in Sicherheit bringen.
- Die Verschreibung von Psychopharmaka kann bei den Betroffenen das Gefühl,
  krank oder verrückt zu sein, verstärken und die Aussagen des gewalttätigen Partners «Du bist verrückt», «Du bist psychisch krank» bestätigen.
- Die nicht ursachengerechte Verschreibung von Medikamenten kann dazu führen,
  dass eine betroffene Frau in einer Misshandlungsbeziehung verharrt. Die Einnahme von Medikamenten kann im schlimmsten Fall bewirken, dass Betroffene
  Misshandlungen und deren Folgen besser und länger ertragen.
- Eine nicht Ursachen gerechte Verschreibung insbesondere von Antidepressiva
  und anderen Psychopharmaka mit wenig ärztlicher Kontrolle und Begleitung
  kann gerade bei gewaltbetroffenen Frauen zu einer physischen und / oder psychischen Substanzabhängigkeit führen.

Eine sorgfältige und ursachenadäquate Verordnung von beruhigenden, Angst lösen-
den, Schlaf fördernden und stimmungshebenden Medikamenten kann aber für gewaltbetroffene Frauen auch entlastend und vor allem in der kurzfristigen Behandlung angebracht sein. Sie sollte jedoch immer in Absprache mit der Patientin, unter
Berücksichtigung der aktuellen Lebenssituation und unter enger Kontrolle und Begleitung erfolgen (Arbeitskreis Häusliche Gewalt bei der Ärztekammer Niedersachsen, 2004, S. 27).

«Von meinem Arzt bekam ich Tabletten gegen meine Nervosität. Da ich den Arzt
nicht richtig verstanden hatte, fragte ich meinen Mann, wie ich die Tabletten nehmen muss. Er sagte mir, ich könne jedes Mal, wenn ich nervös werde, eine Tablet-
te nehmen… Nach kurzer Zeit konnte ich fast nicht mehr aufstehen und blieb den
ganzen Tag im Bett… Mein Mann brachte mir jeweils neue Tabletten nach Hause.
Als ich später im Frauenhaus war, erklärten sie mir, dass ich über mehrere Monate
schwerste Beruhigungstabletten falsch eingenommen hatte, und ich musste unter
ärztlicher Aufsicht einen Entzug machen…»

Kelly, 32 Jahre, Frauenhaus Luzern

11.4.3 Spitex / Hauspflege

Fachpersonen, welche als Hebamme oder in der Hauspflege tätig sind, können im
Rahmen einer Schwangerschaft, Geburt oder bei Hauspflegeleistungen mit gewaltbetroffenen Frauen konfrontiert werden. Eine Geburt löst in der Regel bei allen

Beteiligten starke Emotionen aus. Bei gewaltbetroffenen Gebärenden muss bedacht werden, dass das geborene Kind vielleicht bei einer Vergewaltigung entstanden ist, vielleicht vom Kindsvater nicht gewünscht oder anerkannt wird oder nicht das gewünschte Geschlecht hat und die Mutter deshalb erneuten Demütigungen oder gar Misshandlungen ausgesetzt ist.

Durch die intensive und längerfristige Begleitung im Rahmen einer Geburt oder Hauspflege kommt Ihnen eine besondere Bedeutung zu. Sie sind unmittelbarer mit den Lebensumständen der Frauen und deren Familien konfrontiert. Sie haben oft als Einzige Einblick in die Wohnung, den Erziehungsalltag und den Tagesablauf einer Familie.

Nicht selten sind Sie deshalb auch direkt mit dem gewalttätigen Partner konfrontiert. In den meisten Fällen ist die angespannte Atmosphäre schnell spürbar. Vielleicht werden Frauen und Kinder vor Ihren Augen beschimpft, gedemütigt oder gar körperlich misshandelt. Fachpersonen der Spitex oder Hauspflege sind vielfach auch die einzigen aussenstehenden Personen, welche in die Wohnung gelassen werden, oder die einzigen Kontaktpersonen überhaupt für gewaltbetroffene Frauen ausserhalb der Familie.

Das unmittelbare Miterleben von Grenzüberschreitungen und Misshandlungen ist für Sie als Fachperson sehr belastend und löst verschiedene Gefühle wie Überforderung, Ohnmacht, Angst oder Wut aus. Vielfach ist in solchen Situationen das Bedürfnis, die gewalttätige Person zu konfrontieren und zur Rechenschaft zu ziehen, grösser als der Wunsch, die betroffene Person zu schützen. Die Erfahrung zeigt, dass dies aber in den meisten Fällen misslingt. Es gehört auch nicht zu Ihrer Aufgabe.

Es ist deshalb wichtig, dass Sie Ihre Rolle und Funktion, aber auch die eigenen Grenzen kennen und konsequent einhalten.

In einer akuten Situation kann es sinnvoll sein,

- die Behandlung abzubrechen und Hilfe zu organisieren (in diesem Fall ist es wichtig, der Betroffenen Unterstützung und Hilfe zu einem späteren Zeitpunkt anzubieten)
- klar und deutlich gegen Gewalt Stellung zu nehmen
- die Anwesenden zu informieren, dass Sie das Erlebte weiterleiten
- sich nicht auf Vermittlungsgespräche zwischen dem Paar einzulassen.

«Nach der Geburt meiner Tochter Shella kam jeweils einmal in der Woche eine Frau von der Spitex in die Wohnung. Mein Mann war jeweils auch da und spielte den fürsorglichen Vater, obwohl er sich an den anderen Tagen nie um Shella kümmerte. Als er mich wieder jede Nacht misshandelte und ich vor lauter Schmerzen fast nicht mehr zu Shella schauen konnte, schrieb ich einen kleinen Zettel und steckte ihn der Spitex-Frau zu. Sie organisierte dann für mich und Shella den Eintritt ins Frauenhaus… Ich weiss nicht, wie ich sonst die Wohnung verlassen hätte.»

Jazintha, 32 Jahre, Frauenhaus Luzern

11.5 Dokumentation von Verletzungen und Folgen häuslicher Gewalt

Häusliche Gewalt spielt sich in den meisten Fällen im nahen sozialen Umfeld und innerhalb der eigenen vier Wände ab. So haben gewaltbetroffene Frauen in der Regel wenige Beweismittel und keine Zeugen für die erlebten Misshandlungen. Vielfach wissen betroffene Frauen auch nicht, dass es für ihre Situation spezialisierte Beratungs- und Anlaufstellen gibt, insbesondere Migrantinnen sind wenig vertraut mit dem hiesigen Hilfs- und Gesundheitssystem.

11.5.1 Die Bedeutung der Dokumentation

Als Fachperson im Gesundheitswesen kommt Ihnen häufig die Rolle «des einzigen Zeugen/der einzigen Zeugin» zu. Oftmals kennen Sie die aktuelle Lebenssituation der Betroffenen und sind vielleicht als eine von wenigen Personen informiert über erlebte Misshandlungen. Die Erfahrungen aus der Arbeit mit Betroffenen zeigen, dass deren Vertrauen in Sie als medizinische Fachperson und in Ihre Kompetenz und Autorität gross ist.

Der ärztlichen Behandlung und deren Dokumentation kommt deshalb grosse Bedeutung zu. Ihre Dokumentation diagnostizierter Verletzungen und Folgen der Misshandlungen sind für Betroffene oftmals die einzigen Beweise. Viele gewaltbetroffene Patientinnen wissen nicht, dass ärztliche Zeugnisse in allen rechtlichen Verfahren sehr wichtig sind und allfällige Gegenaussagen eines Beschuldigten widerlegen können. Informieren Sie Ihre Patientin darüber und halten Sie in jedem Fall Ihre Untersuchungsergebnisse fest.

Ihre ärztliche Dokumentation kann für betroffene Frauen in verschiedenen Belangen hilfreich sein:
- Polizeiliche Anzeige und strafrechtliche Verfahren
- Anordnung von kantonalen Polizeischutzmassnahmen, wie Wegweisung, Rayon- und Kontaktverbote
- Trennungs- oder Scheidungsverfahren
- Regelung der Elternrechte, d.h. für Besuchs-, Obhuts- und Sorgerechtsfragen
- Anordnung von Kinderschutzmassnahmen
- Massnahmen zum Schutz der Persönlichkeit
- Aufenthaltsrechtliche Verfahren
- Opferhilfeansprüche
- Gutachten verschiedenster Art, z.B. bezüglich Glaubwürdigkeit in Straf- und Zivilverfahren
- Versicherungsrechtliche Fragen, insbesondere zur Abgrenzung von Krankheits- zu Unfallfolgen

In einem rechtlichen Verfahren kann Ihre Dokumentation ein entscheidendes oder gar das entscheidende Beweismittel sein. Die Erfahrung zeigt, dass mitwissende Privatpersonen z. B. im Rahmen einer polizeilichen Anzeige oder in einem strittigen Scheidungsverfahren oftmals ihre Aussagen zurücknehmen, sei es aus Angst vor den Reaktionen der beschuldigten Person oder weil sie selbst nichts mit den Behörden zu tun haben wollen.

> «Meine Nachbarin hat mich immer wieder motiviert, meinen Mann zu verlassen, zur Polizei zu gehen und meinen Mann anzuzeigen… Auch hat sie mehrmals die Polizei alarmiert, als ich und die Kinder wieder misshandelt wurden. Als ich sie später bat, bei der Polizei eine Aussage zu machen, sagte sie mir, sie wolle von mir nichts mehr wissen und ich hätte meinen Mann eben auch provoziert…»
>
> Iris, 45 Jahre, Frauenhaus Luzern

Viele gewaltbetroffene Frauen entscheiden sich nicht sofort nach einem ersten Arztbesuch, eine Anzeige zu machen oder ein Trennungsbegehren einzugeben. Sie leiten vielleicht erst nach weiteren Misshandlungen oder wenn sie gar keine Hoffnung mehr auf Veränderung sehen konkrete Schritte ein.

Trotzdem oder gerade deshalb kommt Ihrer Dokumentation eine wichtige Bedeutung zu:

- Die erlittene Gewalt ist «sicher» dokumentiert und festgehalten.
- Betroffene Frauen können jederzeit auf Schriftliches zurückgreifen.
- Die Dokumentation zeigt die Misshandlungsgeschichte und deren Verlauf auch über einen längeren Zeitraum auf.
- Betroffene Frauen fühlen sich durch das Dokumentieren ernst genommen.
- Die Dokumentation dient Betroffenen als Erinnerungshilfe über den chronologischen Ablauf.
- Die Dokumentation dient auch Ihnen als Erinnerungsstütze, falls Sie selbst als ZeugIn oder ExpertIn in ein rechtliches Verfahren einbezogen werden.

11.5.2 Die 8-Punkte-Dokumentation

An gerichtsverwertbare Dokumentationen werden heutzutage hohe Ansprüche gestellt. Ein klar und professionell abgefasster Bericht erhöht die Glaubwürdigkeit Ihrer Feststellungen und Wahrnehmungen. Eine professionelle Dokumentation ist für Sie ein Beleg Ihrer Kompetenz und damit auch Ihre Visitenkarte.

Die nachfolgende 8 Punkte-Dokumentation stützt sich auf Empfehlungen deutscher Dokumentationsbogen (MED-DOC-CARD des Instituts für Rechtsmedizin Köln und Dokumentationsbogen der Ärztekammern Nordrhein[1] und Westfalen-Lippe[2]) und wurde Schweizer Verhältnissen angepasst. Eine Mustervorlage eines Dokumentationsbogens finden Sie im Anhang zu diesem Kapitel.

1 www.aekno.de/htmljava/a/kammerarchiv/haus-gewalt-dokubogen.pdf
2 www.aekwl.de/fileadmin/medizin_und_gesundheit/doc/dokumaterial_leitfaden.pdf

Punkt 1: Formales

- Befund erhebende Person evtl. mit Kompetenzhinweis (falls Spezialkenntnisse erforderlich sind)
- Ort der Untersuchung (Praxis, Klinik)
- Datum und Uhrzeit der Untersuchung
- zuweisende Stelle / Institution
- evtl. für wen der Bericht verfasst wird

Punkt 2: Patientinnenbasisdokumentation

- Name, Adresse, Geburtsdatum
- Körpergrösse, Körpergewicht
- Schwangerschaft ja / nein
- Anwesende Personen (Partner, Kinder, Verwandte)
- Kommunikation (mit Übersetzung, durch wen? Ohne Übersetzung)
- Kommunikationsfähigkeit (Alkohol-, Drogeneinfluss)
- psychische Verfassung beschreiben, nicht bewerten

Punkt 3: Beschreibung des Hergangs der Misshandlung

- Hergang der Misshandlung in den Worten der Patientin festhalten (klare, aber offene Fragen stellen: «Ich habe den Eindruck, Ihre Verletzungen sind durch Misshandlungen entstanden; möchten Sie schildern, wie Ihre Verletzungen entstanden sind?»)[3]
- Wer hat misshandelt?
- Zeitpunkt (Datum, Uhrzeit oder Tageszeit)
- Dauer der Gewalttat
- Einsatz von Waffen (wie Gürtel, Haushaltsgegenstände, Messer, Schusswaffen usw.) und Stärke der Gewalt
- allfällige Zeugen (Kinder, Nachbarn usw.)

Punkt 4: Vorgeschichte mit Angaben zu eventuellen früheren Misshandlungen

- Festhalten der Schilderung der Patientin über allfällige frühere Misshandlungen
- Verweis auf frühere Praxisbesuche, erstellte Dokumentationen usw.

---

3 Ärztekammer Nordrhein et al., 2005, Dokumentationsbogen S. 2.

Punkt 5: Systematische Untersuchung des gesamten Körpers

Genaue Beschreibung der Verletzungen und des körperlichen Befundes:
- Wo? Exakte Verortung am Körper, z. B. anhand einer Körperschemazeichnung
- Was? Benennung des Befundes, z. B. Schnittwunde, Hämatom, Kratzspuren
- Wie? Nähere Beschreibung eines Befundes mit Grösse, Form, Farbe, Anzahl (nicht «viele Hämatome», sondern genaue Anzahl), Tiefe, Randkontur, evtl. Verweis auf beiliegende Fotos
- Beschreibung weiterer Symptome (Kopfschmerzen, Übelkeit, Angst, Schlafstörungen usw.)

Punkt 6: Diagnose oder Verdachtsdiagnose

- Welche Art von Verletzung und / oder gesundheitlicher Störung liegt vor?
- Wie alt ist die Verletzung und / oder gesundheitliche Störung unter Angabe der Beurteilungskriterien (frisch, mehrere Tage, im Zeitraum entstanden von … bis …)?
- Wie ist der Befund im Kontext der Schilderung der Patientin zu bewerten? («Die unscharf begrenzten blau-violetten Verfärbungen in der Haut der Patientin auf beiden Seiten des Kehlkopfes lassen sich mit der Schilderung, sie sei vor wenigen Stunden heftig gewürgt worden, vereinbaren» oder «die violetten Hautverfärbungen von der Form eines Hufeisens von etwa 3 cm Durchmesser passen zu den Angaben der Patientin, sie sei von einer Gürtelschnalle getroffen worden.»)[4]

Punkt 7: Angabe der weiterführenden Massnahmen

- Dokumentation der notwendigen Behandlung
- Dokumentation der verordneten Medikamente
- Laborbefunde, Röntgenbilder
- Arbeitsfähigkeit? Arztzeugnis?
- Weitervermittlung an wen?
- Evtl. konsiliarischen Beizug festhalten

4 Arbeitskreis Häusliche Gewalt bei der Ärztekammer Niedersachsen, 2004, Dokumentationsbogen

Punkt 8: Fotodokumentation

Die zusätzliche fotografische Dokumentation ist die beste Möglichkeit Befunde fest-zuhalten. Für viele betroffene Frauen ist das Fotografiertwerden jedoch mit sehr grossen Schamgefühlen oder auch religiösen und kulturellen Verboten verbunden. Respektieren Sie, wenn die Frau das Fotografieren ablehnt, und halten Sie dies schriftlich mit der Begründung fest.

- Senkrecht zur Hautoberfläche fotografieren
- Abbildung des Befundes in der Übersicht
- Detailabbildung inkl. Zentimetermass oder genormter Gegenstand (Kugelschreiber, Zündholz usw.)
- möglichst Digitalkameras mit einblendbarem Datum verwenden

Falls aussagekräftige Röntgenbilder vorliegen, sollten diese dem Bericht beige-legt werden. Die Gerichtspraxis der letzten Jahre zeigt, dass der Dokumentation beigelegte Röntgenbilder eine hohe Überzeugungskraft haben und die Schwere ei-ner Tathandlung nachhaltig belegen.

Quellen:
Ärztekammer Nordrhein et al., 2005, Dokumentationsbogen;
Bildungsstelle Häusliche Gewalt Luzern, 2005, Schulungsunterlagen; Brzank, 2005
Landesinstitut für den öffentlichen Gesundheitsdienst NRW, 2005;
Häusliche Gewalt. Leitlinien für die Frauenklinik Maternité, Anhang Kap. 13.

11.5.3 Dokumentation von sexueller Gewalt

Bei der Erfassung und Dokumentation der Folgen von sexueller Gewalt ist im Akut-fall nebst den vorgängig aufgeführten Punkten vor allem die Sicherstellung von möglichem Beweismaterial wie z. B. Blut- oder Sekretspuren des Täters am Körper oder an der Kleidung der Betroffenen zentral. Für DNA-Analysen können Unter-suchungen bis 72 Stunden nach der Tat gemacht werden. Die Asservate, allenfalls auch Kleidungsstücke, sollten tiefgekühlt werden. Für ein allfälliges Strafverfahren sind die umfassende Spurensicherung und eine detaillierte Befunderhebung uner-lässlich. Diesen Anforderungen werden in der Regel die spezialisierten Abteilun-gen in Spitälern, gynäkologische Ambulatorien oder rechtsmedizinische Institutio-nen gerecht.

11.6 Schutz und Sicherheit der Patientin haben oberste Priorität

Die oberste Maxime in der Behandlung gewaltbetroffener Patientinnen muss es sein, jede weitere Gefährdung zu vermeiden. Schutz und Sicherheit einer betroffenen Frau sind das wichtigste Ziel jeder Intervention. Fachpersonen im Gesundheitsbereich müssen sich der Gefahr bewusst sein, die für eine Frau entstehen kann, wenn sie Gewalterlebnisse öffentlich macht. Die Erfahrungen aus der Beratungspraxis zeigen, dass dann oder bei einer Trennung das Risiko einer Eskalation der Gewalt am grössten ist.

Jede Konsultation muss deshalb zwingend mit der Frage nach der Gefährdung der Patientin und der Klärung allfälliger Schutzmassnahmen enden:

→ **Klären Sie mit Ihrer Patientin, ob sie gefestigt genug ist, um in ihrem normalen sozialen Umfeld zu bleiben und ob sie dort auch sicher ist.**

Fragen Sie sie ganz konkret, ob sie nach Hause zurückkehren kann oder will oder ob sie Angst davor hat und an einem anderen Ort unterkommen möchte. Fragen Sie nach, ob Kinder zu Hause geblieben sind und wo und wie für diese gesorgt werden kann. Klären Sie gegebenenfalls mit Ihrer Patientin, wohin sie gehen möchte, ob sie Freunde oder Bekannte hat, bei denen sie sicher unterkommen kann oder ob allenfalls ein Eintritt in ein Frauenhaus angezeigt ist. Bei einem akuten Fall kann auch eine Einweisung ins Spital sinnvoll sein, einerseits um die Sicherheit zu erhöhen, andererseits aber auch um Zeit zu gewinnen für weitere Abklärungen. Auch bei einem stationären Aufenthalt muss aber geklärt werden, wie mit gewalttätigen Verwandten umgegangen werden kann und ob es Schutzvorkehrungen braucht.

Falls Sie die Gefährdung einer Patientin grösser einschätzen als die Patientin selber, gilt es, notwendige Schutzvorkehrungen genau zu prüfen. Es gibt Situationen, in denen Sie gegen den Willen Ihrer Patientin z.B. die Polizei oder eine amtliche Stelle einschalten müssen:

- Ein gewalttätiger Partner bedroht Ihre Patientin in Ihrem Beisein massiv oder spricht Drohungen Ihnen gegenüber aus.
- Ihre Patientin ist auf Grund ihrer momentanen psychischen und/oder gesundheitlichen Verfassung nicht in der Lage, die Gefährdung realistisch einzuschätzen.
- Ihre Patientin ist auf Grund ihrer momentanen psychischen und/oder gesundheitlichen Verfassung nicht in der Lage, gemeinsame Kinder genügend vor dem gewalttätigen Partner zu schützen.

Solche Situationen sind heikel und es empfiehlt sich in jedem Fall, sich mit einer anderen Fachperson abzusprechen. Weiter ist es für die Sicherheit Ihrer Patientin zwingend, dass Sie sie über jeden vorgenommen Schritt, auch wenn er gegen den Willen Ihrer Patientin geschieht, informieren.

→ Ermutigen Sie Ihre Patientin, spezialisierte Hilfe in Anspruch zu nehmen.

Auszubrechen aus dem Gewaltkreislauf ist für jede betroffene Frau ein schwieriger Schritt, der mit vielen Ängsten und Unsicherheiten verbunden ist und der viel Kraft und Mut braucht. Oftmals sind von häuslicher Gewalt betroffene Frauen aber psychisch so geschwächt, dass sie ohne Ermutigung und stärkende Unterstützung nicht in der Lage sind, diesen Schritt zu machen. In ihren Ambivalenzen gefangen, gelingt es ihnen meist nicht, Perspektiven zu entwickeln und klare Entscheidungen zu treffen. Die Loslösung aus Gewaltbeziehungen erscheint wie ein unüberwindbares Hindernis. Sprechen Sie – um Ihre Patientin zu entlasten – Perspektivenlosigkeit, das Gefühl von Ausweglosigkeit und Sich-gelähmt-Fühlen als typische Auswirkungen von erlebter Gewalt an und erklären Sie ihr, dass spezialisierte Beratungsstellen helfen können, diese Folgeerscheinungen zu überwinden. Wenn Ihre Patientin offen ist für weitergehende Unterstützung, bieten Sie ihr an, den telefonischen Erstkontakt herzustellen. Für viele ist das eine grosse Hilfe (Koordinierungsstelle gegen häusliche Gewalt, 2005, S. 7).

→ Kehrt Ihre Patientin nach Hause zurück, schätzen Sie mit ihr zusammen die Gefährdung ein und erstellen Sie evtl. einen Sicherheitsplan.

Klären Sie mit ihr, was sie in einem Notfall tun kann und wo sie Unterstützung bekommt. Neben Orientierung, die Krisenpläne im Notfall bieten, verringern sie das Gefühl, ausgeliefert zu sein und ermöglichen es Ihrer Patientin handlungsfähig zu bleiben (Beispiel für einen Sicherheitsplan s. Anhang).

Auch wenn eine betroffene Frau bei einem ersten Besuch keine Hilfe in Anspruch nehmen will oder kann, ist es wichtig, der Patientin gegenüber weiterhin offen zu bleiben, damit sie auch zu einem späteren Zeitpunkt auf Ihr Angebot und Ihre Unterstützung zurückkommen kann.

11.7 Möglichkeiten und Grenzen im Umgang mit gewaltbetroffenen Frauen

Die Konfrontation mit gewaltbetroffenen Frauen löst (auch) bei Fachpersonen des Gesundheitsbereiches verschiedene Gefühle wie Angst, Empörung, Wut, Frustration, Abwehr aus oder ruft gar Erinnerungen an eigene Erlebnisse hervor (Bildungsstelle Häusliche Gewalt, 2005). Der Kontakt mit gewaltbetroffenen Patientinnen führt Fachpersonen gelegentlich an persönliche, aber auch an institutionelle Grenzen. Ein sorgsamer Umgang mit den Grenzen einer betroffenen Frau, aber auch mit den eigenen und den institutionellen Grenzen ist deshalb notwendige Voraussetzung für ein professionelles und damit unterstützendes Arbeiten mit gewaltbetroffenen Patientinnen.

Fundiertes Wissen über häusliche Gewalt und die Situation von gewaltbetroffenen Frauen kann Fachpersonen zusätzlich entlasten und hilft angemessen zu reagieren.

→ **Wichtig zu wissen**

Gewaltbetroffene Frauen können grenzenlos sein

Gewaltbetroffene Frauen haben oft jahrelange Demütigungen, Abwertungen und Grenzüberschreitungen erlebt. Ihre Rechte, Bedürfnisse und Wünsche sowie ihre körperliche und sexuelle Integrität wurden missachtet. Als Folge der Misshandlungen fällt es vielen Frauen daher schwer, eigene Grenzen wahrzunehmen und zu benennen. Sie haben das Gespür für eigene, aber auch fremde Grenzen verloren. Gewaltbetroffene Patientinnen können im Kontakt oder im Gespräch mit Ihnen grenzenlos sein.

Es ist deshalb Ihre Aufgabe, diese Grenzen zu setzen und auch einzuhalten:

- Legen Sie Gesprächszeiten vorgängig fest.
- Sie bestimmen das Gesprächsetting und den Gesprächsverlauf.
- Unterbrechen Sie den Redefluss, um die Retraumatisierung einer Patientin zu vermeiden usw.

Gewaltbetroffene Frauen geben gern Verantwortung ab

Gewaltbetroffene Patientinnen werden oft über lange Zeit durch den gewalttätigen Partner fremd bestimmt und kontrolliert. Jedes «Zuwiderhandeln» wird mit verschiedenen Misshandlungsformen bestraft. Dies führt dazu, dass Betroffene das Gefühl haben, sie könnten ihre Situation nicht alleine verändern und dazu neigen, die Verantwortung abzugeben. Ihre Forderungen an Sie als Fachpersonen im Gesundheitsbereich sind deshalb manchmal unangemessen und ihre Erwartungen überhöht. Es ist wichtig, gewaltbetroffene Frauen trotzdem zu unterstützen und ihnen Hilfsmöglichkeiten aufzuzeigen. Die Verantwortung für Entscheidungen liegt jedoch immer bei der Betroffenen selbst, geben Sie deshalb diese immer wieder an die Patientin zurück.

Gewaltbetroffene Frauen können ambivalent sein

Frauen mit Gewalterfahrungen können in verschiedener Weise ambivalent sein: Einmal wollen sie sich von ihrem Partner sofort trennen, ein anderes Mal geben sie ihm nochmals eine Chance, ein weiteres Mal zeigen sie ihn bei der Polizei an usw. Vielfach sind gewaltbetroffene Patientinnen auch gegenüber Fachpersonen des Gesundheitsbereiches ambivalent: Einmal berichten sie Ihnen ausführlich über das Geschehen, ein anderes Mal wissen sie nichts mehr von alten Übergriffen oder schwächen diese ab, ein weiteres Mal erscheinen sie nicht zum vereinbarten Termin usw. Verstehen Sie diese Ambivalenz als Folge der erlittenen Gewalt und der besonderen Dynamik von Gewaltbeziehungen und nicht als Desinteresse der Frau ihre Situation zu verändern. Respektieren Sie, wenn angebotene Hilfe nicht sofort angenommen wird (werden kann). Bleiben Sie weiterhin der Patientin gegenüber offen, damit sie auch zu einem späteren Zeitpunkt auf Ihre Unterstützung zurückkommen kann.

→ Weiter zu beachten

Die Rolle, Aufgaben und Grenzen der Institution kennen

Obwohl Sie als Fachperson des Gesundheitsbereiches vielfach zu den ersten Ansprechpersonen von gewaltbetroffenen Frauen gehören, liegt es nicht in Ihrer Macht und Verantwortung häusliche Gewalt zu beenden. Auch müssen Sie weder Aufgaben der Justiz noch des Sozialwesens übernehmen. «Frauen erwarten von den Behandelnden keine sozialarbeiterische Tätigkeit, sondern eine respektvolle Untersuchung, ohne dass der Grund der Verletzung verschwiegen wird» (Hagemann-White & Bohne, 2003, S. 57). Daneben kommt den Institutionen und Fachpersonen des Gesundheitswesen auch die Rolle zu, die Betroffenen auf spezialisierte Beratungs- und Unterstützungsangebote hinzuweisen.

Es ist wichtig, dass Sie sich der Rolle und Aufgabe Ihrer Arbeitsstelle, aber auch Ihrer eigenen Rolle und Funktion bewusst sind. Klären Sie vorgängig: «Was kann ich» und «Was muss ich». Die Möglichkeiten und Grenzen Ihrer Stelle oder Institution müssen der Patientin ebenso transparent sein, wie diejenigen von weiteren involvierten Stellen.

Die Information über Hilfs- und Unterstützungsangebote erleichtern es Ihrer Patientin, weitere und / oder andere Hilfe in Anspruch zu nehmen.

Zudem ist es wichtig, dass Sie sich Ihrer beruflichen Melde- bzw. Schweigepflicht bewusst sind. Die gesetzlichen Bestimmungen über die Schweigepflicht gelten grundsätzlich bei allen Informationen an Dritte oder bei Gesprächen mit involvierten Fachpersonen. Ein gemeinsam abgesprochenes Vorgehen, z.B. beim direkten Eintritt einer Patientin vom Spital ins Frauenhaus oder das Herstellen eines Erstkontakts auf einer spezialisierten Beratungsstelle nach einer ärztlichen Untersuchung usw., kann für eine gewaltbetroffene Frau entlastend und hilfreich sein. Informationen oder Absprachen mit Drittpersonen dürfen erst nach Absprache mit der Patientin erfolgen, oder sie muss mindestens zu ihrer eigenen Sicherheit darüber in Kenntnis gesetzt werden.

Dennoch gibt es immer wieder Konfliktsituationen, in denen Sie zwischen Ihrer Schweigepflicht und Ihrem Wunsch nach Offenlegung der geschilderten Gewalt zum Schutz der Patientin entscheiden müssen. Es ist wichtig zu wissen, dass betroffene Frauen in der Regel ihre eigene Lebenssituation am besten kennen. Sie können deshalb allfällige Reaktionen ihres Partners realistisch einschätzen und beurteilen. Wenn immer möglich sollten Sie den Entscheid einer Betroffenen, «wann was geschehen soll», sowie deren Tempo, d.h. «wann wer informiert und involviert werden soll», akzeptieren. Auch ist es wenig sinnvoll, Entscheidungen über den Kopf einer Patientin hinweg zu fällen, da die betroffene Frau schlussendlich die Einzige ist, welche die Konsequenzen eingeleiteter Schritte zu tragen hat.

Eigene Grenzen respektieren

Gespräche mit gewaltbetroffenen Frauen sind auch für Fachpersonen des Gesundheitsbereiches belastend. Sie können verschiedene Gefühle wie Überforderung, Ohnmacht oder Wut auslösen, aber auch die Erinnerung an eigene Erlebnisse wachrufen.

Rettungsfantasien – «Nur ich kann das Problem lösen» oder «Wenn ich jetzt nicht helfe, dann hilft niemand und die Frau ist verloren» – entsprechen nicht der Realität und führen zwangsläufig zu einer Überforderung. Im Kontakt mit gewaltbetroffenen Patientinnen ist es deshalb wichtig, dass Sie eigene Möglichkeiten und Grenzen erkennen, klar benennen und einhalten (zeitlich und emotional). Der Austausch mit FachkollegInnen oder die Inanspruchnahme einer eigenen Fachberatung durch eine spezialisierte Stelle können Sie entlasten und sind in der Arbeit mit gewaltbetroffenen Frauen notwendig.

Falls der Kontakt mit Betroffenen oder das Miterleben von konkreten Gewaltsituationen bei Ihnen Erinnerungen an eigene Gewalterfahrungen auslösen, ist es wichtig, dass Sic für sich sclbst Hilfe in Anspruch nehmen.

Die Arbeit mit gewaltbetroffenen Patientinnen birgt immer auch die Gefahr von Sekundärtraumatisierung; das heisst, dass es zu einer Übertragung der Gefühle (Angst, Hilflosigkeit, Ohnmacht) und der Symptome der gewaltbetroffenen Frau auf Sie als Fachperson kommen kann. Helfende, die unter grossem Zeitdruck arbeiten, lange und/oder unregelmässige Arbeitszeiten haben, die zu Müdigkeit und Erschöpfung führen, sind besonders gefährdet, sekundär traumatisiert zu werden.

In diesen Fällen ist es wichtig, zu Ihrem eigenen, aber auch zum Schutz der Patientin, dass Sie diese an eine neue Fachperson weiterweisen.

11.8 Schlusswort

Abschliessend soll an dieser Stelle nochmals die wichtige Rolle des Gesundheitswesens im Umgang mit gewaltbetroffenen Frauen erwähnt werden:

Da jede Frau irgendwann in ihrem Leben eine Einrichtung des Gesundheitswesens aufsucht, sind Sie als Fachpersonen oft eine der einzigen Personen, mit denen gewaltbetroffene Frauen in Kontakt kommen. Gesundheitseinrichtungen können deshalb eine wichtige Schnittstelle zwischen Patientinnen und spezialisierten Hilfsangeboten sein. Dies ist aber nur möglich, wenn häusliche Gewalt als Ursache von gesundheitlichen Problemen (an)erkannt wird. Deshalb müssen Fachpersonen im Gesundheitswesen Grundkenntnisse haben über Gewaltformen und -mechanismen, über die Dynamik in Gewaltbeziehungen und über Traumata. Sie sollten fähig sein, das Thema angemessen anzusprechen, einzuschätzen und Patientinnen adäquat zu behandeln.

Dokumentationsbogen Häusliche Gewalt   Mustervorlage

1. Name der Ärztin/des Arztes: Stempel:

Ort der Untersuchung (Praxis, Klinik):

Datum: Uhrzeit:

Zuweisende Stelle: Unterschrift:

Bericht wird verfasst für: ○ Patientin ○ Andere Stelle:

2. Angaben zur Patientin

Name: Vorname:

                                          Geburtsdatum:

Strasse: PLZ/Ort:

Grösse: Gewicht: Schwangerschaft: ○ ja   ○ nein

Sprache: ○ deutsch ○ andere: Übersetzung: ○ nein ○ ja

                                          wer?

Aktueller Alkohol-/Drogeneinfluss: ○ nein ○ ja,   was?

Bei der Untersuchung anwesende Personen:

Allgemeinzustand der Patientin/Psychostatus:

3. Schilderung der Gewalttat (in den Worten der Patientin detailgetreu festhalten)

Wichtig: Sorgen Sie für eine ruhige, ungestörte Gesprächs- und Untersuchungsatmosphäre; stellen Sie direkte, offene Fragen
Nicht vergessen: Zeitpunkt der Gewalttat (Tageszeit, Uhrzeit)? Wer übte die Gewalt aus? Dauer der Misshandlung? Einsatz von Waffen/Messer/Gürtel? Allfällige Zeuginnen/Zeugen (Kinder, Nachbarn usw.)?

4. Angaben zu früheren Misshandlungen (in den Worten der Patientin festhalten):

Frühere Konsultationen ○ nein ○ ja,   wann:

5. Systematische Untersuchung des gesamten Körpers

Genaue Beschreibung der Verletzungen und des körperlichen Befundes. **Wo?** Exakte Ver-
ortung am Körper, siehe auch Körperschemazeichnung. **Was?** Benennung des Befundes,
(z. B. Rötung, Schwellung, Druckschmerz, oberflächlicher Hautdefekt, tiefer Hautdefekt usw.).
Wie? Nähere Beschreibung des Befundes (Grösse, Form, Farbe). **Beschreibung weiterer
Symptome** (z. B. Kopfschmerzen, Angst, Schlafstörungen usw.)
Wichtig: Verletzungen, die darauf hinweisen, dass Lebensgefahr bestand (Strangulation,
Würgen usw.), detailliert dokumentieren:

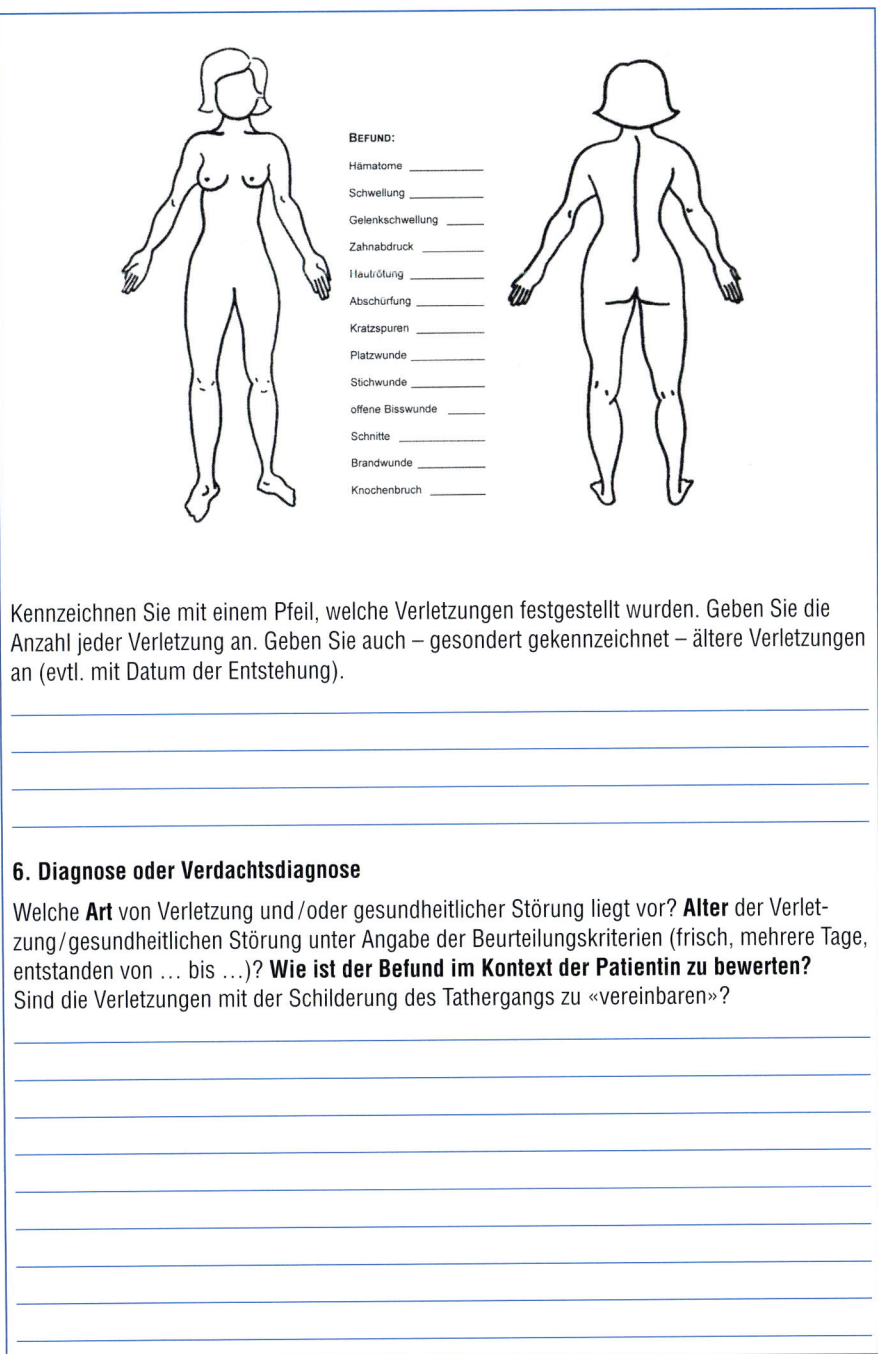

BEFUND:

Hämatome _____

Schwellung _____

Gelenkschwellung _____

Zahnabdruck _____

Hautrötung _____

Abschürfung _____

Kratzspuren _____

Platzwunde _____

Stichwunde _____

offene Bisswunde _____

Schnitte _____

Brandwunde _____

Knochenbruch _____

Kennzeichnen Sie mit einem Pfeil, welche Verletzungen festgestellt wurden. Geben Sie die Anzahl jeder Verletzung an. Geben Sie auch – gesondert gekennzeichnet – ältere Verletzungen an (evtl. mit Datum der Entstehung).

6. Diagnose oder Verdachtsdiagnose

Welche **Art** von Verletzung und/oder gesundheitlicher Störung liegt vor? **Alter** der Verletzung/gesundheitlichen Störung unter Angabe der Beurteilungskriterien (frisch, mehrere Tage, entstanden von … bis …)? **Wie ist der Befund im Kontext der Patientin zu bewerten?** Sind die Verletzungen mit der Schilderung des Tathergangs zu «vereinbaren»?

7. Dokumentation / Weitere Massnahmen

Röntgen: ○ ja ○ nein

Befund:

Sono: ○ ja ○ nein

Befund:

Urin-Stix: ○ ja ○ nein

Befund:

Abstriche   ○ ja ○ nein

wo:

Blutentnahme: ○ ja ○ nein

wohin gegeben:

Asservate: ○ ja ○ nein

welcher Art / wohin gegeben:

Spurenträger (z. B. Kleidungsstücke usw. Nie in Plastik lagern!): ○ ja ○ nein

was / wohin gegeben:

Arbeitsunfähigkeit: ○ ja, von   bis   zu   %   ○ nein

Verordnete Medikamente:

Neuer Termin / Nachkontrolle: ○ ja, wann:?   ○ nein

8. Fotos

○ ja ○ nein   wovon:

(möglichst digital mit eingeblendetem Datum / senkrecht zur Hautoberfläche fotografieren / bei Nahaufnahme der Verletzung(en) Massstab oder genormten Gegenstand, z. B. Zündholz, mitfotografieren, zusätzliche Übersichtsaufnahme)

Weiterführende Beratung und Unterstützung

Patientin über Beratungs- und Unterstützungsangebote informiert   ○ nein ○ ja

Adressen von Beratungsstellen / Informationsmaterial abgegeben   ○ nein ○ ja, was?

Patientin an Fachperson / Beratungsstelle vermittelt   ○ nein ○ ja, welche?

Bildungsstelle Häusliche Gewalt Luzern, 2006
(Körperschema aus: Dokumentationsbogen der Arbeitsgruppe Häusliche Gewalt bei der Ärztekammer Niedersachsen)

Beispiel eines Sicherheitsplanes

Im Notfall kann ich folgendes tun:

Flüchten

- Welche Fluchtwege habe ich mir überlegt? Ich weiss, wie die Türen, Fenster, Aufzüge usw. funktionieren und wohin sie gehen.
- Kann ich Geld, Schlüssel und Papiere irgendwo deponieren, damit ich sie griffbereit habe? Wo?
- Wem gebe ich schon im Voraus eine Kopie meiner Papiere, Kleidung und Kindersachen, damit sie / er sie für mich aufbewahrt und mir im Notfall bringt?
- Zu wem gehe ich oder wohin gehe ich, wenn ich flüchten muss? Das habe ich vorhin abgesprochen.
- Falls ich nicht offen sprechen kann, benutze ich folgendes Codewort: ....
  Meine Kinder und eine eingeweihte Person (wer?) kennen es und wissen, was es bedeutet.

Hilfe holen

- Ich benutze das abgemachte Codewort, damit die eingeweihte Person weiss, dass sie z. B. die Polizei benachrichtigen soll.
- Ich habe mit.................über Gewalt gesprochen und abgemacht, dass er oder sie die Polizei benachrichtigt, wenn er / sie etwas Verdächtiges wahrnimmt.
- Ich vereinbare regelmässige / wöchentliche / monatliche Termine bei ....
  und bitte diese Person, Hilfe zu organisieren, wenn ich nicht zu den vereinbarten Zeiten erscheine.
- Ich speichere Notfallnummern im Telefon / Natel.
- Ich erkläre meinen Kindern, wo und wie sie die Polizei verständigen oder sonst Hilfe holen können.

Ich sorge für mich

- Ich kenne eine Vertrauensperson, die mir helfen kann: ....
- Wenn ich mich schlecht fühle und überlege, ob ich in die gefährliche Situation zurück-kehre, dann kann ich .... anrufen oder mit .... sprechen oder gehe zur Beratungsstelle ....
- Eine Fachperson, die mir helfen kann, ist ....

Wichtige Telefonnummern:

Wichtige Dinge, die ich bei einer Flucht mitnehme:

Bildungsstelle Häusliche Gewalt Luzern, 2006
In Anlehnung an Brzank, 2004

12. Barrieren beim Erkennen und Handeln

■ Franziska Greber

12.1 Einleitung

Häusliche Gewalt ist die weltweit verbreitetste Menschenrechtsverletzung und eine der häufigsten Gesundheitsschädigungen und Todesursachen bei Frauen zwischen 16 und 44 Jahren (Parliamentary Assembly of the Council of Europe, 2002). Die Weltgesundheitsorganisation WHO fordert seit 1996, diesem Thema im Gesundheitswesen Priorität einzuräumen. Dennoch ist häusliche Gewalt auch in unserer Gesellschaft immer noch ein Stück weit tabuisiert und der Umgang damit ungewohnt. Die gesellschaftliche und politische Wahrnehmung des Themas beeinflusst die individuellen und institutionellen Reaktionen auf häusliche Gewalt; verschiedene innere und äussere Barrieren erschweren das Vorgehen.

Von Fachpersonen wird erwartet, dass sie bei häuslicher Gewalt schnell und professionell eingreifen: Die Intervention soll personen- und situationsadäquat sein, den eigenen beruflichen und institutionellen Gegebenheiten und Rahmenbedingungen entsprechen, den heutigen gesellschaftlichen, psychologischen, gesundheitlichen und rechtlichen Erkenntnissen Rechnung tragen sowie transdisziplinär und interinstitutionell umgesetzt werden.

Dies sind hohe Ansprüche. Sie setzen viele Helfende unter grossen Druck und können bewirken, dass sie vorschnell oder gar nicht handeln. Daher ist es wichtig, sich mit den Wirkungen, Zusammenhängen, Hintergründen und Dynamiken der häuslichen Gewalt eingehender auseinanderzusetzen.

Im Folgenden werden einige Besonderheiten und Schwierigkeiten des Themas beleuchtet, die das Erkennen von häuslicher Gewalt und das Handeln bei konkreten Vorfällen erschweren können. Das Wissen um diese Besonderheiten kann helfen, ein sorgfältiges Vorgehen sicherzustellen und mit Widerständen und Schwierigkeiten konstruktiv umzugehen.

12.2 Beziehungskonflikt oder häusliche Gewalt?

Wer mit einer gewalttätigen Auseinandersetzung in einer Paarbeziehung konfrontiert wird, erkennt oft nicht, dass dahinter ein deutliches Machtgefälle und ein systematischer Machtmissbrauch stehen. Daher wird häusliche Gewalt oft fälschlicherweise als private Angelegenheit der Beteiligten wahrgenommen; man geht davon aus, dass Erwachsene in einer Partnerschaft ihre Konfliktkultur selbst bestimmen. Streiten und sich wehren gehören dazu. Eine Einmischung wird als ungerechtfertigt erachtet.

Zwar kann man auch in einer gleichwertigen Beziehung nicht automatisch eine konstruktive Konfliktkultur voraussetzen, doch im Unterschied zur von Gewalt bestimmten Beziehung können die beteiligten Menschen über den Verbleib in der Beziehung frei entscheiden, ohne gravierende Folgen befürchten oder erleben zu müssen.

Wer aber bei häuslicher Gewalt lediglich von einem Konflikt spricht, suggeriert damit, dass es sich um etwas gemeinsam Verursachtes handelt, und schliesst so eine einseitig begangene Straftat zum vornherein aus. Dem Opfer wird damit indirekt eine Mitschuld bzw. ein eigener Beitrag zur Gewalt unterstellt.

Für Helfende ist es wichtig abzuklären, ob Abhängigkeit und Machtmissbrauch vorliegen. Nur so können sie erkennen, ob in einer bestimmten Situation der Schutz und die Sicherheit Betroffener gefährdet sind und daher ein Handeln geboten ist.

Häusliche Gewalt gegen Frauen und Kinder ist demnach keine Privatangelegenheit und kann auf Grund des Machtgefüges und der daraus resultierenden Gewaltdynamik meist nicht von den Betroffenen selbst beendet oder gelöst werden. Es ist Aufgabe des Rechtsstaates, für grösstmöglichen Schutz der betroffenen Personen zu sorgen (vgl. Heinz, 2002 und Senn & Gschwend, 2004).

12.3 Macht, Abhängigkeit und Gewalt

Macht und Abhängigkeit kommen überall vor, von Eltern gegenüber ihren Kindern, von Lehrpersonen gegenüber SchülerInnen, zwischen Vorgesetzten und Angestellten, Pflegenden und PatientInnen etc. Manchmal sind Menschen am einen Ort mächtig und am anderen Ort abhängig, oft aber auch am gleichen Ort in beiden Rollen, was sie dann als «Sandwichposition» beschreiben. Macht und Abhängigkeit sind an sich weder positiv noch negativ. Erst in der Grundhaltung der AkteurInnen und in der Ausgestaltung der Macht zeigen sich bestimmte Werte. Oft fehlen ein bewusster Umgang mit Abhängigkeitsverhältnissen und eine ethisch bewusste Gestaltung solcher Beziehungen. Gute Abhängigkeit dient der Entwicklung und Förderung von Wachstum der abhängigen Person. Die mächtige Person ist für sich und die abhängige Person verantwortlich. Unter bestimmten Bedingungen kann ein Abhängigkeitsverhältnis also durchaus positiv sein.

Bei Machtmissbrauch hingegen nützt die mächtige Person die Abhängigkeit der anderen Person systematisch aus und gefährdet, verletzt oder zerstört dadurch deren Integrität. Damit verändert sich die Beziehungsgrundlage zu Gunsten der mächtigen und zu Ungunsten der abhängigen Person, was der abhängigen Person kurz oder langfristig massiv schaden kann.

Abhängigkeit, Autoritätsgläubigkeit und Loyalität zum Täter, aber auch entwicklungspsychologische Aspekte (Alter und Reife der Opfer) spielen für das Verhalten der Betroffenen gegenüber der Gewalt ausübenden Person eine wichtige Rolle.

Auch Liebesbeziehungen können von einseitigen oder gegenseitigen Abhängigkeiten geprägt sein. Dies ist aber nicht zwingend ein Problem und dann mit dem beschriebenen Machtmissbrauch nicht vergleichbar.

12.4 Verbreitete Fehleinschätzungen und ihre Konsequenzen

Viele Beratungs- und Behandlungsansätze unterscheiden nicht oder zu wenig zwischen Konflikten und Machtmissbrauch bzw. systematischer Gewalt. Das hat zur Folge, dass das Vorgehen der Helfenden auf falschen Grundannahmen (zum Beispiel einer gleichberechtigten Beziehung) basiert und am Grundproblem, nämlich dem unheilvollen Machtgefälle, vorbeizielt. Somit ändert sich an der eigentlichen Problematik nichts, sie wird im Gegenteil noch zementiert.

Eine Perspektive, die dieses Machtgefälle nicht mitberücksichtigt, führt zu Fehlurteilen und dazu, dass Gewalthandlungen als adäquate Reaktionsmöglichkeit gesehen, als «Kavaliersdelikt» heruntergespielt oder gar als entschuldbar erklärt werden.

Solche Fehlurteile zeigen sich in folgenden Aussagen:

«In einem Streit tragen alle Beteiligten ihren Anteil bei.»

«Frauen provozieren und fühlen sich dann als Opfer.»

«Die von Frauen ausgeübte psychische Gewalt ist genau so schlimm.»

«Wenn Männer sich wehren, wird das heute gleich als Gewalt angesehen.»

«Jeder Mensch muss selber entscheiden, in welchen Verhältnissen und unter welchen Umständen er leben möchte.»

«Das Problem müssen die beiden miteinander lösen; es ist ihre private Angelegenheit.»

Ein weiterer Faktor erschwert die Einschätzung und ein korrektes Vorgehen der Helfenden: Die von Gewalt betroffenen Frauen sind häufig in ihrer Erziehungsfähigkeit (und in ihrer Fähigkeit, die Kinder zu schützen) eingeschränkt. Ihre eigene Abhängigkeit und Angst gegenüber dem Partner wie auch das Gefühl, «nichts zu sein und nichts zu können», nehmen ihnen jedes Selbstvertrauen. Sie sind oft stark mit sich selbst beschäftigt und handeln manchmal auch nicht, weil sie glauben, für sie und die Kinder werde alles noch schlimmer, wenn sie sich wehren würden. Dazu kommt die Befürchtung, dass ihnen die Obhut oder das Sorgerecht weggenommen werden könnte.

Wer als Fachperson nicht über Kenntnisse der Auswirkungen häuslicher Gewalt und klare Kriterien für die Beurteilung solcher Situationen verfügt, ist nicht in der Lage, eine der Situation adäquate Vorgehensweise zu wählen. In solchen Momenten begehen Fachleute oft den Fehler, den gewalttätigen Partner auf die Situation anzusprechen oder den beiden eine Paartherapie anzuraten. Beides kann in einer gleichwertigen Beziehung empfehlenswert sein. Bei häuslicher Gewalt ist davon abzuraten, da nur eine spezialisierte Fachperson die daraus hervorgehende Gefahr für die Opfer einschätzen kann (Koordinierungsstelle gegen häusliche Gewalt, 2005 und Kap. 6.3).

12.5 Was Frauen hindert, Hilfsangebote anzunehmen und sich vom Täter zu lösen

Schuld- und Schamgefühle, die Angst, auf Unglauben, Schuldzuweisungen und Abwertung zu stossen (Helfferich et al., 1997), und die Angst vor der «Schande», als Ehefrau und Mutter versagt zu haben und die Kinder zu verlieren, all diese Gründe hindern Opfer daran, sich jemandem anzuvertrauen. Viele Opfer spüren die Überforderung und das Beschämtsein der Fachleute und verschweigen dann ihre physischen und psychischen Verletzungen und Gesundheitsbeeinträchtigungen, um die Helfenden zu schonen.

Die persönliche Betroffenheit von Professionellen muss ein eigenes Gefäss haben, wo sie verstanden, besprochen und begleitet wird. Daher ist es ganz wichtig, dass Fachpersonen im Gesundheitswesen allfällige Hemmungen überwinden, sich eingehend mit dem Thema auseinandersetzen und sich auf einen kompetenten Umgang mit Opfern häuslicher Gewalt vorbereiten. Nur so wird es ihnen gelingen, eine Situation und Atmosphäre zu schaffen, in der Gewaltbetroffene ihre Scheu überwinden und über ihre Erfahrungen berichten können.

Mit dem Sprechen über die erlittene Gewalt ist erst der erste Schritt gemacht. Es bedeutet noch lange nicht, dass die gewaltbetroffene Frau auch aktiv einen Weg aus der Situation sucht und sich vom gewalttätigen Partner trennt. Tatsächlich kommt eine rasche Trennung nach einer kurzen Gewaltphase selten vor. Noch schwieriger ist eine sofortige Trennung nach Gewalteskalationen in einer langjährigen Gewaltbeziehung. Am ehesten kann eine langsam sich entwickelnde Loslösung beobachtet werden.

Warum haben gewaltbetroffene Frauen so grosse Mühe, sich zu trennen? Ihre Reaktionen entsprechen einem Verhaltensmuster, das auch bei Folter- und Geiselopfern zu finden ist, dem so genannten «Stockholm-Syndrom» [1].

Voraussetzung für das Entstehen eines Stockholm-Syndroms sind folgende Elemente:
- Der Täter bedroht das Leben des Opfers und hat die Macht, diese Bedrohung auch umzusetzen.
- Das Opfer kann nicht entkommen oder glaubt, nicht entkommen zu können.
- Der Täter isoliert das Opfer vom Kontakt mit anderen Menschen.
- Der Täter verhält sich dem Opfer gegenüber zeitweilig freundlich.

Diese extreme Stresssituation kann bei den Opfern dazu führen, dass sie sich sehr stark an den Täter binden und sogar teilweise dessen Perspektive einnehmen. Dadurch entsteht eine für Aussenstehende vorerst nicht nachvollziehbare Koalition und Identifikation mit dem Täter, das so genannte «Täterintrojekt». Es handelt sich dabei aber um eine «Überlebensstrategie» von Opfern, die sich in dieser existen-

---

1 Der Name geht auf eine Geiselnahme in einer Bank in Stockholm im Jahr 1973 zurück, nach der bei den Geiseln unerwartete Verhaltensweisen beobachtet wurden.

ziellen Not mit dem mächtigen Täter verbünden, in der Hoffnung, er lasse dann von ihnen ab.

Bei häuslicher Gewalt sind die vier genannten Elemente meist ebenfalls gegeben; Täterintrojekte lassen sich auch hier feststellen. Das führt dazu, dass sich in der Praxis seitens der Betroffenen unterschiedliche Haltungen gegenüber dem Täter zeigen, die eine Trennung erschweren. Sie können sich im Laufe der Zeit verändern oder auch kombiniert auftreten.

Häufige Reaktionen von Opfern gegenüber Tätern sind etwa eine ambivalente Bindung in der Beziehung oder der Wunsch, die Beziehung trotz allem aufrechtzuerhalten.

Daneben gibt es zahlreiche weitere innere und äussere Gründe, die eine Trennung erschweren (s. a. Kap. 3.3).

12.6 Täter-Opfer-Dynamik und wie Täter eine Intervention zu verhindern suchen

Beziehungen, in denen Gewalt ausgeübt wird, unterliegen einer Eigendynamik. Phasen der Gewaltanwendung wechseln sich mit Phasen von Reue und fürsorglichem Verhalten des Täters ab (s. a. Kap. 3.1). Nach den Gewaltausbrüchen entschuldigen sich die Täter, doch «Entschuldigungen sind keine Einsichten und verändern die Gewaltdynamik nicht. Sie erhöhen im Gegenteil den inneren Druck der gewaltbereiten Person. Die nächste Gewalteskalation ist meist voraussehbar» (Kranich, Eggenberger, Lindauer, 2004, S. 27).

Je nachdem, in welcher Phase sich die Opfer befinden, sind sie für die Helfenden unterschiedlich zugänglich. Besteht heute ein Wunsch nach sofortiger Veränderung, kann er morgen schon überhaupt nicht mehr von Bedeutung sein, stattdessen solidarisiert sich das Opfer mit dem Täter.

Täter schieben die Schuld an der Gewalttat dem Opfer zu: «Du hast provoziert. Du machst mich kaputt. Du hast nichts anderes verdient.» Weil Täter gleichzeitig Vertrauenspersonen und deshalb auch bevorzugte, geliebte und geachtete Menschen sind, neigen die Frauen dazu, ihnen zu glauben. Hat das Opfer tatsächlich provoziert, fühlt es sich für die Handlungen mitschuldig.

Täter verfolgen bewusste und gezielte Strategien, um Aussenstehenden die Situation zu erklären und sie zu ihren Gunsten zu beeinflussen.

Solche Strategien sind:
- Leugnen: «Meine Frau ist in der Küche ausgerutscht.»
- Bagatellisieren: «Sie bekommt so leicht blaue Flecken.»
- Verfälschen: «Ich habe sie geschlagen, weil sie total ausflippte und drohte, sich das Leben zu nehmen.»

Täter versuchen auf diese Weise, Helfende zu manipulieren und zu instrumentalisieren. So kann ein «überfürsorglicher» Partner darauf bestehen, während des ganzen Beratungsgesprächs oder der Untersuchung seiner Frau dabei zu sein. Er beantwortet an ihrer Stelle die Fragen und kontrolliert und beeinflusst somit das Geschehen.

Für die Helfenden ist es wichtig, diese Besonderheiten von Gewaltbeziehungen zu kennen, um die Hintergründe des Verhaltens von Opfern und Tätern zu verstehen und sich entsprechend darauf einzustellen. Sind sie sich etwa der besonderen Gewaltdynamik mit ihren verschiedenen Phasen nicht bewusst, besteht die Gefahr, dass sie an der Glaubwürdigkeit der betroffenen Frauen und an der Ernsthaftigkeit ihres Problems zu zweifeln beginnen.

Auch der Vorwurf der Provokation durch das Opfer muss differenziert betrachtet werden. Es geht nicht darum, Provokationen zu bagatellisieren, sondern den Beitrag des Opfers an die Gewaltdynamik von der tatsächlich ausgeübten Gewalt zu unterscheiden. Insofern ist das Opfer möglicherweise an der Eskalation beteiligt, aber deshalb nicht verantwortlich für die mangelnde oder fehlende Impulskontrolle des Täters.

Eine systematisch hergestellte Gewaltatmosphäre, die von wiederholten Gewalt- und Trennungsandrohungen, Erniedrigungen und Schuldzuschreibungen geprägt ist, muss von der eigentlichen Gewalteskalation und Tat unterschieden werden. Auch wenn das betroffene Opfer einen Beitrag an die Gewaltsituation geleistet hat, liegt die alleinige Verantwortung der eigentlichen Tat immer beim Täter. Das sollten Helfende klarstellen und unbedingt vermeiden, die Opfer durch eine unsorgfältige und einseitige Beschuldigung in ihrer bereits verunsicherten Wahrnehmung noch zusätzlich zu irritieren.

Schliesslich gilt es zu berücksichtigen, dass Gewalt im alltäglichen Zusammenleben zur Normalität werden kann. Nicht nur bei Tätern, sondern auch bei Opfern entsteht eine Gewöhnung, die sie die Erlebnisse verharmlosen lässt. Beschuldigen oder verurteilen Fachpersonen die Täter oder stellen sie einseitig negativ dar, müssen sie damit rechnen, dass diese von den Opfern wiederum verteidigt werden.

12.7 Umgang mit Ambivalenzen

Opfer übertragen ihre in Abhängigkeitsverhältnissen gemachten guten und schlechten Erfahrungen auf Helfende. In gewisser Hinsicht erleben sie in Beratungen oder bei Behandlungen eine Wiederholung. Sie sehen sich in einem Machtgefälle einer ihnen zugewandten Person gegenüber, die ihnen Verständnis, Hilfe und Unterstützung verspricht und nur das Beste will.

Je länger eine destruktive Beziehungssituation als ausweglos erlebt wurde, desto schwieriger wird es, Beziehungen zu anderen Menschen als verlässlich und hilfreich wahrzunehmen. Die Erfahrung, nicht respektiert und geschützt worden zu sein, gibt ihnen aus ihrer Perspektive ausreichende Gründe, in einer erneuten Abhängigkeit zu Fachpersonen nicht von etwas Besserem auszugehen. Sie sind deshalb gegenüber Helfenden oft grundsätzlich skeptisch. «Nun soll ich plötzlich glauben, dass diese Fachperson mir hilft und mich und meine Kinder schützt?»

Misshandelte Frauen unternahmen in der Regel jahrelang erfolglose Anstrengungen, der Gewalt Grenzen zu setzen. Chronische Gewalt erfordert konstante Aufmerksamkeit für die Gefahr und bedeutet ein Leben in Angst. Das Misstrauen solcher Frauen kann bewirken, dass sie Fachpersonen auf deren Glaubwürdigkeit und Integrität testen. Auf Vorschläge und Hilfsangebote reagieren die Frauen vielleicht ausweichend oder machen schnelle Zugeständnisse, nehmen diese aber gleich wieder der zurück.

Diese innere Zerrissenheit zeigt sich zum Beispiel in folgenden Widersprüchen:
- ich möchte reden – ich möchte schweigen
- ich möchte mich damit auseinandersetzen – ich möchte nicht daran erinnert werden
- ich möchte meine Kinder schützen – ich möchte meinem Partner helfen
- ich möchte den Täter anzeigen – ich möchte, dass niemand sich einmischt
- ich möchte, dass der Täter weggeht – ich kann ohne ihn nicht leben

Bei lang anhaltender Gewalt kann eine posttraumatische Belastungsstörung das Verhalten der Opfer in den Augen von Helfenden als merkwürdig erscheinen lassen. Symptome der Übererregung wie Schlafstörungen, Angst, Angespanntheit, «Dauerkontrolle» und eine veränderte Wahrnehmung sind jedoch als Anpassungs- und Selbstschutzmechanismen wie auch als Reaktion auf eine massive Bedrohung zu verstehen.

Die Ambivalenz und das Misstrauen einerseits, die Forderung nach Hilfe andererseits stellt Helfende vor eine grosse Herausforderung. Das teilweise unverständliche Verhalten der Opfer löst auch bei den Fachpersonen widersprüchliche Gefühle aus. Sie fühlen sich selbst hin- und hergerissen zwischen «handeln wollen und bleiben lassen». Im Kontakt mit den Opfern müssen sie damit einen Umgang finden. Hilfreich ist es, die Ambivalenzen auf beiden Seiten zu benennen. Betroffene fühlen sich auf diese Weise verstanden und ernst genommen. Wenn Fachpersonen aus unterschiedlichen Gründen mit dieser Dynamik nicht fertig werden, helfen Gespräche mit ArbeitskollegInnen oder eine Supervision.

Viele Fachpersonen gehen davon aus, dass Gewaltbetroffene ein Hilfsangebot sofort annehmen und dann mit fachlicher Unterstützung kontinuierlich daran arbeiten, ihre Situation zu verändern. Faktisch wird die Beratung und Begleitung von den Gewaltbetroffenen jedoch oft abgelehnt oder mehrmals wieder abgebrochen. Die meist falsche Vorstellung vom Ablauf der Intervention ist einer der Gründe, warum auch im Gesundheitswesen oft nicht gehandelt wird.

Geduldiges Offenbleiben und Verständnis für die notwendige Zeit, die ein solcher Prozess braucht, haben sich in der Arbeit mit Opfern als hilfreich erwiesen. Es ist für viele Opfer entlastend, wenn Helfende nicht automatisch von einer sofortigen Trennung ausgehen. Auch auf einem ambivalenten Hintergrund kann mit der Zeit Klarheit wachsen und vielleicht zu einem späteren Zeitpunkt etwas anderes möglich sein. Das bedeutet, dass Helfende wiederholt Informationen und Hinweise auf Hilfsangebote geben müssen. Auch wenn Betroffene vorerst mit Ablehnung reagieren, sollten Helfende die Unterstützung nicht entziehen und diese Ablehnung weder als ihr persönliches noch als professionelles Versagen betrachten.

Wie Erfahrungen von Beratungsstellen und Frauenhäusern zeigen, kehren die weggewiesenen oder in Gewahrsam genommenen Täter, aber auch die ins Frauenhaus geflohenen Frauen sehr oft nach einer kurzen Trennung wieder in die Familie oder Partnerschaft zurück. Dort hat sich aber an der ursprünglichen Situation wenig bis nichts verändert, und es ist meist nur eine Frage der Zeit, bis die Gewalt wieder akut wird. Helfende werden mit dem Problem konfrontiert, wie sie diesen Gegebenheiten begegnen wollen. Seit kurzem werden dazu neue Strategien diskutiert, etwa das Konzept der so genannten Postvention[2]. Eine interdisziplinäre und interinstitutionelle Zusammenarbeit, speziell auch mit Personen aus dem Gesundheitswesen, ist für eine wirksame Umsetzung dieses Konzeptes von zentraler Bedeutung.

12.8 Barrieren und Abwehrreaktionen auf Seiten der Helfenden

Die Konfrontation mit der erlebten Gewalt der Opfer macht eine Auseinandersetzung mit eigenen möglichen Gewalterfahrungen der Helfenden notwendig und erfordert sorgfältige und hilfreiche Bewältigungsstrategien. Unbewusste und abgespaltene psychische Geschehen entwickeln eine Eigendynamik und bergen die Gefahr, dass Fachpersonen sich selbst als Massstab für andere nehmen oder diesen unangenehmen und beängstigenden Gefühlen ausweichen wollen. Diese Abwehrprozesse dienen dem Selbstschutz der Helfenden und zeigen sich in spontanen Reaktionen wie Opferbeschuldigungen, Unglauben, Aggressionen, Aktivismus, Omnipotenz- und Rettungsphantasien (Fischer & Riedesser, 2003).

Manchen Helfenden fällt es schwer, die Paarbeziehung oder Familie auch als Hort von Bösem und Abgründigem kennen zu lernen. Eigene positive Erfahrungen oder Idealisierungen einer glücklichen Partnerschaft sowie ein unkritisch positives Weltbild werden getrübt, erschüttert und in Frage gestellt.

Eine häufige Reaktion auf den «Verlust der Normalität» ist die vorschnelle Wiederherstellung der Normalität. Dieses Verhalten der Helfenden erschwert es der Betroffenen sich auszusprechen, da sie es als Zeichen deutet, die Fachperson schenke ihr keinen Glauben, oder sie sei nicht belastbar und müsse geschont werden.

Nicht nur Männern, sondern auch weiblichen Helfenden, vor allem wenn sie nicht aus der feministischen Bewegung kommen, fällt es manchmal schwer, die

---

2 «Postvention hat zum Ziel, Wiederholungen von Gewalt zu verhindern und betroffene erwachsene Personen und Kinder, die in einer Atmosphäre der Gewalt und Kontrolle aufwachsen, zu schützen. Ausgebildete Fachpersonen analysieren mit den Opfern und dem Täter vor Ort die konkreten Umstände. Die Analyse dient als Grundlage für das Erarbeiten von Deeskalationsstrategien und Strategien im Umgang mit Krisensituationen. Die gemeinsam vereinbarten Massnahmen werden im Alltag umgesetzt, kontrolliert, evaluiert und, bei erneuter Gewalt, sanktioniert. Dies kann zu einer Neuorientierung in der Partnerschaft oder zu einer geordneten Trennung oder Scheidung führen» (Definition von Greber, Kranich und Strub, vgl. Greber, Kranich, Strub, 2006).

Gewalterfahrung der Opfer auch auf dem Hintergrund des gesellschaftlichen Un-gleichgewichts zwischen den Geschlechtern zu verstehen. Sie befürchten, dass Männer damit einseitig als Täter hingestellt und Frauen so in ihrem Opfersein ver-bleiben würden. Im Gegensatz zum Kinderschutz, wo das Machtgefälle sehr klar ist, fällt es vielen schwer, erwachsene Menschen als Opfer anzuerkennen. Aus diesen Gründen unterschätzen sie möglicherweise die Bedeutung der Geschlechterhierar-chie für die häusliche Gewalt, was einem umfassenden Verständnis des Problems abträglich ist.

Auf der andern Seite muss auch festgehalten werden, dass der geschlechtsspezi-fische Aspekt bei häuslicher Gewalt nur ein Faktor ist und nicht als ausreichende Erklärung und Grundlage für feste Zuschreibungen dienen kann. Zu glauben, Frau-en seien immer und nur Opfer und Männer immer und nur Täter, wäre also falsch. Nicht selten erweist sich die Zuordnung der Täter- und der Opferrolle in der Praxis als komplex. So können Frauen in ihrer Partnerschaft beispielsweise Opfer von häus-licher Gewalt, gegenüber ihren Kindern aber Täterinnen von psychischer oder phy-sischer Gewalt sein. Umgekehrt üben Männer möglicherweise physische Gewalt gegenüber Frauen und Kindern aus und sind gleichzeitig Opfer von psychischer Ge-walt durch ihre Partnerin. Schliesslich kann nicht geleugnet werden, dass auch Män-ner Opfer von häuslicher Gewalt werden können.

12.9 Institutionelle Schwierigkeiten

In vielen Institutionen ist häusliche Gewalt noch immer ein Randthema und es gibt keine Konzepte, wie die Institution den Bedürfnissen gewaltbetroffener Frauen und ihrer Kinder gerecht werden kann. Damit die einzelnen Fachleute wirksam handeln können, sind sie jedoch auf den Rückhalt in der Institution angewiesen. Im Folgen-den werden einige Gründe diskutiert, weshalb die meisten Institutionen bisher nicht aktiv geworden sind, und Schwierigkeiten erläutert, die bei der Erarbeitung von Massnahmen gegen häusliche Gewalt auftreten können.

«Häusliche Gewalt ist nicht unser Kerngeschäft»

Häusliche Gewalt hat soziale, rechtliche, psychologische und medizinische Aspekte und weist Überschneidungen zu anderen Fachgebieten auf (z.B. zum Kinderschutz). Die meisten Institutionen, die mit häuslicher Gewalt konfrontiert werden, z.B. Spi-tal, Polizei oder Sozialdienst, haben eine bestimmte Kernaufgabe und sehen ihren primären Auftrag nicht darin, gegen häusliche Gewalt vorzugehen. Es besteht des-halb die Gefahr, dass sich niemand wirklich zuständig fühlt und dass das Problem an die jeweils andere Institution oder an spezialisierte Fachstellen delegiert wird. Häusliche Gewalt kann jedoch nicht einer einzigen Institution oder einem Fachge-biet zugeordnet werden. Es ist Aufgabe aller damit konfrontierten Institutionen, die Zuständigkeit im eigenen Fachbereich zu erkennen und dem Problem die nötige Aufmerksamkeit zu geben.

Spezialisierungen und Arbeitsteilung zwischen den Professionen und den Institutionen sind auch bei häuslicher Gewalt wichtig, spezifische Beratungsstellen für Frauen, die Gewalt erlitten haben, sind unabdingbar. Während beispielsweise Spitäler, Polizei oder Sozialdienste oft erste Anlaufstellen sind, aber keine vertiefte Beratung und Begleitung sicherstellen können, verfügen die spezialisierten Stellen über das psychologische und rechtliche Fachwissen und können Gewaltopfer weitergehend unterstützen.

Effektive und effiziente Interventionen werden gemeinsam geplant und abgesprochen. Die Fachleute aus den verschiedenen Bereichen müssen in ein koordiniertes Vorgehen eingebunden werden. So können die notwendigen Synergien genutzt und konstruktiv umgesetzt werden. Wirksame Prävention, Intervention und Postvention brauchen mehrere gleichzeitig laufende Massnahmen. Isolierte Einzelaktionen sind nur in Ausnahmefällen sinnvoll.

Vernetzung, Kooperation, eine transdisziplinäre und interinstitutionelle Zusammenarbeit verhindern eine Unter-, Über- oder Fehlversorgung. Sie helfen auch den Betroffenen, sich im Dschungel der Hilfsangebote zurechtzufinden.

Mangelndes Fachwissen und fehlende Konzepte

Die wenigsten Berufsleute wurden in ihrer Ausbildung auf den Umgang mit häuslicher Gewalt vorbereitet. Es fehlt häufig an der Erkenntnis, dass es für dieses Problem spezifisches Fachwissen und Handlungskompetenzen braucht. Handlungsweisen sind deshalb oft geprägt von eigenen Erfahrungen und Wertmassstäben, die für ein kompetentes Handeln hinderlich sein können.

Ein professioneller Umgang mit häuslicher Gewalt setzt neben der Vernetzung der Fachpersonen immer auch eine klare und im Betrieb gemeinsam definierte Grundhaltung zum Thema voraus. Da häusliche Gewalt oft nicht die Hauptaufgabe einer Institution darstellt und wenig Fachwissen vorhanden ist, fehlt es jedoch meist an Grundsätzen und Handlungsanleitungen. Ob und wie in konkreten Situationen gehandelt wird, ist dann abhängig vom Wissen und vom Engagement von Einzelpersonen. Wenn spezialisierte Einzelpersonen die Institution verlassen, geht das Wissen für den Betrieb verloren. Dies kann bedeuten, dass das institutionelle Handeln eine gewisse Zufälligkeit hat, weil es nicht eingebettet ist in ein entsprechendes Konzept der Institution.

Angst vor Mehraufwand fördert das Nicht-Handeln

Sich als Institution für häusliche Gewalt zuständig zu fühlen bringt einen Mehraufwand, für die einzelnen Mitarbeitenden wie für die Institution als Ganzes. Im Alltag führt dies dazu, dass häusliche Gewalt nicht angesprochen wird, weil Mitarbeitende befürchten, dass in der Folge Anforderungen und Bedürfnisse entstehen könnten, für die sie weder die Zeit noch die Fachkompetenz haben. Auf der Ebene der Institution scheut man den Aufwand für das Erarbeiten von Grundlagen, die Schulung der Mitarbeitenden und für die interinstitutionelle Zusammenarbeit. Dazu kommt, dass allgemein nicht genügend Ressourcen für professionelle Hilfsangebote bei häuslicher Gewalt bereitstehen und dass vorhandene Angebote besonders grossem Spardruck ausgesetzt sind. Das bedeutet, dass die Gesellschaft ihre Verantwortung nicht wahrnimmt und traumatische Erfahrungsinhalte aus der gesellschaftlichen Normalität ausgrenzt. So wird das Problem kollektiv verleugnet.

Konsequenzen des Nicht-Handelns spüren meistens nur die Opfer

Eine weitere Schwierigkeit besteht darin, dass das Nicht-Handeln bei häuslicher Gewalt nur in Ausnahmefällen starke negative Konsequenzen für eine Institution hat. In den meisten Fällen spielt sich die Gewalt im Privaten ab, wenn nichts geschieht, löst das keinen öffentlichen Druck der Politik und der Gesellschaft aus, wie dies bei Gewalt in der Öffentlichkeit der Fall ist. Dies führt dazu, dass das Thema in Institutionen als weniger prioritär betrachtet wird.

Häusliche Gewalt und die Geschlechterfrage

Das strukturelle Machtgefälle zwischen den Geschlechtern spielt bei der häuslichen Gewalt eine wesentliche Rolle, was in vielen Studien bestätigt wird (vgl. Kavemann, 2002). Männer sind mehrheitlich Täter, Frauen mehrheitlich Opfer. Das Vorantreiben der Gleichstellung der Geschlechter ist deshalb nach wie vor einer der effektivsten Pfeiler der Prävention. Wenn Fragen zur Gleichstellung der Geschlechter in einer Institution wenig reflektiert sind, können offene oder verdeckte Vorurteile und Schuldzuweisungen eine Bearbeitung des Themas behindern. Männer in Institutionen vermuten, sie würden aufgrund ihres Geschlechts als Täter angesehen, während sie wiederum weiblichen Helfenden vorwerfen, sie würden Frauen immer als Opfer sehen. Helfende Frauen kritisieren, ihnen werde unterstellt, ihre Motivation fürs Thema komme ausschliesslich aus der «Solidarisierung mit Frauen», ein fachliches und professionelles Engagement werde ihnen damit abgesprochen. Wenn solche Vorbehalte und Widerstände nicht offen angesprochen und sachlich bearbeitet werden können, führt dies zu Frustrationen und bindet viel Energie.

12.10 Warum das Handeln von Gesundheitsfachpersonen so wichtig ist

Fachpersonen im Gesundheitswesen sind oft die ersten, die direkt oder indirekt von der Gewalt der Betroffenen erfahren. Ihre Aufgabe ist es, häusliche Gewalt auch als gesundheitliches (Folge-)Problem zu erkennen. Zu den gesundheitlichen Aspekten gehören neben akuten Verletzungen und Beeinträchtigungen insbesondere auch langfristige Auswirkungen der Gewalt. Psychische und körperliche Symptome und Schädigungen hören nach Beendigung einer Traumatisierung nicht automatisch auf. So können beispielsweise Ess-, Schlafstörungen oder Schmerzsyndrome Opfer invalidisieren und ihnen einen neuen Lebensentwurf erschweren oder gar verunmöglichen.

Damit die gesundheitlichen Schäden der Frauen so früh wie möglich erfasst und behandelt werden können, ist es wichtig, dass der Erstkontakt mit einer Fachperson von der Frau positiv erlebt wird. So können z. B. zu schnell durchgeführte Untersuchungen der Frau das Gefühl geben, wieder «Objekt» und nicht Handelnde zu sein. Verläuft dieser Erstkontakt aber gut, sind die Chancen für eine Bewältigung der erlittenen Gewalt und Heilung der Folgewirkungen besser. Auch wenn sich die Frau nicht für eine Veränderung der momentanen Situation entscheiden kann, ermutigt sie eine solche Erfahrung, später wieder auf Hilfsangebote zurückzugreifen.

13. Ein Spital wird aktiv

Das Projekt «Häusliche Gewalt – *wahrnehmen – intervenieren*» in der Frauenklinik Maternité, Stadtspital Triemli Zürich

■ Vreni Bänziger, Barbara Bass, Marlene Fleischli, Anatinna Trionfini und Martha Weingartner

Im Sommer 2002 startete in der Frauenklinik Maternité das Projekt «Häusliche Gewalt – *wahrnehmen – intervenieren*». Das Projekt wurde von der Fachstelle für Gleichstellung der Stadt Zürich und von der Frauenklinik Maternité gemeinsam durchgeführt. Es dauerte fast vier Jahre und umfasste zwei Befragungen, Schulungsprogramme sowie die Entwicklung von Leitlinien zum Vorgehen bei häuslicher Gewalt. Nach Abschluss des Projekts im Frühjahr 2006 wurden die erarbeiteten Massnahmen definitiv eingeführt. Im Folgenden werden das Projekt und die Ergebnisse vorgestellt, Erfahrungen im Projektverlauf reflektiert sowie wichtige Erkenntnisse und Empfehlungen formuliert.

13.1 Geschichte und Initiierung des Projekts

13.1.1 Engagement der Fachstelle für Gleichstellung im Bereich häusliche Gewalt

Die Fachstelle für Gleichstellung gehört zur Stadtverwaltung Zürich und ist im Präsidialdepartement angesiedelt. Sie hat den Auftrag, «die rechtliche und tatsächliche Gleichstellung von Frau und Mann in allen Lebensbereichen und in der Stadtverwaltung Zürich zu fördern». Die Bekämpfung der häuslichen Gewalt ist einer der Schwerpunkte in der Tätigkeit der Fachstelle. Von 1996 bis Ende 2000 führte sie gemeinsam mit der Fachstelle Opferhilfe des städtischen Sozialdepartements das Zürcher Interventionsprojekt gegen Männergewalt ZIP durch.

Bei diesem Projekt ging es in erster Linie um die Interventionen der Polizei, Justiz und der Beratungsstellen. Diese Stellen befassen sich häufig mit akuten Fällen von häuslicher Gewalt und haben einen grossen Bedarf nach einer Verbesserung der Interventionspraxis und der Zusammenarbeit. Der Einbezug des Gesundheitsbereichs stand dabei nicht im Vordergrund. Der Fachstelle für Gleichstellung war jedoch bekannt, dass Fachleute im Gesundheitsbereich oft die Ersten sind, die mit von Gewalt Betroffenen in Kontakt kommen, oder die Einzigen, zu denen sie genug Vertrauen haben, um von ihren Erlebnissen zu berichten. Dies veranlasste die Fachstelle, ihre Tätigkeit im Schwerpunkt häusliche Gewalt auf den Gesundheitsbereich zu fokussieren. Sie setzte sich zum Ziel, genauere Daten über das Vorkommen und den Umgang mit häuslicher Gewalt im Gesundheitsbereich zu erheben und in einem Modellprojekt konkrete Handlungsmöglichkeiten zu erproben, die dann von weiteren Fachpersonen und Institutionen des Gesundheitsbereichs übernommen werden können.

13.1.2 Zusammenarbeit mit der Frauenklinik Maternité

Zu diesem Zweck suchte die Fachstelle eine Klinik in der Stadt Zürich, die bereit war, sich an einem solchen Modell-Vorhaben zu beteiligen. Die Frauenklinik Maternité erschien aus verschiedenen Gründen geeignet dafür:

- Die Frauenklinik Maternité ist eine eigene Organisationseinheit und hat eine überschaubare Grösse.
- Die Patientinnen der Frauenklinik stammen aus allen Bevölkerungskreisen.
- Ein grosser Teil der Patientinnen sind Mütter und leben oder lebten mit einem Partner zusammen.
- Geschichte, Tradition und Leitbild der Maternité entsprechen der Absicht des Projektes.
- Das Projekt kann auf *eine* Zielgruppe ausgerichtet werden (erwachsene Frauen), was seine Komplexität reduziert.

13.1.3 Start des gemeinsamen Projekts

Im November 2001 fanden erste Kontakte mit der Frauenklinik Maternité statt. Zu Beginn nahmen die Qualitätsmanagerin, die Leiterin «Pflege» und die Sozialarbeiterin der Frauenklinik Maternité an den Gesprächen mit der Fachstelle teil. Es stellte sich heraus, dass häusliche Gewalt in der Frauenklinik Maternité selten explizit zur Sprache kommt, vermutlich weil andere Probleme offensichtlicher sind und dadurch stärker wahrgenommen werden. Das Interesse war jedoch geweckt, genauer zu erfahren, wie häufig das Problem tatsächlich vorkommt, wie man es erkennen könnte und was man in der Maternité verbessern müsste. Die Klinikleitung unterstützte dieses Anliegen und das Vorhaben wurde dem Verein Inselhof Triemli, der damaligen Trägerschaft der Frauenklinik, unterbreitet. Der Vorstand des Vereins Inselhof Triemli stimmte der Durchführung des Projektes zu und im Sommer 2002 konnte mit der Planung begonnen werden.

Dass dieses gemeinsame Projekt zustande kam, war vermutlich auch auf die zunehmende Wahrnehmung des Problems «häusliche Gewalt» in der breiten Öffentlichkeit zurückzuführen. Die Medien berichteten vermehrt über häusliche Gewalt und von verschiedenen Institutionen, insbesondere der Polizei, wird häusliche Gewalt seit Ende der 1990er-Jahre mit einer gewissen Priorität behandelt. Für den Verein Inselhof Triemli und die Frauenklinik Maternité bot sich die Chance, zur Vorreiterin in einem Thema zu werden, das auf Akzeptanz stösst und Aktualität geniesst. Dem stand aber die berechtigte Befürchtung gegenüber, dass das Projekt zu einer grossen zeitlichen Belastung für das Personal werden könnte, das ohnehin schon mit knappen zeitlichen Ressourcen auskommen muss.

13.2 Zielsetzungen des Projekts

Das Projekt «Häusliche Gewalt – *wahrnehmen* – *intervenieren*» war das erste umfassende Projekt zum Thema «häusliche Gewalt» in einem Spital in der Schweiz. Eine wichtige Zielsetzung war von Anfang an, im Rahmen des Projektes fundierte und auch ausserhalb der Frauenklinik Maternité nutzbare theoretische und praktische Erkenntnisse zu erarbeiten. Diese sollen auch andern Spitälern zur Verfügung

Die Frauenklinik Maternité in Zürich – Kurzporträt

Geschichte

1908 wurde der Verein Inselhof gegründet mit dem Ziel, «gefallenen Mädchen», also ledigen Müttern, zu helfen. Der Verein entwickelte sich zu einer gefragten vielseitigen Institution mit einem breiten Angebot für Frau, Mutter und Kind: Klinik für Geburtshilfe und Gynäkologie unter dem Namen Maternité Inselhof, Sozialberatung, Wohngruppe für schwangere Frauen und Mütter mit Säuglingen, Kinderhaus, Kinderkrippe und Eltern-Kind-Begleitung. Die Maternité Inselhof wurde bis 2004 vom Verein Inselhof geführt. Am 1. Januar 2005 wurde die Maternité Inselhof vom Stadtspital Triemli übernommen. Der Verein Inselhof führt die Sozialwerke weiter.

Angebot

Die Frauenklinik Maternité befasst sich mit dem gesamten Spektrum von Vorsorgediagnostik, Beratung, Behandlung und Nachsorge. Die Frauenklinik verfügt über eine geburtshilfliche und eine gynäkologische Abteilung mit rund 50 Betten. Mit über 1400 Geburten und knapp 2500 gynäkologischen Operationen ist die Frauenklinik Maternité eine der grössten Kliniken für Geburtshilfe und Gynäkologie des Kantons Zürich. Neben der Behandlung stationärer Patientinnen wird eine grosse Anzahl ambulanter Patientinnen in diversen Spezial-Sprechstunden betreut. Einen grossen Stellenwert hat die Betreuung der Patientinnen durch das psychosoziale Team: Die Sozialarbeiterin, die Psychotherapeutin und eine psychosomatisch tätige Gynäkologin beraten und unterstützen Patientinnen in schwierigen Lebenssituationen. Sie arbeiten eng vernetzt mit den Pflegefachfrauen und ÄrztInnen der Klinik.
Die Frauenklinik verfügt über ca. 18 Vollzeitstellen im ärztlichen Dienst und 80 Stellen im Pflegedienst. Von den Patientinnen, welche die Frauenklinik aufsuchen, verfügt gut die Hälfte über einen Schweizer Pass.

gestellt werden und zu einer Sensibilisierung des Gesundheitswesens führen. Das Hauptziel bestand darin, dass häusliche Gewalt in der Klinik als Gesundheitsproblem (an)erkannt wird und gewaltbetroffene Frauen von sensibilisiertem und informiertem Fachpersonal betreut werden. Durch das Wahrnehmen und Ansprechen von häuslicher Gewalt wollte die Frauenklinik gewaltbetroffene Frauen möglichst früh ermutigen, Hilfe in Anspruch zu nehmen. Ein einheitliches und fachgerechtes Vorgehen bei häuslicher Gewalt, das von der Klinikleitung sowie allen Mitarbeitenden unterstützt und umgesetzt wird, sollte mit Schulungsprogrammen und Handlungsanleitungen für die Mitarbeitenden gewährleistet werden.

13.3 Vorgehen und Projektstruktur

Im August 2002 unterzeichneten die beiden Projektträgerinnen, die Frauenklinik Maternité und die Fachstelle für Gleichstellung der Stadt Zürich, einen Projektauftrag. Darin wurden die Eckpunkte und Rahmenbedingungen des Projekts definiert und Vereinbarungen zwischen den beiden Trägerinnen, die Projektorganisation sowie die einzelnen Aufgaben und Verantwortlichkeiten festgelegt. Die Projektorganisation sah eine dreiteilige Struktur vor:

Der **Trägerschaft** oblag es, alle Entscheide mit finanziellen, organisatorischen oder personellen Auswirkungen zu treffen sowie die übergeordneten Instanzen (Verein Inselhof Triemli, Stadtrat) zu informieren und bei Bedarf einzubeziehen.

Aufgaben der **Projektleitung** waren die Gesamtkoordination sowie die fachliche und administrative Begleitung des Projektes, die Mittelbeschaffung, die Budgetkontrolle und die Leitung der Projektgruppe.

Die **Projektgruppe**, die aus der Projektleiterin und Mitarbeiterinnen der Frauenklinik Maternité bestand, wurde bewusst klein gehalten. Ihre Aufgabe war es, Massnahmen und Arbeitsinstrumente zu entwickeln und auszuarbeiten, Anträge zuhanden der Trägerschaft bzw. der Klinikleitung zu formulieren, interne Abklärungen vorzunehmen, Veranstaltungen und Schulungen zu organisieren sowie die interne Information und Vernetzung zu gewährleisten. Ausserdem war sie Anlaufstelle für Fragen der Mitarbeiterinnen und Mitarbeiter.

Finanzierung: Den grössten finanziellen Aufwand verursachten die beiden Studien. Sie konnten mit Unterstützung der Schwyzer-Wyniker-Stiftung, der Zangger-Weber-Stiftung und des Fonds für gemeinnützige Zwecke der Stadt Zürich durchgeführt werden. Der Beitrag der Frauenklinik Maternité bestand in erster Linie darin, zeitliche Ressourcen für das Projekt zur Verfügung zu stellen. Ausserdem übernahm sie die Honorare für die externe Kursleiterin bei den Schulungen und einen Anteil an den Druckkosten für die Broschüre. Die Fachstelle für Gleichstellung übernahm einen Teil der Kosten für die Studien sowie die Kosten für den Beizug weiterer externer Fachpersonen und das Erstellen von Materialien. Zudem stellte sie die Projektleiterin.

Das Projekt «Häusliche Gewalt – *wahrnehmen – intervenieren*»

Projektträgerschaft:

Fachstelle für Gleichstellung Stadt Zürich (ehemals Büro für die Gleichstellung von Frau und Mann der Stadt Zürich)

Frauenklinik Maternité, Stadtspital Triemli Zürich (ehemals Verein Inselhof Triemli)

Projektdauer:

Juli 2002 bis April 2006

Teilprojekte und Massnahmen:

- Befragung der Mitarbeiterinnen und Mitarbeiter (Januar 2003)
- Befragung der Patientinnen (Sept. / Okt. 2003)
- Schulung: Basisseminar (Feb. / März 2004), Interventionsseminar (Dez. 2004 – Feb. 2005)
- Leitlinien zum Vorgehen bei häuslicher Gewalt (Beginn Probephase: März 2005, def. Einführung: Januar 2006)

Materialien:

- Broschüre mit Beratungsadressen in 7 Sprachen
- Plakat «Häusliche Gewalt macht krank. Bei uns können Sie darüber reden» in 7 Sprachen
- Häusliche Gewalt. Leitlinien für die Frauenklinik Maternité, Stadtspital Triemli
- Screening, Gespräch und Dokumentation (Ablaufschema im Taschenformat).

Publikationen:

Gloor Daniela, Meier Hanna (2003). Häusliche Gewalt als Thema des Gesundheitswesens. Aktuelle Situation und Bedarf des Personals der Klinik Maternité Inselhof Triemli für Geburtshilfe und Gynäkologie. Forschungsbericht.

Gloor Daniela, Meier Hanna (2004). Frauen, Gesundheit und Gewalt im sozialen Nahraum. Repräsentativbefragung bei Patientinnen der Maternité Inselhof Triemli, Klinik für Geburtshilfe und Gynäkologie. Bern: Edition Soziothek.

13.4 Wie nehmen die Mitarbeitenden der Frauenklinik Maternité häusliche Gewalt bei den Patientinnen wahr?

Als Erstes wurde Anfang 2003 eine schriftliche Befragung aller Mitarbeitenden der Frauenklinik Maternité durchgeführt, die in ihrer Arbeit in direktem Kontakt mit Patientinnen stehen. Zusätzlich wurden mündliche Interviews mit einzelnen MitarbeiterInnen durchgeführt (ÄrztInnen, Hebammen, Pflegefachpersonen und Sozialarbeiterin). Dabei standen folgende Fragen im Zentrum: Welcher Stellenwert kommt dem Thema in der Praxis des Spitalalltags zu? Welches sind die Erfahrungen mit häuslicher Gewalt bei Patientinnen und wie gehen die Mitarbeitenden damit um?

Wie wird der Handlungsbedarf eingeschätzt und welche Veränderungen werden als wichtig erachtet? Kennen die Mitarbeitenden das Problem «häusliche Gewalt» aus eigener Erfahrung?

Die Ergebnisse der Befragung zeigen, dass die Mitarbeitenden relativ häufig mit häuslicher Gewalt konfrontiert sind. Zwei von drei MitarbeiterInnen geben an, dass sie im Laufe der drei Monate vor der schriftlichen Befragung mit mindestens einer Patientin Kontakt gehabt haben, bei der sie die Gewissheit oder den Verdacht hatten, dass die Frau Gewalt durch eine nahe stehende Person erlebt. Die fachliche Auseinandersetzung mit dem Thema stellt jedoch für die meisten Neuland dar. 71 % der Befragten sind der Meinung, dass ihr Hintergrundwissen zum Thema eher ungenügend sei. Knapp drei von vier Befragten geben an, dass sie sich nicht sicher genug fühlen und nicht auf ausreichende Erfahrungen zurückgreifen können, wenn es um dieses Problem geht. In der Befragung wurde auch erfasst, ob Menschen des privaten Umfeldes oder die befragte Person selbst als Erwachsene/r schon einmal physische oder sexuelle Gewalt von einer nahe stehenden Person erlebt hat. Viele Befragte haben solche Situationen im privaten Umfeld erlebt, jede/r vierte Befragte berichtet über eigene Gewalterfahrungen.

Über alle Berufsgruppen hinweg zeigt sich eine positive Einstellung gegenüber Weiterbildungen zu diesem Thema. In den Interviews wurde in folgenden Bereichen Wissensbedarf formuliert:

a) Erkennen: Wie kann häusliche Gewalt erkannt werden, welche medizinischen Symptome, psychosomatischen Beschwerden, verbalen und nonverbalen Anzeichen deuten auf das Problem hin?

b) Handeln: Wie weiter, wenn das Problem erkannt ist? Wie ein Gespräch mit einer gewaltbetroffenen Frau führen? Welche Berufsgruppen haben welche Aufgaben? Wie sieht die interne Zusammenarbeit aus?

c) Weiterverweisen: Welche Möglichkeiten der Weiterweisung sind angezeigt? Wo liegen die Grenzen eines Spitals respektive des Personals? Wo darf und muss man sich abgrenzen?

Die meisten Mitarbeitenden gehen davon aus, dass häusliche Gewalt zu den Themen gehört, für die ein Spital zuständig sein soll. Ein Engagement der Klinik für dieses Thema wird befürwortet. Das Projektvorhaben «Häusliche Gewalt – *wahrnehmen – intervenieren*» stösst auf grosse Akzeptanz. Bedenken werden vor allem bezüglich der zusätzlichen Arbeitsbelastung geäussert.

Aus den Ergebnissen der Befragung können folgende Schlüsse gezogen werden: Das Thema und das Projekt geniessen bei den Mitarbeitenden eine hohe Akzeptanz. Die Angst vor zusätzlicher zeitlicher Belastung muss ernst genommen werden. Daher muss der Einbezug des Personals in die Projektarbeit zielgerichtet und zeitlich sehr begrenzt sein. Dasselbe gilt für die Weiterbildungen: Das inhaltlich Wünschbare ist mit den zeitlichen Rahmenbedingungen zu vereinbaren. Wichtig sind klare Handlungsanleitungen, die die zusätzliche Belastung möglichst gering halten und Abgrenzung und Entlastung ermöglichen. Dazu gehört auch eine eindeutige Definition der Aufgaben, Schnittstellen und Abgrenzungen zwischen den einzelnen Professionen. Schliesslich muss bei der Entwicklung von Massnahmen auch eine mögliche eigene Betroffenheit der Mitarbeitenden mitbedacht werden.

13.5 Die Befragung der Patientinnen

Im Anschluss an die Mitarbeitendenbefragung wurde eine Patientinnenbefragung durchgeführt mit dem Ziel, aussagekräftige Daten über das Ausmass der Gewaltbetroffenheit und die gesundheitliche Situation der Patientinnen zu erheben.

Im September 2003 bekamen alle Patientinnen, die zwischen dem 1. Juli 2002 und dem 30. Juni 2003 ambulant oder stationär in der Frauenklinik Maternité behandelt worden waren, einen Fragebogen zugesandt. Der 15seitige Fragebogen «Gesundheit und Sicherheit von Frauen» lag in Deutsch, Englisch, Spanisch und Serbokroatisch vor. In den Monaten September und Oktober 2003 wurde er auch allen stationären und ambulanten Patientinnen abgegeben. So konnten fast 3800 Patientinnen erreicht werden.

Die Beteiligung an der Befragung war überraschend hoch. Insgesamt haben 1886 Frauen den Fragebogen zurückgeschickt. Dies entspricht einem Brutto-Rücklauf von 50.1 %. 114 Fragebogen waren nicht auswertbar, die Zahl der verwendbaren Fragebogen lag somit bei 1772 (47.1 %).

Gefragt wurde nach Gewalt im Erwachsenenleben (ab 16. Altersjahr), die durch (Ehe-) Partner, Ex-Partner oder Verwandte ausgeübt wurde. Anhand von zahlreichen konkreten Beispielen wurden drei Gewaltformen – psychische Gewalt und kontrollierendes Verhalten, physische Gewalt und Drohungen sowie sexuelle Gewalt – erfasst. Dem Fragebogen lag eine Karte mit Adressen von Beratungsstellen bei.

13.5.1 Ergebnisse

Die ausführlichen Ergebnisse der Studie sind im Bericht «Frauen, Gesundheit und Gewalt im sozialen Nahraum» veröffentlicht. Sie werden auszugsweise auch im Kapitel 1.4.2 dargestellt. Im Folgenden wird eine Auswahl der wichtigsten Ergebnisse vorgestellt.

Die Auswertung zeigt, dass jede zehnte Patientin in den zwölf Monaten vor der Befragung körperliche Übergriffe oder Drohungen von einer ihr nahe stehenden Person erlebt hat. Im Verlauf ihres Erwachsenenlebens haben rund 28 % – meist über längere Zeit – Gewalt in stärkerem Ausmass, d.h. psychische und körperliche bzw. sexuelle Gewalt durch nahe stehende Personen erfahren. In Zahlen ausgedrückt entspricht dies 498 von 1772 Frauen. Schwangere sind in sehr ähnlichem Ausmass von Gewalt im sozialen Nahraum betroffen wie Frauen, die aus andern Gründen mit der Klinik in Kontakt standen.

Betroffenheit von Gewalt

Aktuelle Betroffenheit (in den 12 Monaten vor der Befragung)

Körperliche Gewalt und/oder Drohungen durch aktuellen Partner	7.9%
Körperliche Gewalt und/oder Drohungen durch früheren Partner	4.2%
Körperliche Gewalt und/oder Drohungen durch verwandte Personen	1.9%
Sexuelle Gewalt	2.0%
Körperliche Gewalt und/oder sexuelle Gewalt insgesamt (Mehrfachnennungen möglich)	10.0%

Betroffenheit im gesamten Erwachsenenleben (ab 16. Altersjahr)

Psychische Gewalt und/oder kontrollierendes Verhalten	76.8%
Körperliche Gewalt und/oder Drohungen	43.6%
Gewalt in stärkerem Ausmass*	28.1%

* psychische *und* physische und/oder sexuelle Gewalt (mindestens eine Form mit 5 oder mehr Nennungen, plus mindestens eine weitere Form mit mindestens 1-4 Nennungen)

Direkte gesundheitliche Folgen bei stärker von Gewalt betroffenen Frauen

Direkte Folgen bei stärker Betroffenen

Schlafstörungen oder Albträume	47.0%
Schwierigkeiten in Beziehungen mit Männern	46.5%
Probleme mit der Sexualität	31.5%
Suizidgedanken	30.0%
Essstörungen	29.4%
Schwierigkeiten bei Arbeit oder Ausbildung	27.3%

Die meisten Frauen, die ein stärkeres Ausmass an Gewalt erlitten haben, berichten über Verletzungen und psychische/psychosomatische Probleme als Folge der Gewalt (65.3%). Nur 8.7% der stärker betroffenen Frauen geben keine unmittelbaren Folgen an.

Jede fünfte Frau, die in stärkerem Ausmass von Gewalt betroffen war, suchte im Zusammenhang mit erlittener Gewalt einen Arzt oder eine Ärztin auf. Umgerechnet auf alle Befragten sind es 135 der 1772 Frauen, die wegen häuslicher Gewalt mindestens einmal einen Arzt oder eine Ärztin respektive eine Notfallstation oder ein Spital aufgesucht haben.

Nutzung von Hilfsangeboten

Die Patientinnen, die über häusliche Gewalt berichteten, wurden danach gefragt, welche institutionelle Hilfe sie genutzt hatten. 336 der 1772 befragten Frauen haben schon einmal um institutionelle Hilfe wegen Gewalt im sozialen Nahraum nachgesucht. 128 Frauen haben **eine** Institution kontaktiert. 125 Frauen zwei oder drei Stellen, 83 Frauen haben wegen Gewalterfahrungen vier bis elf Stellen kontaktiert. Am häufigsten wurden folgende Institutionen bzw. Fachpersonen genannt:

Häufigst kontaktierte Stellen (Mehrfachnennungen möglich)	
PsychologInnen und PsychiaterInnen	26.0%
ÄrztInnen	13.3%
Polizei	11.5%
Keine professionelle Hilfe*	61.1%
* was nicht ausschliesst, dass private Hilfe in Anspruch genommen wurde	

Fast zwei von drei Betroffenen suchten keine Hilfe bei professionellen Helferinnen und Helfern. Diejenigen Frauen, die trotz beträchtlicher Gewalterfahrungen nie oder erst nach längerer Zeit ein Hilfsangebot aufgesucht hatten, wurden nach den hauptsächlichen Gründen gefragt. Der mit Abstand häufigste Grund war, dass sie professionelle Unterstützung nicht für nötig gehalten hatten (43.4 %). Moralische Bedenken und Scham sind die zweithäufigsten Gründe. Als weitere Gründe wurden mangelnde Kenntnisse des Angebots, familiäre Bedenken und Angst vor dem Partner genannt.

Zufriedenheit mit der erhaltenen Hilfe

Frauen, die im Zusammenhang mit Gewalterlebnissen professionelle Hilfe in Anspruch genommen hatten, wurden nach ihrer Zufriedenheit gefragt. An vorderster Stelle auf der Zufriedenheitsskala stehen die Opferhilfestellen, das Nottelefon und die Frauenhäuser. Dann folgen andere Beratungsstellen, AnwältInnen, Notfall / Spital, PsychologInnen / PsychiaterInnen, ÄrztInnen und Gerichte. Kritik gab es insbesondere gegenüber vier Institutionen: Über ein Drittel bis fast die Hälfte war mit der Hilfe der Polizei, kirchlichen und seelsorgerische Stellen, der Dargebotenen Hand sowie Eheberatungsstellen nicht zufrieden. Hier ist jedoch festzuhalten, dass sich die negativen Erfahrungen auch auf lange zurück liegende Ereignisse beziehen können.

Mit der medizinischen Hilfe waren etwas weniger als die Hälfte der Betroffenen sehr zufrieden. Nur knapp die Hälfte fand, es treffe «voll und ganz» zu, dass der Arzt oder die Ärztin sie und ihre Situation ernst genommen habe. Für das Pflegepersonal liegt der Anteil noch tiefer, nur jede vierte Frau äussert sich sehr positiv. Mit den erhaltenen Informationen zu weiteren Hilfs- und Unterstützungsangeboten war nur gut jede dritte Frau sehr zufrieden.

Gewalterfahrungen haben – auch wenn sie zum Teil länger zurückliegen – nachhaltige Beeinträchtigungen der gesundheitlichen und der psychosozialen Situation zur Folge. Neben Verletzungen und anhaltenden körperlichen Beschwerden werden auch psychische und psychosomatische Beeinträchtigungen genannt. Die gesundheitlichen Auswirkungen sind umso grösser, je stärker und länger anhaltend die Gewalterfahrungen waren (s. a. Kap. 1.4.2).

Einstellung zum Screening (routinemässiges Fragen nach Gewalterfahrungen)

In der Studie wurde auch die Einstellung der befragten Frauen zum Screening bezüglich Gewalterlebnissen erfasst. Die konkrete Frage lautete: «Wie reagieren Sie, wenn Sie beim Arztbesuch oder im Spital gefragt würden, ob Sie körperliche oder sexuelle Übergriffe vom Ehemann, vom Partner oder von einer andern nahe stehenden Person erleben?» Die Ergebnisse zeigen, dass weitaus die meisten Patientinnen gegenüber dem Screening eine positive Haltung einnehmen. Fast neun von zehn Frauen finden eine solche Frage in Ordnung und haben keine Mühe damit.

Unterschiede zwischen Migrantinnen und Schweizerinnen

Die Umfrage richtete sich gleichermassen an Frauen mit und ohne Schweizer Pass. 27.2 % der ausgefüllten und verwendbaren Fragebogen kamen von Ausländerinnen. Dieser Anteil ist deutlich tiefer als der Ausländerinnenanteil bei den Patientinnen der Maternité (47.2 %). Frauen mit ausländischem Pass haben – vermutlich vor allem wegen Sprachproblemen – den Fragebogen also weniger häufig ausgefüllt als solche mit Schweizer Pass. Ob noch andere Gründe (weniger Vertrautheit mit Umfragen, Bedenken gegenüber der Befragung, grössere Tabuisierung des Themas) eine Rolle spielten, ist schwierig zu beurteilen. Insgesamt haben Frauen aus 70 Nationen an der Befragung teilgenommen.

In Bezug auf das Ausmass erlittener Gewalt zeigten sich keine signifikanten Unterschiede nach Nationalität. Unter den befragten Frauen waren Schweizerinnen und Ausländerinnen in ähnlichem Ausmass von Gewalt im sozialen Nahraum betroffen.

Unterschiedlich ist zum Teil die Einstellung gegenüber routinemässigen Screening-Fragen. Patientinnen, die aus einem osteuropäischen Land oder aus Afrika, Asien oder Amerika kommen, äussern häufiger Skepsis gegenüber dem Screening (Anteile zwischen 18.3 % und 23.6 %) als solche aus der Schweiz (10.3 %) oder Westeuropa (9 %). Am grössten ist die Zurückhaltung bei den Ausländerinnen, die am stärksten von Gewalt betroffen sind. Aber auch weniger gewaltbetroffene Frauen der genannten Ländergruppen sind merklich kritischer gegenüber solchen Fragen als Schweizerinnen und andere Westeuropäerinnen. Diese eher skeptische Haltung gegenüber dem Nachfragen nach Gewalterfahrungen könnte (neben Sprachbarrieren) auch zum tieferen Rücklauf bei den Ausländerinnen beigetragen haben. Vermutlich befürchten gerade Frauen, die schon mit Vorurteilen und Diskriminierung konfrontiert waren, dass solche Fragen nur ihnen und nicht allen Frauen unabhängig von der Herkunft gestellt werden. Es ist deshalb wichtig, auf welche Art und Weise Fragen nach erlittener Gewalt gestellt werden und von welchen allgemeinen Informationen sie begleitet sind (z. B. dem Hinweis, dass alle Frauen befragt werden).

13.5.2 Schlussfolgerungen zu den Befragungsergebnissen

Die Häufigkeit der Gewalterlebnisse, über die die Patientinnen im Rahmen der Studie berichteten, hat die Projektbeteiligten überrascht und erschreckt. Häusliche Gewalt ist ein weit verbreitetes Problem, auch bei den Patientinnen der Frauenklinik Maternité. Im Spitalalltag ist das bisher nicht in entsprechendem Ausmass sichtbar geworden und wahrgenommen worden. Die Untersuchung hat auch deutlich gemacht, dass es einen sehr klaren Zusammenhang gibt zwischen erlebter häuslicher Gewalt und gesundheitlicher Situation. Häusliche Gewalt frühzeitig zu erkennen gehört deshalb auch zu einer umfassenden Gesundheitsvorsorge. Ein grosser Teil der Frauen sucht Hilfe im medizinisch-psychologischen Bereich. Ärztinnen, Ärzte, Hebammen und Pflegefachpersonen sind wichtige Anlaufstellen für gewaltbetroffene Frauen. Und schliesslich hat überrascht, wie positiv das Screening von den Patientinnen beurteilt wird.

Die Ergebnisse der beiden Befragungen haben gezeigt, dass das Thema häusliche Gewalt sehr relevant ist für die Frauenklinik Maternité und dass von Seiten der Mitarbeitenden ein Bedürfnis nach Wissen und klaren Handlungsanleitungen besteht. Dies bestätigte der Trägerschaft, dass das Projekt einem Bedarf entspricht und der praxisorientierte Teil des Vorhabens von grosser Wichtigkeit ist. Die Projektgruppe erhielt den Auftrag, ein Vorgehen für den Umgang mit gewaltbetroffenen Frauen in der Frauenklinik zu entwickeln und dieses in speziellen Leitlinien festzuhalten. Aufgrund der positiven Einschätzung der befragten Patientinnen beschloss die Klinikleitung, das Screening (routinemässiges Fragen nach Gewalterfahrungen) in das neue Vorgehen aufzunehmen und probeweise einzuführen. Die Projektgruppe bekam zudem den Auftrag, ein Schulungskonzept auszuarbeiten.

13.6 Leitlinien zum Vorgehen bei häuslicher Gewalt

Mit den Leitlinien können ein gemeinsames Problemverständnis und die klare Haltung der Klinik zum Ausdruck gebracht werden. Das Vorgehen bei häuslicher Gewalt wird nicht der Fachkompetenz einzelner Personen überlassen, sondern wird einheitlich und verbindlich festgelegt und damit auch überprüfbar. Klare Handlungsanleitungen helfen den Mitarbeitenden, im Einzelfall richtig vorzugehen. Sie wissen, dass sie im Sinne der klinikinternen Vorgaben handeln und nicht auf sich gestellt sind bei diesem schwierigen Thema. Ziel der Leitlinien ist es, den Mitarbeitenden Wissen zu häuslicher Gewalt und zum Umgang mit gewaltbetroffenen Frauen zu vermitteln. Dabei soll auch festgehalten werden, was die Aufgabe der Mitarbeitenden resp. der einzelnen Berufsgruppen dabei ist und wie die Zusammenarbeit geregelt ist.

Die Leitlinien wurden im Rahmen von Arbeitsgruppen entwickelt, zu denen nebst den Mitgliedern der Projektgruppe auch interne und externe Fachleute zählten. Da die Leitlinien letztlich von den Mitarbeitenden an der Basis angewendet werden, war es wichtig, für deren Erarbeitung neben der Leiterin «Pflege» auch Pflegefachfrauen der gynäkologischen und der geburtshilflichen Station sowie eine psychosomatisch tätige Gynäkologin beizuziehen. Zudem waren die Psychotherapeutin der Frauenklinik Maternité sowie eine externe Fachpsychologin und eine Mitarbeiterin der Beratungs- und Informationsstelle für Frauen *bif* beteiligt.

13.6.1 Zum Inhalt der Leitlinien

In den Leitlinien wird zunächst einmal festgehalten, was unter häuslicher Gewalt zu verstehen ist und welche Verhaltensweisen und Symptome bei Patientinnen auf ein Vorkommen von solcher Gewalt hindeuten können. Danach folgen Anweisungen, wie das Screening im Rahmen der Anamnese durchgeführt werden kann: Wann und von wem wird die Screening-Frage gestellt, wie soll sie eingeführt werden, wie kann sie formuliert werden (Beispielsätze), worauf ist dabei zu achten und was geschieht, wenn eine Patientin die Frage mit Ja beantwortet. Die verschiedenen Möglichkeiten für ein weiterführendes Gespräch werden aufgezeigt. Ein Dokumentationsbogen, der ausserhalb der Krankengeschichte bei der Sozialarbeiterin abgelegt wird, dient dem Festhalten des Gesprächs, von Befunden und Massnahmen. Er kann der Patientin bei Bedarf für juristische Schritte nützlich sein. In weiteren Kapiteln der Leitlinien werden Inhalt und Funktion des ärztlichen Berichts, der interne Informationsfluss und die Schweigepflicht, die klinikinternen Hilfsangebote für gewaltbetroffene Frauen und der Umgang mit gewalttätigen oder -bereiten Angehörigen dargestellt.

Ein wichtiges Kapitel befasst sich mit möglichen Reaktionen der Mitarbeitenden auf die Berichte gewaltbetroffener Frauen und der Frage, wie sie sich selbst vor Belastungen schützen und ihre Grenzen erkennen und akzeptieren können. Dabei wird auch die mögliche eigene Betroffenheit der Mitarbeitenden angesprochen und auf Unterstützungsangebote hingewiesen.

Bei der Erarbeitung der Leitlinien ging man davon aus, dass die meisten Mitarbeitenden nicht über fundierte Kenntnisse zu häuslicher Gewalt verfügen und sich mehr Sicherheit im Umgang damit wünschen. Die Abläufe und Informationen sind daher detailliert beschrieben und können als Nachschlagewerk genutzt werden. Daneben existiert auch eine schematische Kurzfassung des Ablaufs von Screening, Gespräch und Dokumentation im Taschenformat.

Die Leitlinien der Frauenklinik Maternité finden sich im Anhang.

«Meine erste Reaktion auf das Projekt ‹Häusliche Gewalt› war Erleichterung, dass ich endlich offiziell eine Frage zum Thema Gewalt während des Anamnesegesprächs stellen durfte. Wichtig war für mich, dazu einen Leitfaden zu bekommen. Auf diesem Punkt baut vor allem die Schulung und Einführung der Mitarbeiterinnen der Maternité auf. Ich konnte mir vorher nicht gut vorstellen, wie weit ich in einem Gespräch über Gewalt gehen darf und wo ich mich abgrenzen kann und soll. Nach dieser Schulung waren viele Punkte geklärt und ich fühlte mich sicher, da ich fast nach Leitfaden arbeiten konnte. Nun besteht aber das Screening darin, alle Frauen zu diesem Thema zu befragen. Dies bereitete mir immer wieder Schwierigkeiten, da mich Frauen zum Teil völlig entgeistert anschauten und gekränkt waren darüber, dass man ihnen eine solche Frage stellt. Hier musste ich dann nochmals betonen, dass wir in der Maternité alle Frauen dazu befragen.

Viele Frauen reagierten aber auch sehr positiv und freuten sich, dass Gewalt nicht mehr als Tabuthema behandelt wird.

Wenn mir eine Frau von ihren Gewalterlebnissen erzählt, bin ich immer sehr betroffen, fühle mich aber erleichtert, dass ich sie weiterleiten kann und ihr somit Hilfe anbieten kann. Ich denke, dass mir viele Frauen so offenherzig geantwortet haben, weil ich konkrete Fragen stellen und die Fragen mit einem gut durchdachten Satz einleiten konnte.

Als Hebamme begegne ich vielen Frauen. Ich möchte für die Frauen mit ihren Familien da sein, ihnen Hilfe in schwierigen Situationen anbieten und sie an kompetente Fachpersonen weiterleiten können. Dank des Projekts «Häusliche Gewalt», das sich hoffentlich bald etablieren und zur Selbstverständlichkeit werden wird, können wir vielen Betroffenen aufzeigen, dass es andere Wege gibt, als Gewaltsituationen einfach aushalten zu müssen, und ihnen zeigen, wo sie Hilfe finden auf diesem Weg.»

Angela Kraaz, Hebamme, Frauenklinik Maternité,
Stadtspital Triemli Zürich

13.6.2 Die Erprobungsphase

Die von der Klinikleitung genehmigten Leitlinien wurden allen Pflegefachfrauen, Hebammen und ÄrztInnen an Schulungen vorgestellt (s. nachfolgend Kap. 13.7.1 Interventionsseminar). Bevor die Leitlinien definitiv zur Anwendung kamen, wurde eine sechsmonatige Probephase vereinbart, in der unterstützende Massnahmen und eine Auswertung der ersten Erfahrungen geplant waren.

Bereits in der Erprobungsphase hatten die dafür zuständigen Mitarbeitenden die Aufgabe, jeder Patientin, welche für eine ambulante Behandlung oder einen stationären Aufenthalt in der Frauenklinik war, die Screening-Frage zu stellen, sofern es die konkrete Situation erlaubte.

Die Mitarbeitenden wurden während dieser Zeit punktuell unterstützt. Die Sozialarbeiterin und die psychosomatisch tätige Gynäkologin suchten in regelmässi-

«Seit März 2005 wird an unserer Klinik ein Screening zum Thema ‹häusliche Gewalt› durchgeführt. Vor der definitiven Einführung fand eine 6-monatige Probephase statt. In einer Schulung wurden die Mitarbeitenden für das Thema sensibilisiert und mit dem notwendigen Rüstzeug für die Befragung zu diesem besonderen Thema ausgestattet.

Das von uns durchgeführte Screening dient nicht der aufwändigen Lösung von Problemen, die durch häusliche Gewalt entstehen, sondern lediglich der Identifizierung betroffener Opfer, um ihnen Hilfe anzubieten.

Häusliche Gewalt ist etwas sehr Komplexes und es ist nicht möglich, sich im Rahmen des Arzt-Patienten-Kontakts, dessen primäre Aufgabe die Diagnostik und Therapie von gesundheitlichen Störungen ist, ein umfassendes Bild über die Situation einer gewaltbetroffenen Frau zu machen.

Häufig muss das Screening unter hohem Zeitdruck durchgeführt werden, und nicht selten entsteht dadurch eine für den Arzt ungewohnte Zäsur im Patientinnengespräch, die zu einer Verunsicherung von Arzt und Patientin führen kann. Unangebracht ist das Screening, wenn der Partner, also der mögliche Täter, bei der Untersuchung anwesend ist.

Mit zunehmender Übung verliert sich allerdings die Scheu vor der Screening-Frage. Diese erworbene Sicherheit spürt die Patientin und die Frage nach Gewalt wird nicht mehr als abrupter Themenwechsel im Arzt-Patientinnen-Gespräch empfunden, sondern kann sogar zur Erleichterung und Entlastung des Opfers führen. Sicherlich erfordert es besondere Behutsamkeit, wenn die fragende Person männlich ist. Eine gewaltbetroffene Frau steht ohnehin unter grossem Druck und sollte sich durch die Frage nicht bedrängt, sondern im Gegenteil ermutigt fühlen, Hilfe anzunehmen.

Trotz all dieser Schwierigkeiten scheint das Screening ein wertvolles und probates Mittel zu sein, um Opfer von häuslicher Gewalt zu identifizieren und um die notwendige Hilfe zu initiieren.»

Helge Köhler, Oberarzt, Frauenklinik Maternité,
Stadtspital Triemli Zürich

gen Abständen die Teams auf, erkundigten sich nach dem Verlauf der Umsetzung und boten Rat an bei Schwierigkeiten. So hatten Mitarbeitende die Gelegenheit über konkrete Erlebnisse zu sprechen, Unklarheiten bei der Anwendung der Leitlinien zu klären und Fragen zu stellen.

Zur Evaluation der Probephase wurden alle Mitarbeitenden, welche das Screening durchführten, mittels eines zweiseitigen Fragebogens befragt. Zudem wurden die anonymisierten Dokumentationsbogen ausgewertet, eine Stichprobe von Krankengeschichten (ein Monat) gesichtet und erfasst, wie häufig das Screening durchgeführt worden war. Von den Treffen zwischen Sozialarbeiterin/Gynäkologin und den Teams wurden Protokolle erstellt.

Die Auswertung der von knapp zwei Drittel aller befragten Mitarbeitenden ausgefüllten Fragebogen ergab folgende Resultate:

- Die Leitlinien sind sehr gut akzeptiert. 95 % erachten sie als ein gutes Hilfsmittel, um zu wissen, wie bei häuslicher Gewalt vorgegangen werden muss. Ebenso viele erachten das Screening als gutes Mittel, um auf häusliche Gewalt aufmerksam zu machen und etwas dagegen zu tun.
- Mehrheitlich bereitet das Stellen der Screening-Frage den Mitarbeitenden kaum Mühe. Mehr als 50 % haben keine Probleme damit. 13 % haben das Gefühl, der Patientin könne die Frage unangenehm sein. Einige fühlen sich zu wenig kompetent. Häufig wird das Problem der fehlenden Zeit erwähnt.
- Die Reaktionen der Patientinnen auf das Screening sind überwiegend positiv. Über 50 % der Mitarbeitenden berichten über positive Reaktionen der Patientinnen auf das Stellen der Screening-Frage, 33% der Befragten hatten das Gefühl, die Screening-Frage überrasche die Patientin, nur wenige erlebten die Reaktion der Patientin als ablehnend.

Durchgeführt wurde das Screening in der Erprobungsphase bei über der Hälfte aller Patientinnen im stationären Bereich. Ambulanten Patientinnen jedoch wurde die Screening-Frage eher selten gestellt.

Während der sechsmonatigen Probephase wurden 47 Dokumentationsbogen angelegt und zur Archivierung an die Sozialarbeiterin weitergeleitet. Über aktuelle Gewaltbetroffenheit berichteten 14 Frauen, bei den andern handelte es sich um Gewalt in einer früheren Beziehung oder in der Kindheit.

Dieses Ergebnis ist jedoch nur beschränkt aussagekräftig. Es konnte nicht überprüft werden, ob die Mitarbeitenden immer an das Ausfüllen des Dokumentationsbogens gedacht hatten und wie viele Frauen nicht wollten, dass eine solcher ausgefüllt wird.

13.6.3 Konsequenzen aus der Erprobungsphase und definitive Einführung

Die Befragung brachte ein paar Unklarheiten in Teilen der Leitlinien an den Tag, die in der Folge bereinigt wurden.

Ein häufiger Grund, warum das Screening nicht durchgeführt werden konnte, waren ungenügende Deutschkenntnisse der Patientinnen. Dies ist ein verbreitetes und bekanntes Problem im Spitalalltag. Die Hinweise zur Gesprächsführung wurden mit Beispielsätzen in verschiedenen Sprachen ergänzt. Doch kann die Befragerin den Beispielsatz nur anwenden, wenn sie die jeweilige Sprache genügend beherrscht. Die Möglichkeiten für eine Verbesserung dieses Problems sind somit begrenzt.

Die Durchführung des Screenings im ambulanten Bereich zeigte besondere Schwierigkeiten. Zeitknappheit, verbunden mit Unsicherheiten oder Hemmnissen bezüglich des Themas, verhindern häufig die Durchführung des Screenings. Als weitere Massnahme wurde deshalb eine Schulung zum Thema «Ansprechen von schwierigen Themen in kurzer Zeit» geplant.

Auf Beschluss der Klinikleitung wurden die Leitlinien und damit auch das Screening ab 1. Januar 2006 definitiv eingeführt. Die Mitarbeitenden informierte man über diesen Beschluss und stellte ihnen gleichzeitig die Ergebnisse der Evaluation der Probephase und die Anpassungen in den Leitlinien vor. Die Leitlinien sind für alle Mitarbeitenden im Intranet der Frauenklinik Maternité und zusätzlich auf jeder Station in Papierform verfügbar. Mit der definitiven Einführung der Leitlinien wurde auch ein Konzept erstellt, welches die Nachhaltigkeit gewährleisten soll (s. nachfolgend Kap. 13.9).

13.7 Sensibilisierung und Schulung der Mitarbeitenden

13.7.1 Konzept und Durchführung

Für die Umsetzung der Leitlinien im Alltag und für den Umgang mit dieser schwierigen Thematik ist die Schulung der Mitarbeiterinnen und Mitarbeiter unabdingbar. Gleichzeitig mussten die beschränkten Ressourcen in der Klinik berücksichtigt werden, d.h. es ging darum, so viel Wissen wie nötig mit möglichst wenig Zeitaufwand zu vermitteln. Um dieses Ziel zu erreichen, erarbeitete die Projektgruppe in Zusammenarbeit mit einer internen und externen Fachperson ein Schulungskonzept. Die Zielgruppen sind Ärztinnen/Ärzte, Hebammen, Pflegefachfrauen sowie weitere Personen mit Patientinnenkontakt. Auf der Basis der Ergebnisse der Patientinnen- und Mitarbeiterbefragung konnte der Schulungsbedarf formuliert sowie Ziele und Bildungsinhalte definiert werden.

Für die Schulung wurden folgende Ziele formuliert:
- Aufbau von Fachwissen und Handlungskompetenz zur Thematik der häuslichen Gewalt.
- Alle Mitarbeiterinnen und Mitarbeiter mit Patientinnenkontakt verfügen über die Grundlagen, um häusliche Gewalt zu erkennen.
- Pflegefachfrauen, Hebammen und Ärztinnen und Ärzte sind zudem in der Lage, die Screening-Frage zu stellen und bei betroffenen Patientinnen kompetent vorzugehen.
- Einheitliche Arbeitsgrundlagen und Arbeitsprinzipien tragen zu einem effizienten und professionellen Umgang mit häuslicher Gewalt bei.

Als Schulungsbeauftragte konnte eine externe Fachpsychologin für Psychotherapie und Paartherapeutin mit langjähriger Erfahrung als Kursleiterin zum Thema häusliche Gewalt gewonnen werden. Von Seiten der Frauenklinik wurden eine Oberärztin (Fachärztin für Gynäkologie und Geburtshilfe, Psychosomatik und psychosoziale Medizin) sowie eine Sozialarbeiterin mit der Aufgabe betraut. Die Schulung wurde in zwei Module aufgeteilt, nämlich in ein Basisseminar und ein Interventionsseminar.

Das Basisseminar

Das Ziel des Basisseminars war die Vermittlung von Fachwissen zur Thematik der häuslichen Gewalt. Die Mitarbeiterinnen und Mitarbeiter mit Patientinnenkontakt sollten nach dem Besuch des Seminars über theoretische Grundlagen verfügen und die neuesten Zahlen und Fakten zum Thema häusliche Gewalt im Kanton Zürich kennen. Sie sollten Bescheid wissen über die Strategien gewalttätiger Männer sowie die Definitionen und Symptome von Trauma und posttraumatischer Belastungsstörung kennen. Das Basisseminar war für alle Mitarbeiterinnen und Mitarbeiter mit Patientinnenkontakt obligatorisch (Ärztinnen/Ärzte, Pflegefachfrauen, Pflegeassistentinnen, Hebammen, Sozialarbeiterin, Psychologinnen, Mitarbeitende Patientinnenaufnahme und Ambulatorium). Es dauerte einen halben Tag und wurde drei Mal mit Gruppen von 30–40 Teilnehmenden durchgeführt.

Das Interventionsseminar

Ziele des Interventionsseminars waren die Einführung der Leitlinien im Umgang mit häuslicher Gewalt, das Einführen der Screening-Frage und das Kennenlernen der klinikinternen Instrumente. Das Stellen der Screening-Frage wurde in Rollenspielen aktiv eingeübt, um den Teilnehmenden mehr Sicherheit zu vermitteln. Es gab für alle die Gelegenheit, sowohl die Rolle der Fragestellerin als auch die Rolle der Befragten auszuüben. Der Ablauf in der Klinik wurde anhand eines Flussdiagramms illustriert. Die Teilnehmenden lernten zudem den Dokumentationsbogen und die Broschüre mit Beratungsadressen kennen.

Am Ende des Interventionsseminars sollten sich alle Mitarbeitenden befähigt fühlen, Patientinnen im Sinne eines Screenings zum Thema häusliche Gewalt zu befragen. Sie sollten wissen, wie mit betroffenen Frauen umgegangen werden kann, welche Hilfsmöglichkeiten vorhanden sind und wie alles dokumentiert wird. Das Interventionsseminar musste von allen Mitarbeitenden, die das Screening durchführen, besucht werden (Ärztinnen/Ärzte, Pflegefachfrauen, Hebammen). Es dauerte ebenfalls einen halben Tag und wurde vier Mal in interdisziplinären Gruppen mit 20 Teilnehmenden durchgeführt.

Im Rahmen des Projektes haben nahezu alle Mitarbeitenden der Frauenklinik Maternité mit direktem Patientinnenkontakt ein Basisseminar besucht, insgesamt 107 Frauen und Männer. Am Interventionsseminar haben diejenigen Mitarbeiterinnen und Mitarbeiter, die das Screening durchführen – insgesamt 81 –, teilgenommen.

Beide Seminare fanden während der Arbeitszeit statt. Die Seminare wurden ausgewertet, das Basisseminar mit einer Skala zur Erhebung der Zufriedenheit; das Interventionsseminar mit einem schriftlichen Kurz-Fragebogen. Zu beurteilen waren der Praxisbezug, die abgegebenen Unterlagen, die Unterrichtsgestaltung und die Referentinnen. Zusätzlich wurden mittels eines konkreten Fragerasters bei Kursteilnehmenden des Basisseminars insgesamt zehn mündliche Feedbacks eingeholt.

Die Bewertungen fielen überwiegend positiv aus. Besonders erwähnt wurde die gute Ergänzung von theoretischen Informationen und konkreten Beispielen aus der Praxis.

«Zu Beginn meiner Auseinandersetzung mit häuslicher Gewalt war ich recht skeptisch und dachte, dass sich hier jemand mit einem neuen Thema profilieren möchte. Trotzdem interessierte mich das Thema, ich wollte wissen, was dahinter steckt. Dass häusliche Gewalt überhaupt existiert, wollte ich zunächst nicht wahrhaben. Es ist doch möglich, sich zu wehren, sich durchzusetzen, dachte ich. Andererseits waren mir die physischen und psychischen Beschwerdebilder bekannt, insbesondere Störungen während der Schwangerschaft, wiederkehrende Eintritte im Notfall, auffällige Verhaltensweisen der Frauen. Ich ahnte, dass komplexere Probleme dahinterstehen, wollte sie aber nicht wahrhaben und dachte, man könne ja doch nichts tun. Solche Situationen überforderten mich. Bestenfalls meldete ich meine Beobachtungen dem Arzt, und das war's dann. Für mich war der Fall damit abgeschlossen. Doch es blieb jeweils ein schaler Nachgeschmack und ich musste mir eingestehen, dass es mich weiter belastete.

Die Schulung und die Begleitung während der Projektphase veränderten doch einiges. Hin- und nicht Wegschauen war gefragt. Dadurch bekamen meine früheren Beobachtungen eine Bedeutung, sie konnten in einen theoretischen und praktischen Zusammenhang gestellt werden.

In der Weiterbildung übten wir die Screening-Frage und in der Praxis ging es dann besser als erwartet. Meist lief das recht unkompliziert ab, die Frauen, die nicht betroffen waren von Gewalt, äusserten öfters: ‹Super, dass in dieser Klinik danach gefragt wird.›

Voll Elan und Engagement machte ich mich auch an schwierigere Gespräche. Ab und zu ahnte ich, was da auf mich zukommen würde. Manchmal wurde ich aber auch überrascht. Mit der eigenen Betroffenheit umzugehen war weniger schwierig als früher mit dem Wegschauen, denn jetzt hatte ich Instrumente zur Hand. Die Gespräche mit den betroffenen Frauen waren leichter, weil das Tabu wegfiel.

Was mich am meisten überraschte, war, dass es mir dabei besser ging als früher. Wie auch immer die Reaktionen der betroffenen Frauen ausfielen, nichts war so schlimm wie die frühere Tabuisierung, die unausgesprochenen Vermutungen, die diffusen Annahmen und Verdächtigungen.

Die Begleitung, die ich erlebte, die Gespräche über eigene Unsicherheiten waren sehr wertvoll. Immer waren sie geprägt von der Grundhaltung, dass Fehler dazu da sind, um daraus zu lernen.

Die Auseinandersetzung mit dem Thema «häusliche Gewalt» hat mir Energie gegeben. Die Tabuisierung von Themen, egal wo, entzieht Kräfte, die im Alltag besser eingesetzt werden könnten.»

Vreni Huser, Pflegefachfrau Gynäkologie, Frauenklinik Maternité,
Stadtspital Triemli

13.7.2 Erkenntnisse und Empfehlungen zur Schulung der Mitarbeitenden

Um den psychologischen, sozialen und medizinischen Aspekten der häuslichen Gewalt Rechnung zu tragen, wurde eine interdisziplinäre Zusammensetzung des Schulungsteams gewählt, was sich sehr bewährt hat. Für eine solide Verankerung in der Klinik müssen klinikinterne Mitarbeiterinnen an der Schulung mitwirken. Diese werden auch die Ansprechpartnerinnen im Alltag sein, da erst der konkrete Kontakt mit den Patientinnen die Schwierigkeiten im Umgang mit dem Thema «häusliche Gewalt» aufzeigt. Die Zusammensetzung des Schulungsteams unterstrich die Wichtigkeit, die die interdisziplinäre Zusammenarbeit in der Klinik hat.

Das Thema «häusliche Gewalt» löst bei den meisten Mitarbeitenden Unbehagen aus. Es wird befürchtet, dass im hektischen Spitalalltag nicht genügend Zeit zur Verfügung stehen wird, um einer gesprächsbereiten Frau wirklich gerecht werden zu können. Andere haben Bedenken, mit dem Stellen der Screening-Frage die Intimsphäre der Patientin zu verletzen. Eigene, unverarbeitete Erfahrungen als Opfer von Gewalt können zudem ein Grund sein, dieses Thema zu umgehen.

Den Bedenken und Unsicherheiten der Mitarbeitenden muss genügend Raum gegeben werden. In Diskussionen können sie erkennen, dass sie mit ihren Schwierigkeiten nicht alleine dastehen. Im Rollenspiel können schwierige Situationen ohne Druck eingeübt und ausprobiert werden.

Die logistische Aufteilung in zwei Module, Basisseminar und Interventionsseminar, hat Vor- und Nachteile. Die wiederholte Auseinandersetzung mit der schwierigen Thematik fördert deren Vertiefung bei den Mitarbeitenden. Zudem können in der Zeit zwischen den Seminaren konkrete Fragestellungen formuliert werden. Im Projekt verlängerte sich dieser Intervall wegen äusseren Faktoren auf fast ein Jahr, was dazu führte, dass vieles auch wieder vergessen wurde. Zudem waren die Mitarbeitenden nach dem Basisseminar etwas frustriert, weil ihnen das Instrumentarium zum Umsetzen der Thematik im Alltag fehlte.

Angesichts dieser Erfahrungen empfiehlt sich die Aufteilung in zwei Module mit einem zeitlichen Abstand von maximal drei Monaten. Der zeitliche Aufwand von zwei Mal einem halben Tag pro MitarbeiterIn ist angemessen und im Klinikalltag auch umsetzbar.

Als hilfreich zum Stellen der Screening-Frage erweisen sich einige vorformulierte Beispielsätze, anhand deren eigene Sätze erarbeitet werden können. Die Fragen können auch in anderen Sprachen, die die Mitarbeitenden beherrschen, ausformuliert werden.

Im Interventionsseminar mit Rollenspielen darf die Gruppe nicht zu gross sein. Mit drei Kursleiterinnen konnten sechs Kleingruppen à drei Personen pro Seminar gut betreut werden.

Die wiederholte Durchführung der einzelnen Module ist im Klinikalltag zwingend, um möglichst allen Mitarbeitenden die Teilnahme zu ermöglichen. Um die Ärzte und Ärztinnen integrieren zu können, ist es sinnvoll, auf die bestehende Fortbildungsstruktur Rücksicht zu nehmen.

Die Schulung ist ein erster Schritt zur Einführung des Themas «häusliche Gewalt» und des Umgangs damit in der Klinik. Fortlaufende Begleitung und nachfolgende Schulung sind für die Kontinuität sehr wichtig.

13.8 Informations- und Öffentlichkeitsarbeit

13.8.1 Information der Patientinnen und der Mitarbeitenden

Im Rahmen des Projekts wurde eine Broschüre in sieben Sprachen erarbeitet: Deutsch, Französisch, Englisch, Spanisch, Tamilisch, Albanisch und Kroatisch. Die Broschüre benennt die verschiedenen Gewaltformen und ermutigt die Patientinnen, in der Frauenklinik Maternité über erlittene Gewalt zu sprechen und Hilfe in Anspruch zu nehmen. Die Broschüre enthält die Adressen aller Anlaufstellen bei häuslicher Gewalt auf dem Platz Zürich. Eine abtrennbare «Notfallkarte» im Kreditkartenformat mit den wichtigsten Telefonnummern eignet sich zum Aufbewahren im Portemonnaie. Die Broschüre liegt in den Wartezimmern auf und wird den Patientinnen im Rahmen des Gesprächs angeboten.

Nebst der Broschüre gibt es ein Plakat im A3-Format, das im Eingangsbereich und auf den Stationen der Frauenklinik aufgehängt ist. Mit dem Plakat wird signalisiert, dass häusliche Gewalt ein Thema ist, über das in der Frauenklinik gesprochen werden kann. Zudem ist geplant, in der Einführungsbroschüre, die jede Patientin bei der Anmeldung erhält, darauf hinzuweisen, dass sich die Klinik mit häuslicher Gewalt befasst.

Eine neutrale Fassung der Informationsbroschüre zu häuslicher Gewalt für Patientinnen wurde auch an die HausärztInnen und Spitäler in Zürich verschickt. Für das Plakat gibt es eine deutsche und eine mehrsprachige Fassung, die ebenfalls weiteren Interessierten angeboten wird.

Die Mitarbeitenden wurden mit Informationsveranstaltungen und Berichten in der Hauszeitung über den Verlauf des Projektes informiert. Zusätzlich erfolgten regelmässig mündliche oder schriftliche Informationen zu den einzelnen Projektschritten und Massnahmen. Die Mitarbeitenden konnten Fragen, Anregungen und Kritik zum Projekt einbringen.

13.8.2 Öffentlichkeitsarbeit

Die Öffentlichkeitsarbeit war ein wichtiger Bestandteil des Projektes. Zu Beginn wurde mit einer Medienmitteilung über das geplante Vorhaben informiert. Die Resultate der Patientinnenbefragung wurden an einer Medienkonferenz vorgestellt, die auf grosses Interesse stiess und eine breite Berichterstattung in TV, Radio, Tagespresse und Fachzeitschriften zur Folge hatte. Mitglieder der Projektgruppe sowie die Klinikleitung wurden im Anschluss daran verschiedentlich zu Referaten eingeladen und konnten das Projekt in Fachartikeln und an Kongressen vorstellen. Im September 2005 organisierte die Fachstelle für Gleichstellung in Zusammenarbeit mit der Paulus-Akademie in Zürich und der Frauenklinik Maternité die Tagung «Häusliche Gewalt und Gesundheit», an der das Projekt einen wichtigen Schwerpunkt bildete. Die Tagung stiess bei Fachleuten im Gesundheitsbereich auf grosses Interesse und konnte wichtige Anregungen und Impulse geben.

Die Berichterstattung in den Medien und das Interesse der (Fach-)Öffentlichkeit haben der Projektarbeit in der Frauenklinik Maternité das nötige Gewicht gegeben und sich positiv auf die Motivation der Projektgruppe ausgewirkt.

13.9 Projektabschluss und Verankerung

Nach der definitiven Einführung der Leitlinien wurde das Projekt im Frühjahr 2006 abgeschlossen. Um die Nachhaltigkeit der eingeführten Massnahmen zu gewährleisten, mussten das weitere Vorgehen sowie die Aufgaben und Zuständigkeiten bestimmt werden. Die Schulung und Unterstützung der Mitarbeitenden, welche die Leitlinien anwenden, bilden die Grundlage für die Weiterführung und Verankerung der im Projekt erarbeiteten Massnahmen im Klinikalltag.

13.9.1 Unterstützung der Mitarbeitenden

Zur Unterstützung der Mitarbeitenden, welche für die Anwendung der Leitlinien zuständig sind, führen die Sozialarbeiterin und die psychosomatisch tätige Gynäkologin alle drei Monate Besprechungen auf den Stationen und am Ärzterapport durch. Dabei werden anstehende Schwierigkeiten diskutiert und Erfahrungen ausgetauscht. Von diesen Besprechungen werden Protokolle erstellt, die an die Stationsleiterinnen und Ärztinnen und Ärzte verteilt werden. Der Informationsfluss wird damit gewährleistet.

13.9.2 Schulung neuer Mitarbeiterinnen und Mitarbeiter

Neu eintretende Mitarbeiterinnen und Mitarbeiter werden im Rahmen der neu gestalteten Einführung in das psychosoziale Angebot und Betreuungskonzept der Frauenklinik Maternité geschult. Für das Thema häusliche Gewalt ist eine Stunde vorgesehen, in der die Leitlinien und die Arbeitsinstrumente vorgestellt werden. Die konkrete Umsetzung findet im klinischen Alltag durch die einführenden Hebammen und Pflegefachfrauen respektive Ärzte und Ärztinnen statt. Der Besuch der Einführung ist obligatorisch, sie wird drei Mal pro Jahr durchgeführt. Diese Einführung kann auch auf freiwilliger Basis als Auffrischung besucht werden.

Zusätzlich sind Schulungen vorgesehen, die sich punktuell einer Thematik widmen, die besondere Schwierigkeiten bietet. So ist das Stellen der Screening-Frage unter

Zeitdruck ein häufig genanntes Problem, das sich vor allem Ärztinnen und Ärzten im Notfalldienst oder in der Sprechstunde stellt. Pflegende äusserten wiederholt Ohnmachtsgefühle, weil sie einer betroffenen Frau keine Lösung anbieten können. Zudem stellt sich ihnen die Frage, ob sie als Pflegende zu sehr in den Intimbereich der Patientin eindringen. Der Umgang mit diesen zentralen Fragestellungen wird in künftigen Schulungen aufgegriffen.

13.9.3 Zuständigkeiten / Qualitätsüberprüfung

Für die Implementierung der Massnahmen und deren Nachhaltigkeit ist eine klare Regelung der Zuständigkeiten und Verantwortlichkeiten von grosser Bedeutung. Für folgende Aufgaben wurde in der Frauenklinik Maternité die Zuständigkeit festgelegt:

- Schulung neuer MitarbeiterInnen: Schulungsbeauftragte Sozialdienst, Pflegedienst, ärztlicher Dienst
- Unterstützung der Mitarbeitenden: Schulungsbeauftragte
- Aktualisierung des Informationsmaterials (Leitlinien, Broschüre): Qualitätsbeauftragte

Für die Überprüfung der Zielerreichung ist die Qualitätsbeauftragte zuständig. Jährlich lädt sie die Schulungsbeauftragten zu einer Sitzung ein, an der die Rückmeldungen von den Besprechungen mit den Mitarbeitenden und den Schulungen zusammengetragen werden. Probleme und Schwachstellen werden aufgezeigt und diskutiert, wo nötig werden Verbesserungen eingeleitet.

13.10 Schlussfolgerungen und Empfehlungen

Die Projektträgerschaft und die Projektmitarbeitenden ziehen eine positive Bilanz. Die Projektziele wurden erreicht und die erarbeiteten Massnahmen sind eingeführt. Die Mitarbeitenden sind sensibilisiert für das Thema und beurteilen die Einführung der Leitlinien positiv. Dies war ein klares Ergebnis der Auswertung der Probephase. Durch die fundierte und sorgfältige Projektarbeit erfuhren die Mitarbeitenden, dass das Thema kompetent und zuverlässig bearbeitet wird und nicht schnelle oder praxisuntaugliche Lösungen vorgeschlagen werden.

Ob sich die Leitlinien längerfristig bewähren und von den Mitarbeitenden konsequent angewendet werden, wird sich erst in einigen Jahren zeigen. Dies wird wesentlich davon abhängen, ob das Thema von der Klinikleitung weiterhin gestützt wird, ob neue Mitarbeitende sorgfältig eingeführt werden und Ressourcen für die kontinuierliche Schulung zur Verfügung stehen. Die Zuständigkeiten für die Anwendung der Leitlinien, die Schulung und die Qualitätsüberprüfung müssen unabhängig von Personen festgelegt und wahrgenommen werden, damit es bei personellen Wechseln keine Rückschläge gibt.

Folgende Punkte haben sich aus Sicht der Projektgruppe als wichtig für eine erfolgreiche Projektdurchführung herauskristallisiert.

Veränderungen brauchen Zeit

Eine wichtige Erfahrung der Projektgruppe ist, dass das Entwickeln und Einführen eines neuen Vorgehens viel Zeit braucht, nicht zuletzt, wenn es um ein Thema geht, das Emotionen hervorruft und eigene Haltungen und Werte berührt. Von der Planungsphase bis zur Einführung sind sehr viele Schritte nötig: Informieren, Sensibilisieren und Einbeziehen der Mitarbeitenden – Erarbeiten von Vorschlägen – Information und Genehmigung durch die Leitung – Überarbeiten – Einführen – Auswerten – Anpassen. Jede neue Massnahme durchläuft diesen Prozess und die Abläufe können nur beschränkt beschleunigt werden. Wenn neue Vorgehensweisen nachhaltig verankert werden sollen, sind diese Schritte jedoch elementar.

Im Verlaufe des Projekts können auch Phasen der Unsicherheit auftreten. Haben die Zielsetzungen nach wie vor Gültigkeit? Lohnt sich der grosse Zeit- und Energieaufwand? Sind wir auf dem richtigen Weg? Gäbe es andere, bessere Vorgehensweisen? Werden die Klinikleitung und die Mitarbeitenden das Projekt weiterhin mittragen? Damit sich solche Unsicherheiten nicht lähmend auswirken, müssen sie in der Projektarbeit Raum bekommen. In regelmässigen Standortbestimmungen kann das Erreichte benannt und gewürdigt und können Schwierigkeiten angesprochen werden.

Ansiedlung der Projektleitung

Bei der Wahl der Projektleitung spielt es eine Rolle, ob es sich um eine/n Linienverantwortliche/n handelt oder nicht. Wenn die Projektleitung keine formale Kompetenz hat, ist es sehr wichtig, dass eine regelmässige Information und Absicherung auf Leitungsebene erfolgt. Dies kann ein Nachteil sein für das Projekt, weil die Entscheidprozesse aufwändiger sind und Zeit benötigen. Es kann jedoch auch die Qualität der Ergebnisse fördern, weil Entscheidgrundlagen sorgfältig ausgearbeitet und mögliche Einwände antizipiert werden müssen. Ein Vorteil für das Projekt in der Frauenklinik Maternité war zudem, dass die externe Projektleiterin viel Fachwissen und ein grosses Kontaktnetz zum Thema «häusliche Gewalt» mitbrachte, über Erfahrung in Projektmanagement verfügte und die nötigen zeitlichen Kapazitäten für das Projekt zur Verfügung stellen konnte.

Unterstützung durch die Klinikleitung, klare Standards und Leitlinien

Soll das Projekt eine nachhaltige Wirkung erzielen, ist es nötig, dass häusliche Gewalt zum Thema der gesamten Institution wird. Die Verantwortung dafür kann nicht an einzelne Mitarbeitende delegiert werden. Dies bedingt ein aktives Engagement der Klinikleitung, die das Projekt stützen und sich dafür einsetzen muss, dass die nötigen Ressourcen für die Bearbeitung des Themas bereitgestellt werden. Wenn das Thema offiziell von der Leitung anerkannt ist, wird auch eher Informationsmaterial gelesen, Mitteilungen von Patientinnen erhalten die nötige Aufmerksamkeit und Vorschläge zur Weiterentwicklung des Themas haben mehr Chancen auf allgemeine Akzeptanz und Implementierung. Beim Thema «häusliche Gewalt» ist das besonders wichtig, weil es ein belastendes und schwieriges Thema ist. Es braucht manchmal, auch aus eigener Betroffenheit, viel Mut, um die Gewalt wahrnehmen zu wollen, zu benennen und entsprechend zu handeln. Eine klare und deutliche Rückendeckung durch die Institution hilft diese Schwierigkeiten zu überwinden.

Für die Mitarbeitenden ist es wichtig zu wissen, dass eine intensivere Bearbeitung des Themas mittel- und längerfristig auch zu Entlastungen führen kann. Der Umgang mit Gewaltopfern kann sehr viel Unsicherheit, Ohnmacht oder gar Schuldgefühle auslösen. Mehr Wissen und klare Handlungsanleitungen geben Sicherheit und ermöglichen auch Abgrenzung.

Ein weiterer wichtiger Punkt ist der Einbezug von Ärztinnen und Ärzten. Wenn häusliche Gewalt auch als gesundheitliches / medizinisches Problem wahrgenommen werden soll, darf die Zuständigkeit dafür nicht an den Sozialdienst delegiert werden.

Das Befassen mit dem Thema «häusliche Gewalt» stellt für viele Institutionen und auch für die MitarbeiterInnen Neuland dar. Es empfiehlt sich, Leitlinien für das Vorgehen zu erarbeiten, die für alle verbindlich sind. Ein wichtiges Ziel der Leitlinien ist es, ein gemeinsames Verständnis des Problems zu erarbeiten, die Haltung und die Ziele der Klinik darzustellen und die Aufgaben der Mitarbeiterinnen und Mitarbeiter klar festzulegen. Dazu gehören auch das Aufzeigen der Grenzen des eigenen Auftrags, die Definition der Schnittstellen und der Zusammenarbeit sowie der einzelnen Zuständigkeiten. Damit kann Klarheit geschaffen und können Überforderungen vermindert werden.

Übertragbarkeit der Ergebnisse und Berücksichtigung der Besonderheiten jeder Institution

Die im Projekt erarbeiteten Erkenntnisse und Arbeitsinstrumente lassen sich grundsätzlich auf andere Spitäler übertragen. Dabei ist wichtig zu erwähnen, dass jede Institution einen eigenen Informations- und Sensibilisierungsprozess durchlaufen muss, der sich unterschiedlich gestalten kann. Im Projekt «Häusliche Gewalt – wahrnehmen – intervenieren» wurden mit den beiden Studien umfassende Grundlagen erarbeitet, die den Handlungsbedarf eindeutig belegten. Die Ergebnisse dieser Befragungen können auch für andere Spitäler von Nutzen sein, wenn es darum geht, das Ausmass und die gesundheitlichen Folgen von häuslicher Gewalt sowie die Rolle des Gesundheitswesens aufzuzeigen. Eine solch umfassende IST-Analyse ist somit nicht für jedes Projekt nötig. Es empfiehlt sich aber, vor der Planung von Massnahmen die Erfahrungen, Bedürfnisse und Haltungen der Mitarbeitenden zumindest teilweise zu erfassen. Zudem ist es wichtig in Erfahrung zu bringen, wie und in welchen Situationen Kontakte zu Gewaltopfern stattfinden und welche Möglichkeiten es gibt, häusliche Gewalt anzusprechen. Auf einer Notfall-Abteilung sind teilweise andere Interventionen gefragt als auf einer gynäkologischen Abteilung bzw. einem gynäkologischen Notfall. In die Frauenklinik Maternité kommen sehr wenige Frauen mit akuten Verletzungsfolgen aufgrund von häuslicher Gewalt, sie suchen eher eine allgemeine Notfall-Abteilung auf. Im Vordergrund steht in der Frauenklinik Maternité deshalb nicht die Krisenintervention, sondern das Schaffen von Möglichkeiten, um über häusliche Gewalt zu sprechen. In einer Notfallabteilung oder einem Rettungsdienst steht hingegen die Krisenintervention im Vordergrund.

Da in der Frauenklinik Maternité ausschliesslich erwachsene weibliche Patientinnen behandelt werden, war die Zielgruppe des Projektes klar definiert. Wenn weitere PatientInnengruppen dazukommen (Männer, Kinder), ist vorgängig zu prüfen, an welche Zielgruppe sich das Projekt richten soll und/oder wie das Projekt auf die unterschiedlichen Zielgruppen ausgerichtet werden kann.

Vernetzung mit lokalen Unterstützungsangeboten

Ebenfalls wichtig ist die Vernetzung mit lokalen Unterstützungsangeboten wie Frauenhäusern und Opferberatungsstellen. Diese Fachpersonen sind spezialisiert auf das Thema häusliche Gewalt und können als ExpertInnen beigezogen werden, sei es in beratender Funktion oder für Referate und Schulungen. Sehr hilfreich ist es zudem, sich gegenseitig über den eigenen Auftrag und die Angebote zu informieren, so dass Gewaltopfer gezielt an die richtigen Stellen verwiesen werden können.

Voraussetzungen für die Einführung eines Screenings

Das Screening (routinemässiges Fragen nach häuslicher Gewalt im Rahmen der Anamnese) hat sich in der Frauenklinik Maternité als geeignet erwiesen, um häusliche Gewalt zu enttabuisieren und gewaltbetroffenen Frauen Unterstützung anzubieten. Bevor eine solche Massnahme eingeführt wird, sind sorgfältige Abklärungen nötig. Wann und von wem wird die Anamnese durchgeführt? Welches ist der sinnvollste Zeitpunkt, um diese Frage zu stellen? Wie kann verhindert werden, dass die gleiche Frage mehrfach gestellt wird? Wie wird dokumentiert? Wie ist der Umgang mit der Vertraulichkeit? Was ist zu tun, wenn die Patientin Gewalterfahrungen bejaht?

Es ist kontraproduktiv, die Frage nach häuslicher Gewalt in die Anamnese aufzunehmen, solange solche Fragen nicht geklärt sind. Die für die Frauenklinik Maternité erarbeiteten Leitlinien geben Hinweise, wie sie gelöst werden können.

Eine wichtige Massnahme vor der Einführung eines Screenings ist die Schulung der Mitarbeitenden. Zudem ist es ratsam, eine oder mehrere Ansprechpersonen innerhalb der Klinik zu bezeichnen, die über vertieftes Wissen zum Thema «häusliche Gewalt» verfügen. Sie stehen den Mitarbeitenden bei Fragen und Unsicherheiten oder Belastungen durch das Thema mit Rat zur Seite. Es soll angesprochen werden, dass es auch unter den Mitarbeitenden Betroffene geben kann und dass es auch für sie Gesprächsangebote gibt, wenn sie das wünschen.

Bedürfnisse von gewaltbetroffenen Migrantinnen berücksichtigen

Für Migrantinnen kann es aus unterschiedlichen Gründen noch schwieriger sein, über Gewalterfahrungen zu sprechen. Migrantinnen können z. B. befürchten, dass aufgrund von Vorurteilen nur sie nach häuslicher Gewalt gefragt werden. Deshalb ist es wichtig zu betonen, dass alle Frauen von häuslicher Gewalt betroffen sein können. Wichtig ist zudem zu wissen, dass bei Migrantinnen ohne eigenes Aufenthaltsrecht eine Trennung vom Ehemann den Verlust des Aufenthaltsstatus bedeuten kann. Für das Gespräch mit Migrantinnen, die wenig Deutsch verstehen, ist es wünschenswert, Übersetzerinnen oder kulturelle Vermittlerinnen beizuziehen. Diese dürfen jedoch keinesfalls aus dem Familienkreis kommen oder mit der Tatperson in irgendeiner Verbindung stehen. Informationsmaterial soll in verschiedenen Sprachen angeboten werden und bei den Beratungs- und Hilfsangeboten ist jeweils darauf hinzuweisen, ob sie sich auch an Migrantinnen ohne Deutschkenntnisse richten respektive welche Angebote es für sie gibt. In den Weiterbildungen ist darauf zu achten, dass über spezifische Diskriminierungen, denen Migrantinnen ausgesetzt sind, informiert wird und dass allfällig vorhandene Vorurteile gegenüber gewaltbetroffenen Migrantinnen thematisiert werden können.

Mit kleinen Schritten beginnen

Vielleicht es nicht möglich, häusliche Gewalt in der Institution im notwendigen Umfang zum Thema zu machen. Unter Umständen sind kleinere Schritte angezeigt oder es kann vorerst nur eine Abteilung für das Thema gewonnen werden. Kleinere Schritte können darin bestehen, dass in den Wartezimmern Broschüren mit Adressen von Hilfsangeboten aufliegen und dass im Intranet Informationen zum Thema für die Mitarbeitenden verfügbar sind. Eine gute Möglichkeit ist, eine Vertreterin der Opferberatungsstelle oder des Frauenhauses anzufragen, ob sie an eine Team-Sitzung kommen und über ihre Arbeit und die Bedürfnisse von Gewaltopfern informieren kann. Die bestehenden Hilfsangebote können auch in der Hauszeitung näher vorgestellt werden. Dadurch findet eine erste Sensibilisierung für das Thema statt. Für Abteilungen, in denen sich das Problem am offensichtlichsten zeigt, wie z. B. in der Notfall-Abteilung, kann eine Fortbildung durchgeführt werden, die spezifisch auf die Bedürfnisse dieser Mitarbeitenden ausgerichtet ist. Evtl. gibt es die Möglichkeit, sich an einem Fortbildungsangebot einer anderen Institution zu beteiligen. Einzelne Themen – wie z. B. das Ansprechen von häuslicher Gewalt oder die Dokumentation und das Erstellen von ärztlichen Berichten – können gezielt in einer konzentrierten Weiterbildung vermittelt werden. Dazu werden am besten bereits bestehende Fortbildungsgefässe genutzt. Zusätzlich können für diese Themen Checklisten oder Merkblätter abgegeben werden (s. Kap. 11). Dabei ist anzustreben, dass solche Informationen für verbindlich erklärt werden, und es muss gewährleistet sein, dass neu eintretende Mitarbeitende in die Anwendung der Checklisten eingeführt werden. Wichtig sind regelmässige Impulse und nicht einmalige Aktionen, da diese oft nicht nachhaltig wirken.

Aufwändig aber lohnend

Die Durchführung eines solchen Projekts, das längere Zeit dauert und mit viel Aufwand verbunden ist, der von den meisten Beteiligten zusätzlich zu ihrer Hauptarbeit geleistet werden muss, stellt für alle eine Herausforderung dar. Durchhaltewillen, Engagement, ein grosses Interesse am Thema und an der Projektarbeit sind gefordert. Gleichzeitig bietet die Arbeit in einem solchen Projekt die Chance für Lernerfahrungen, die sich positiv auswirken und auch in anderen Zusammenhängen genutzt werden können. Das Projekt in der Frauenklinik Maternité bot die Möglichkeit, die Zusammenarbeit zwischen verschiedenen Fachpersonen und -bereichen zu vertiefen und sich Wissen und Erfahrung in Projektarbeit und zum Thema «häusliche Gewalt» anzueignen. Durch das Projekt wurden Bereiche aktiviert (z. B. Arbeitsabläufe, Schnittstellen, Informationsfluss), die nicht nur für dieses Thema wichtig sind, sondern einer generellen Bearbeitung bedürfen.

Der grösste Erfolg des Projektes besteht darin, dass eine Sensibilisierung für das Thema «häusliche Gewalt» erreicht werden konnte, die über die einzelnen Mitarbeitenden hinaus weitere Kreise zieht. Dies ist ein wichtiger Beitrag zur Prävention.

Fallbeispiel

■ Barbara Bass, Marlene Fleischli und Pascale Navarra

Eine Frau kommt zur Geburt in die Frauenklinik Maternité. Im Gespräch mit der Sozialarbeiterin spricht sie zum ersten Mal über Schwierigkeiten mit ihrem Partner. Zwei Monate später nimmt sie Kontakt mit der Beratungs- und Informationsstelle gegen Gewalt in Ehe- und Partnerschaft *bif*[1] auf. Im Folgenden werden das Vorgehen in der Frauenklinik Maternité, das Angebot der *bif* und der Verlauf des Beratungsprozesses geschildert.

Erste Anzeichen von häuslicher Gewalt

Frau K. kam nach einer problemlosen Schwangerschaft zur Geburt in die Klinik. Die Screening-Frage (s. Kap. 13.6) zur häuslichen Gewalt konnte weder beim Aufnahmegespräch noch beim Eintritt gestellt werden, da Frau K. in beiden Fällen von ihrem Partner begleitet wurde.

Auf der Mutter-Kind-Abteilung fiel den Pflegefachfrauen auf, dass Frau K. sich sehr um das Wohl des Kindes sorgte, ängstlich und etwas unsicher wirkte und sehr darauf bedacht war, alles richtig zu machen. Die nun nachträglich gestellte Screening-Frage verneinte Frau K. Sie betonte, sie und ihr Partner führten eine gute Beziehung und hätten sich sehr auf das Kind gefreut.

Da Frau K. Probleme beim Stillen hat, bleibt sie länger als geplant in der Klinik. Sie ist verzweifelt und glaubt, als Mutter zu versagen. Die Pflegefachfrau bemerkt, dass der Partner häufig entwertende Bemerkungen über Frau K. macht. In der Nacht – das schreiende Kind lässt sich kaum beruhigen – vertraut Frau K. der Pflegefachfrau an, dass sie sich Sorgen darüber macht, wie dies zuhause gehen soll. Ihr Mann sei eher ungeduldig und sie befürchte, dass er das schreiende Kind schlecht erträgt. Die Pflegefachfrau erklärt Frau K., dass ein klinikinternes Unterstützungsangebot durch Sozialarbeiterin, Psychologinnen und psychosomatisch tätige Gynäkologin existiert und Frau K. gerne davon Gebrauch machen kann. Sie nimmt dieses Angebot dankend an und wünscht ein Gespräch mit der Sozialarbeiterin. Die Pflegefachfrau vereinbart einen Termin.

Am nächsten Tag, kurz vor Spitalaustritt, kommt die Sozialarbeiterin zu Frau K. und bespricht mit ihr sorgfältig die Situation. Es stellt sich heraus, dass der Mann von Frau K. schon vor der Schwangerschaft bei Schwierigkeiten und Spannungen sehr gereizt reagiert und sie immer wieder entwertet hat. Bisher konnte sie diese Demütigungen durch ihren Beruf kompensieren. Sie hoffe, dass mit dem Kind die Beziehung wieder vertieft werde und dass die Freude am gemeinsamen Kind ihren

---

1 Die bif ist eine vom Kanton Zürich gemäss Opferhilfegesetz (OHG) anerkannte Beratungsstelle.

Mann gelassener werden lasse. Auf die Frage nach der finanziellen Situation meint sie, dass es mit einem Einkommen etwas knapp werden könnte, sie das aber schon schaffen werde. Sie und ihr Mann würden sehr zusammenhalten und sie habe noch niemandem von diesen Sorgen erzählt. Sie sei froh um das Gespräch und sehe jetzt zuversichtlich in die Zukunft. Die Sozialarbeiterin betont, dass ein Kind eine grosse Bereicherung im Leben eines Paares ist, aber gleichzeitig auch eine Herausforderung darstellt und viele Umstellungen notwendig macht. Falls diese Belastung bei ihrem Partner erneut Verhaltensweisen auslösen sollte, die sich gegen Frau K. richten, solle sie sich an die Beratungsstelle *bif* wenden. Die *bif* richte sich an Frauen, die häusliche Gewalt erleben. Entwertungen und Demütigungen seien auch eine Form von häuslicher Gewalt. Frau K. erhält die Informationsbroschüre «Häusliche Gewalt» der Frauenklinik Maternité.

Telefonisches Erstgespräch mit der *bif*

Frau K. ruft im Juni 05 in der *bif* an. Es hat zwei Monate gedauert, bis sich Frau K. durchringen konnte, den telefonischen Erstkontakt mit uns zu machen. Sie beginnt das Gespräch folgendermassen: «Frau F. von der Sozialberatung hat gemeint, ich solle mich doch bei Ihnen melden. Ich weiss nicht recht, ob ich bei Ihnen am rechten Ort bin? Ich erlebe nicht direkt Gewalt, ich habe einfach manchmal Probleme mit meinem Mann, vor allem seit wir ein Baby haben. Ich habe halt weniger Zeit für meinen Mann, der Haushalt ist nicht mehr so gut gemacht, weil ich manchmal tagsüber schlafe, wenn das Baby auch schläft. Die Nächte sind so kurz, ich fühle mich häufig ganz erschöpft. Mein Mann hat wenig Verständnis dafür. Aber ich denke, das geht vielen Paaren so, ein Baby macht zwar glücklich, aber es ist auch eine Belastung, das weiss man ja heutzutage. Das wird schon wieder werden.» Ich frage Frau K., was ich mir konkret unter «wenig Verständnis» vorstellen müsse. Sie antwortet, er sei oft gereizt und verbal respektlos zu ihr. Er werte sie ab, demütige sie, schreie sie an, mache sie verantwortlich für alle Schwierigkeiten. Er gebe ihr überhaupt keine Wertschätzung für ihren strengen Alltag mit dem Baby. Ihr Selbstvertrauen schwinde zusehends. Ich frage nach, wie denn die Beziehung zu ihrem Mann vor der Geburt gewesen sei. Frau K. sagt, die Ehe vorher sei ganz glücklich gewesen. Ich schweige einen Augenblick, da sagt Frau K., ganz so stimme das zwar auch nicht. Es habe schon manchmal Schwierigkeiten gegeben: Ihr Mann sei sehr belastet am Arbeitsplatz, habe viel Stress und habe das schon öfters mit nach Hause getragen. Aber ihr Mann liebe sie sehr, er betone immer wieder, dass er ohne sie nicht leben könne. Sie habe die Spannungen zu Hause ein Stück weit mit ihrer Arbeit als Lehrerin kompensieren können, da habe sie sich abgelenkt und auch Anerkennung erhalten. Als ihr Mann dann den Wunsch nach einem gemeinsamen Kind geäussert habe, habe sie das als Chance gesehen, den Lebensalltag zu verändern, einen neuen gemeinsamen Nenner mit ihrem Mann zu finden. Nun sei sie einfach enttäuscht und traurig, dass sich die Beziehung nicht so entwickle, wie sie sich das vorgestellt habe. Zudem fehle ihr der Ausgleich über die Arbeit, sie habe ihre Stelle gekündigt, weil ihr Mann wollte, dass sie ganz für das Kind da sei. Sie hätten ihren Lohn zwar gut brauchen können, da sie noch Schulden hätten, aus der Zeit, als ihr Mann erfolglos versucht hatte, sich selbständig zu machen.

Ich drücke mein Verständnis für ihre Enttäuschung aus, gebe Frau K. Anerkennung dafür, dass sie bei all dieser Belastung – ein kleines Kind, eine angespannte Beziehung, finanzielle Probleme usw. – Unterstützung sucht. Ich versichere ihr, dass sich unser Beratungsangebot auch an Frauen richtet, die nicht körperliche Gewalt erleben. Dass wir auch Entwertungen, Demütigungen, Kontrollverhalten, das Etablieren von Abhängigkeitsverhältnissen u. a. als Gewalt definieren – als psychische Gewalt. Ich sage ihr, dass kein Stress der Welt es rechtfertigt, die Partnerin als Katalysator zu missbrauchen, um Stress und Ärger loszuwerden. Dass Respekt und Gleichwertigkeit unabdingbar sind für eine gute Beziehung und dass die Verantwortung dafür bei beiden PartnerInnen liegt. Ich biete ihr an, einen Termin für ein persönliches Gespräch zu vereinbaren. Frau K. möchte es sich überlegen. Sie fragt mich noch nach Adressen von Paarberatungsstellen, die ich ihr angebe. Ich sage ihr, dass ich nun eine Akte für sie anlege, in der ich unser Gespräch zusammenfassend festhalte. So kann sie sich auch nach längerer Zeit wieder melden, ohne noch einmal alles erzählen zu müssen.

Erstes persönliches Beratungsgespräch

Im Okt. 05 ruft Frau K. an und bittet um einen Termin bei mir. Sie kommt mit ihrem Baby in die *bif*, wirkt sehr erschöpft und verzweifelt. Sie erzählt mir, sie habe nach unserem Gespräch im Juni ihrem Mann gesagt, dass sie mit ihm in eine Paarberatung möchte. Er habe sich geweigert, sei sehr wütend geworden. Er habe kein Problem, wenn sie eines habe, solle sie zum Psychiater gehen. Da die Sommerferien vor der Türe standen, habe sie sich «zusammengenommen» und gehofft, dass in den ersten Ferien als Familie und ohne den Alltagsstress eine Entspannung der Situation möglich sei. Das Gegenteil sei eingetroffen: Die Ferien seien ein Fiasko gewesen. Er habe es schlecht ertragen, dass das Kind so viel Raum einnahm, dass Tage und Nächte sich nach den Bedürfnissen des kleinen Sohnes richteten, dass vieles nicht mehr möglich war, was sie früher in den Ferien gemacht hatten. Er habe sie als Mutter ständig kritisiert: sie verzärtle den Kleinen, sie müsse ihn schreien lassen und nicht immer zur Verfügung stehen, der Sohn tanze ihr jetzt schon auf der Nase herum usw. Er habe ihr zudem gesagt, dass er sie nicht mehr so attraktiv finde, seit sie Mutter geworden sei und ihr Körper sich verändert habe. Sie lasse sich gehen, er begehre sie nicht mehr genug. Frau K. ist sehr gekränkt und hat nun jede Hoffnung auf eine positive Veränderung verloren. Sie weiss nicht mehr, wie weiter. Er ist nicht bereit, seine Anteile zu sehen, er gibt ihr die Schuld an allem, schiebt ihr die gesamte Verantwortung zu. Frau K. sagt, sie habe Angst, in eine Depression abzusinken. Es falle ihr täglich schwerer aufzustehen, die Hausarbeit zu erledigen, sie sei ständig müde und traurig. Ich erkläre ihr, dass das «normal» ist in ihrer Situation. Dass dies eine natürliche Folge der Anspannung, der Belastung, der ständigen Attacken auf ihr Selbstwertgefühl sei. Zudem leiden viele Frauen nach der Geburt an Depressionen, auch ohne dass sie Gewalt erleben. Da sie nicht mehr erwerbstätig ist und fast keine

Freundinnen mehr sieht, lebt sie zunehmend isoliert und hat somit auch keine Möglichkeiten für einen Ausgleich, keine anderen Energiequellen. Wir erstellen zusammen eine Ressourcenliste: Frau K. schreibt auf, was ihr allgemein gut tut, wo und wann sie Freude empfindet, was sie gut kann, worauf sie stolz ist usw. Wir vereinbaren, dass sie bis zum nächsten Beratungstermin in drei Wochen versuchen wird, täglich mindestens etwas von diesen Dingen zu tun und dass sie sich am Abend jeweils ins Bewusstsein ruft, was ihr gut getan hat, was ihr am vergangenen Tag gefallen hat. Ausserdem soll sie sich trotz der finanziellen Engpässe einmal wöchentlich eine Babysitterin leisten, damit sie Zeit für sich alleine hat. Ob sie ins Kino oder zum Coiffeur, in die Sauna oder einfach nur in Ruhe einkaufen geht, spielt gar keine Rolle.

Zweites persönliches Beratungsgespräch

Drei Wochen später wirkt Frau K. ein wenig fröhlicher als beim letzten Mal. Sie berichtet, es habe ihr gut getan, den Blick mehr auf die positiven Dinge in ihrem Leben zu richten. Das Baby habe überhaupt keine Probleme gemacht, als die Babysitterin es hütete. Sie habe nun ein Abonnement in einem Fitnesscenter mit Kinderbetreuungsmöglichkeit gelöst, ihre Eltern hätten ihr das Geld dafür gegeben, und mit einer Nachbarin habe sie abgemacht, dass sie sich die Kinder ab und zu gegenseitig hüten. Ihr Mann spreche seither kaum mehr mit ihr und wenn doch, dann beleidige er sie nur noch: Ihr Essen sei schlecht, sie sehe aus wie ein Kartoffelsack usw. Frau K. will trotzdem weitermachen. Zudem überlegt sie sich, ob sie im nächsten Sommer wieder an ihre alte Stelle zurückkehrt, die Schule hatte ihr dieses Angebot gemacht, als sie kündigte. Wir verbleiben so, dass Frau K. sich meldet, wenn sie weitere Beratung möchte. Ich rate ihr, als stützende Begleitung eine Psychotherapie in Betracht zu ziehen.

Polizeiintervention

Im November erhalten wir von der Kantonspolizei per Fax ein Formular «Opferhilfemeldung», das Frau K. betrifft. Als Delikt ist Drohung, Nötigung und Sachbeschädigung angegeben. Ich versuche mit Frau K. telefonischen Kontakt aufzunehmen. Da ich sie nicht erreiche, schicke ich ihr per Post die Informationen zum Opferhilfegesetz und ein Begleitschreiben, dass sie sich melden kann, wenn sie Unterstützung möchte.

Drei Tage später kommt Frau K. wieder auf die Beratungsstelle. Sie erzählt, dass die Polizei von einer Nachbarin gerufen wurde, weil diese hörte, dass in der Wohnung der Familie K. herumgeschrien wurde und es sich anhörte, als würde alles demoliert. Tatsächlich hatte Herr K. seine Frau im Bad eingesperrt, weil sie sich mit einer Freundin verabredet hatte und er nicht wollte, dass sie ausging. Er warf Gegenstände in der Wohnung herum, der Salontisch aus Glas ging dabei in Brüche. Er warf Frau K. vor, sie kümmere sich nur noch um sich selbst, sie gehe nur der anderen Männer wegen ins Fitnesscenter, sie beklage sich bestimmt bei ihren Freundinnen über ihn. Er sei nur der Goldesel, der sie füttern müsse. Das nächste sei wohl, dass sie sich trennen wolle! Das werde er nicht zulassen! Vorher würde er sie umbringen und sich selbst dazu. Das Baby schrie derweil im Kinderzimmer.

Die Polizei kam und befragte beide getrennt, was vorgefallen sei. Sie machten Fotos von den Verwüstungen in der Wohnung. Dann nahmen sie Herrn K. mit. Frau K. wurde für den nächsten Morgen auf die Polizeiwache bestellt und eine Beamtin protokollierte noch genauer, was vorgefallen war. Frau K. wurde informiert, dass ihr Mann vorläufig in Polizeigewahrsam bleibe.[2] Das Strafverfahren werde der Staatsanwaltschaft überwiesen, welche beim Haftrichter Antrag auf Untersuchungshaft stellen werde. Wie das Strafverfahren weitergehe, entscheide sich bei der Staatsanwaltschaft zu einem späteren Zeitpunkt (zu den rechtlichen Interventionsmöglichkeiten s. Kap. 9.3).

Frau K. war verzweifelt: Das hatte sie nicht gewollt. Ihr Ehemann, der Vater ihres Kindes im Gefängnis! Die Nachbarn, die die Polizei gesehen hatten – sie würde ihnen nie mehr in die Augen sehen können. Und was, wenn er nun die Stelle verlöre? Er würde ja am nächsten Tag nicht auf der Arbeit erscheinen! Und wie sollte sie das seinen Eltern erklären? Frau K. überhäufte sich mit Selbstvorwürfen. Ich versuche, Frau K. aufzuzeigen, dass ihr Mann lediglich die Konsequenzen für sein Verhalten trägt. «Ihr Mann sitzt in Untersuchungshaft, weil er seine Frau gegen ihren Willen im Badezimmer eingesperrt hat und weil er ihr gedroht hat, er würde sie umbringen, wenn sie eine Trennung in Betracht zieht. Er hat zudem die gemeinsame Wohnung verwüstet. Er hat dabei keinerlei Rücksicht auf sein schreiendes Kind genommen. Sie haben sich nichts zuschulden lassen kommen, Frau K. Sie haben sich lediglich um ihr Wohl und das Wohl ihres Kindes gekümmert. Wenn ihr Mann angetrunken fährt, wird ihm der Fahrausweis entzogen. Wenn er Sie bedroht, macht er sich strafbar. Er ist alt genug, die Konsequenzen seiner Handlungen abzuschätzen und zu tragen.» Frau K. findet meine Worte nicht tröstlich und sie möchte wissen, wie es nun weitergeht. Einerseits hofft sie, ihr Mann könne sobald wie möglich aus der Untersuchungshaft entlassen werden, andererseits fürchtet sie sich davor, wenn er wieder nach Hause kommt, da er bestimmt sehr wütend auf sie sein wird. Ich rufe die Staatsanwaltschaft an und frage, wer zuständig ist für den Fall K. Dann gebe ich Frau K. die Telefonnummer des zuständigen Staatsanwaltes und sie ruft von meinem Büro aus an. Der Sekretär des Staatsanwaltes sagt, ihre Einvernahme werde erst am Montagmorgen sein. Heute ist Freitag. Auf die Frage, ob sie mit ihrem Mann sprechen könne, antwortete der Sekretär abschlägig. Bis zu ihrer Einvernahme könne sie keinen Kontakt haben mit ihrem Mann. Frau K. sagt, sie fühle sich wie in einem schlechten Film. Sie hätte nie gedacht, dass sie so etwas erleben würde. Wir besprechen, wie sie das Wochenende am besten über die Runden bringen könnte, bis sie am Montag zur Einvernahme gehen muss. Sie entschliesst sich, übers Wochenende zu ihrer Schwester zu fahren und ihr alles zu erzählen.

Ich erkläre ihr, wie die Einvernahme ablaufen wird und dass ihr Mann bei der Einvernahme anwesend sein wird. Wenn sie wolle, könne sie beantragen, dass er in einem Nebenzimmer zuhören müsse und ihre Aussagen per Video dorthin übertra-

---

2   In einigen Kantonen gibt es zusätzlich die Möglichkeit einer polizeilichen Wegweisung (s. Kap. 9.2.2).
    Auch für den Kanton Zürich sind im Rahmen des beschlossenen Gewaltschutzgesetzes Wegweisung und
    Rückkehrverbote vorgesehen.

gen würden. Sie soll sich darauf einstellen, dass die Einvernahme lange dauern kann und sehr belastend und anstrengend wird für sie. Auch schmerzhaft, falls ihr Mann nicht geständig ist oder alles bagatellisiert. Ich erkläre ihr, dass Drohung und Nötigung Offizialdelikte sind, dass die Staatsanwaltschaft von Amtes wegen eine Untersuchung führen muss, dass Frau K. nur bezüglich der Sachbeschädigung entscheiden kann, ob sie einen Strafantrag stellen will oder nicht. Ihre Befürchtungen, dass ihr Mann ins Gefängnis muss, kann ich zerstreuen; da er sich das erste Mal strafbar gemacht hat, wird er eine bedingte Strafe erhalten. Für die Dauer der Probezeit, d.h. während zwei bis fünf Jahren, könnte eine Weisung ausgesprochen werden, die Herrn K. zum Beispiel verpflichtet, an einem Lernprogramm teilzunehmen oder eine Therapie aufzunehmen (s. Kap. 5). Er wird bald nach der Einvernahme entlassen werden, allenfalls wird man ihm ein Kontaktverbot auferlegen. Damit soll sie geschützt werden. Sie soll die Zeit nützen können, um sich darüber klar zu werden, wie es weitergehen soll. Es liegt nun in ihrer Hand, ob sie ein Eheschutzverfahren (Trennung auf einseitigen Wunsch, s. Kap. 9.3.2) einleiten möchte, ob sie einfach schauen will, wie sie den Alltag ohne ihren Mann erlebt, oder ob sie ihrem Mann noch einmal eine Chance geben will. Ich rate ihr, sich Zeit zu lassen mit diesem Entscheid. Sie befinde sich in einer akuten Krise, in einem solchen Zustand sollte sie überhaupt keine weit reichenden Entscheide treffen. Wichtig sei jetzt, dass sie Ruhe finde und jemanden habe zum Reden.

Dann kläre ich sie noch darüber auf, dass sie gemäss Opferhilfegesetz Anspruch auf eine finanzielle Soforthilfe im Umfang von max. Fr. 500.– hat, falls sie zu ihrem Schutz das Schloss der Wohnungstüre auswechseln lassen möchte. Frau K. sagt, sie habe noch ein Sparkonto, sie werde davon leben, bis geklärt ist, wie es weitergeht. Wir vereinbaren einen Termin für die nächste Woche. Sollte sie vorher Fragen haben oder etwas brauchen, kann sie anrufen, notfalls auch am Wochenende.

Abschlussgespräch

Frau K. wirkt beim nächsten Gespräch gefasster. Sie erzählt mir, dass ihr das Wochenende und die Gespräche bei ihrer Schwester sehr gut getan hätten. Die Einvernahme sei nicht ganz so schlimm gewesen wie erwartet. Ihr Mann hätte zugegeben, dass er ausgerastet sei, habe gesagt, dass es ihm sehr Leid tue, dass dies nicht mehr vorkommen werde. Er sei bereit, eine Paartherapie mit seiner Frau zu machen und er hoffe, dass sie ihm verzeihen könne. Er sei einfach überfordert mit der neuen Situation, habe Ängste und Unsicherheiten, die er alleine nicht mehr bewältigen könne. Frau K. hat sich daraufhin entschlossen, das Strafverfahren für sechs Monate zu sistieren (s. Kap. 9.3.1) und diese Zeit als Probezeit zu nützen. Sie hofft, dass die Paartherapie nachhaltige Veränderungen bewirken wird und sie fühlt sich geschützt, weil sie weiss, dass sie bei den geringsten Anzeichen von Gewalt das Strafverfahren wieder anstossen kann.

Ich verabschiede Frau K. mit dem Hinweis, dass sie sich jederzeit wieder bei uns melden kann und wünsche ihr, dass ihre Hoffnungen auf Veränderung erfüllt werden.

Häusliche Gewalt – *wahrnehmen – intervenieren*

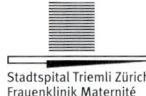

Stadtspital Triemli Zürich
Frauenklinik Maternité

Häusliche Gewalt

Leitlinien für die Frauenklinik Maternité, Stadtspital Triemli

1. Einleitung
2. Definition
3. Indikatoren
4. Screening: Allgemeine Hinweise
5. Gesprächsführung
6. Ablaufschema Screening und Gespräch
7. Dokumentationsbogen
8. Ärztlicher Bericht bei häuslicher Gewalt
9. Klinikinterne Hilfsangebote
10. Interner Informationsfluss und berufliche Schweigepflicht
11. Abgrenzung und Selbstschutz im Umgang mit dem Thema häusliche Gewalt
12. Umgang mit Angehörigen, die Gewalt ausüben oder damit drohen
13. Impressum

Einleitung

Warum diese Leitlinien?

Diese Leitlinien sind ein Ergebnis des Projektes «Häusliche Gewalt – wahrnehmen – intervenieren», das von der Fachstelle für Gleichstellung der Stadt Zürich und von der Frauenklinik Maternité von Mitte 2002 bis Anfang 2006 in der Frauenklinik Maternité realisiert wurde. Im Rahmen des Projekts fanden zwei Befragungen statt (Mitarbeitenden- und Patientinnenbefragung), wurden Schulungsprogramme für die Mitarbeitenden durchgeführt und diese Leitlinien zum Vorgehen bei häuslicher Gewalt entwickelt. Die Leitlinien wurden von internen und externen Fachpersonen gemeinsam erarbeitet (s. Impressum am Schluss).

Häusliche Gewalt – ein häufiges Problem

Die Frauenklinik Maternité ist sehr häufig mit dem Thema häusliche Gewalt konfrontiert. Dies geht aus der Patientinnenbefragung hervor, an der 1772 Patientinnen teilgenommen haben: Jede zehnte Befragte hat in den zwölf Monaten vor der Befragung körperliche und /oder sexuelle Gewalt erlebt. Jede vierte sogar hat im Verlauf ihres Erwachsenenlebens in stärkerem Ausmass Gewalt erlitten, d.h. mehrere Formen von psychischer, physischer und /oder sexueller Gewalt und meist über längere Zeit. Häusliche Gewalt hat zudem Auswirkungen auf die Gesundheit der Betroffenen: Frauen mit Gewalterlebnissen berichten eindeutig über mehr gesundheitliche Beschwerden als nicht betroffene Frauen.

Häusliche Gewalt ansprechen

Mit diesen Leitlinien möchten wir in der Frauenklinik Maternité ein kompetentes und einheitliches Vorgehen bei häuslicher Gewalt gewährleisten. Ein zentrales Element ist das Screening. Das heisst, dass die Patientinnen in der Anamnese routinemässig gefragt werden, ob sie häusliche Gewalt erleben oder erlebt haben. Damit signalisiert die Klinik, dass sie für das Thema offen ist und häusliche Gewalt als verbreitetes Problem mit gesundheitlichen Folgen anerkennt. Gewaltbetroffene Patientinnen erhalten Informationen und Zugang zu Hilfsangeboten. Die Befragungen haben gezeigt, dass ein solches Screening von den Patientinnen und von den Mitarbeitenden positiv beurteilt wird.

Alle Ärztinnen, Ärzte, Pflegefachpersonen und Hebammen erhalten diese Leitlinien und erfahren in einer Schulung, wie sie anzuwenden sind. Bei Fragen zum Thema häusliche Gewalt oder zur Anwendung dieser Leitlinien wenden Sie sich bitte an:

B. B., Oberärztin
M. F., Sozialarbeiterin
C. M., Pflegefachfrau

Definition

Eine allgemein gültige Definition der häuslichen Gewalt gibt es nicht. Manchmal wird auch Gewalt gegen Kinder zur häuslichen Gewalt gezählt. Im Projekt «Häusliche Gewalt – wahrnehmen – intervenieren» haben wir uns für eine Definition entschieden, die nur Gewalt gegen Erwachsene durch PartnerInnen oder Familienangehörige umfasst. Diese Definition wurde auch in der Patientinnenbefragung und in den Schulungen verwendet. Sie lautet:

Häusliche Gewalt ist Gewalt unter erwachsenen Menschen,
die in einer engen sozialen Beziehung stehen oder standen
(das heisst meist Partnerschaft oder Verwandtschaft).

Gewaltformen

- **Physische Gewalt** wie:
  schlagen, treten, würgen, mit einem Gegenstand verletzen

- **Psychische Gewalt** wie:
  beschimpfen, erniedrigen, drohen, für verrückt erklären, Kinder
  als Druckmittel benutzen, Sachen absichtlich beschädigen

- **Sexuelle Gewalt** wie:
  zu sexuellen Handlungen zwingen, vergewaltigen

- **Soziale Gewalt** wie:
  Kontakte verbieten oder verhindern, einsperren

- **Ökonomische Gewalt** wie:
  Geld entziehen, verbieten zu arbeiten, zu einer Arbeit zwingen

Gewalt in Paarbeziehungen – besondere Merkmale

Die Gewalt ist vielfältig und von aussen schwer zu erkennen

Wenn in Paarbeziehungen Gewalt ausgeübt wird, handelt es sich meistens nicht um ein einmaliges Ereignis. Gewalt wird regelmässig und in verschiedenen Formen eingesetzt. Man spricht deshalb auch von einem «Gewaltmuster» oder von einem «Gewaltsystem». Für Aussenstehende und auch für die Betroffenen selbst ist es oft schwierig, dies zu erkennen. Denn die einzelne Handlung oder Aussage wird für sich allein vielleicht nicht unbedingt als Gewalt wahrgenommen. Gewalt und Drohungen dienen dazu, die eigene Machtposition in der Beziehung zu erhalten oder auszubauen. Oft werden die Gewalttaten mit der Zeit häufiger und heftiger. Der Handlungsspielraum des Opfers schwindet, sein Selbstwertgefühl wird zerstört.

Warum ist es so schwierig, sich aus einer Gewaltbeziehung zu lösen?

In Paarbeziehungen verläuft die Gewalt oft zyklisch. Phasen der Gewalt wechseln sich ab mit Phasen der Reue und Versöhnung. Gewaltbetroffene Frauen schöpfen immer wieder Hoffnung, ihr Partner könnte sich doch noch ändern. Sie verzeihen ihm und geben ihm wieder eine Chance. Viele Frauen fühlen sich mitschuldig und schämen sich, dass ihnen so etwas passiert. Manche Frauen denken, sie könnten die Gewalt verhindern, wenn sie sich nur richtig verhalten. Dies ist jedoch ein Trugschluss. Denn nur der Mann selbst kann sein Verhalten ändern.

Gewaltbetroffene Frauen bleiben oft über lange Zeit bei einem gewalttätigen Partner oder kehren nach einer Trennung wieder zu ihm zurück. Das ist für Aussenstehende manchmal schwer zu verstehen. Es ist wichtig, diesen Frauen die Unterstützung nicht zu entziehen und ihren Entscheid zu respektieren. Alle Frauen möchten, dass der Partner aufhört, Gewalt auszuüben. Aber nicht alle können sich eine Trennung vorstellen.

Trennung als Lösung?

Es ist wichtig zu wissen, dass eine Trennung nicht das Ende der Gewalt bedeutet. In der Trennungsphase ist eine gewaltbetroffene Frau besonders gefährdet. Drohungen und Übergriffe gehen nach einer Trennung oft jahrelang weiter.

Indikatoren

Nachfolgend werden verschiedene Symptome und Verhaltensweisen aufgezählt, welche auf häusliche Gewalt hinweisen könnten. Wenn ein einzelner oder mehrere Indikatoren erfüllt sind, bedeutet das aber nicht zwingend, dass häusliche Gewalt vorliegt.

1. Situative Faktoren

- Die Patientin wirkt ängstlich, nervös, depressiv, ausweichend oder unangemessen sorglos im Hinblick auf ihre Verletzungen.
- Die Erklärungen zum Entstehen der Verletzung stimmen nicht mit Art und Lage der Verletzungen überein, die Erklärungen sind lückenhaft und/oder widersprüchlich.
- Der Zeitraum zwischen dem Entstehen der Verletzung oder Beginn der Beschwerden/ Erkrankung und dem Aufsuchen einer Ärztin/eines Arztes ist auffällig lang.
- Die Patientin versucht Verletzungen zu verdecken oder herunterzuspielen.
- Der Besuch von Erste-Hilfe-Einrichtungen erfolgt nachts, am Wochenende bzw. ausserhalb der Öffnungszeiten von Arztpraxen.
- Die Patientin hat die Erste-Hilfe-Einrichtung bereits mehrmals aufgesucht.
- Die Patientin drängt auf einen stationären Aufenthalt, obwohl dies medizinisch nicht erforderlich ist.
- Die Patientin vermeidet den Blickkontakt und das Gespräch mit der Begleitperson.
- Die Begleitperson weicht nicht von der Seite der Patientin, antwortet für die Patientin, möchte den Behandlungsraum nicht verlassen und versucht, das Geschehen zu kontrollieren.
- Es gibt auffällige Widersprüche bei der sprachlichen Ausdrucksfähigkeit: die Patientin braucht die deutsche Sprache in der Arbeit, spricht aber mit der Bezugsperson im Spital kein Deutsch.
- Die Patientin und/oder ihre Begleitperson sträuben sich gegen einen stationären Aufenthalt wegen den Kindern/den Haustieren.
- Die Patientin versäumt oder verschiebt mehrmals vereinbarte Termine.

2. Gynäkologische Aspekte

- Schmerzen bei Vaginaluntersuchungen
- Unterleibsschmerzen (akut oder chronisch)
- Häufige vaginale Entzündungen
- Vaginale und rektale Verletzungen
- Sexuelle Probleme, Schmerzen im Genitalbereich, Zyklusstörungen

3. Physische Beschwerdebilder

- Schlafstörungen (Einschlafstörungen, Durchschlafstörungen)
- Bauch-, Unterleibsbeschwerden
- Erschöpfung, Müdigkeit, Konzentrationsprobleme
- Ess- und Verdauungsstörungen (auch Übelkeit, Magenschmerzen usw.)
- Chronische Schmerzen (Kopfschmerzen, Migräne, Atembeschwerden, Rückenschmerzen usw.)
- Sensibilitätsstörungen (Nicht-Spüren oder Übersensibilität von Körperteilen)

4. Aspekte der Schwangerenversorgung

- Schwangerschaftskomplikationen
- Geringes Geburtsgewicht des Säuglings
- Alkohol-, Drogen- und Tabakkonsum während der Schwangerschaft
- Verspätete oder keine Schwangerschaftsvorsorgeuntersuchung

5. Psychische Beschwerdebilder

- Ängste, Panikattacken, Albträume
- Depressionen, Antriebsschwäche
- Übermässige Reizbarkeit, Übererregtheit, Fahrigkeit, Schreckhaftigkeit
- Suizidgedanken oder -versuche
- Posttraumatische Belastungsstörung
- Erinnerungslücken
- Geringes Selbstwertgefühl
- Scham- und Schuldgefühle
- Ohnmachtsgefühle
- Auffallende Gleichgültigkeit, Stumpfheit, Teilnahmslosigkeit

6. Aspekte des Gesundheitsverhaltens

- Unachtsamer Umgang mit chronischen Erkrankungen wie Hypertonie, Diabetes, Asthma oder HIV/AIDS
- Unregelmäßige (oder keine) Vorsorge-Untersuchungen (z. B. gynäkologische Kontrollen)
- Einnahme von Psychopharmaka (z. B. Antidepressiva), Schlafmitteln
- Suchtprobleme (Alkohol, Medikamente oder andere Substanzen)
- Essstörungen

7. Soziale Aspekte

- Schwierigkeiten bei der Arbeit / Ausbildung
- Häufige Krankheits- oder Unfallmeldungen am Arbeitsplatz

8. Art der Verletzungen

- Multiple Verletzung wie Hämatome, Prellungen, Wunden, Flecken, Narben
- Verbrennungen, die über den ganzen Körper verteilt sind bzw. sich an ungewöhnlichen Stellen befinden
- Verletzungen in unterschiedlichem Heilungsstadium
- Trommelfellverletzungen
- Kiefer- und Zahnverletzungen
- Frakturen des Nasenbeins, Arm- und Rippenbrüche
- Ausgerissene Haare
- Menschlicher Biss
- Selbstverletzungen

9. Lage der Verletzungen

- Kopf- und Gesichtsverletzungen
- Verletzungen am Unterarm, an Händen (durch Abwehr von Angriffen)
- Nacken- und Rückenverletzungen
- Bauch- und Brustverletzungen

Screening: Allgemeine Hinweise

1. Warum wird ein Screening gemacht?

Mit dem Screening (routinemässiges Fragen) leistet die Frauenklinik Maternité einen Beitrag zur Enttabuisierung der häuslichen Gewalt. Gewaltbetroffene Frauen sollen möglichst früh mit Informationen und Hilfsangeboten erreicht werden. Damit möchten wir verhindern, dass noch mehr passieren muss, bis Hilfe von aussen kommt.

Die an der Frauenklinik Maternité durchgeführte Befragung hat gezeigt, dass das Screening von den meisten Patientinnen befürwortet wird.

Ziele des Screenings

→ Den gewaltbetroffenen Frauen Gelegenheit geben, über ihre Erfahrungen zu sprechen

→ Zeigen, dass gewaltbetroffene Frauen ernst genommen werden

→ Informationen geben und Unterstützungsangebote vermitteln

---

2. Was soll das Screening nicht sein?

- Das Screening ist keine Forschungsarbeit, um herauszufinden, wie viele Patientinnen von Gewalt betroffen sind.

- Es geht nicht darum, möglichst geschickte Fragen zu stellen, um etwas herauszufinden, das die Patientin vielleicht (noch) gar nicht sagen will.

- Das Screening ist keine Beratung, sondern hat die Funktion eines «Türöffners» für Patientinnen, die über ihre Gewalterfahrungen sprechen möchten.

3. Muss das Screening immer gemacht werden?

Grundsätzlich ja. Es kann aber vorkommen, dass der Zeitpunkt oder die Situation ungeeignet ist, um nach häuslicher Gewalt zu fragen. Daher ist es ausserordentlich wichtig, dass die oder der Fragende die Situation, in der das Gespräch stattfindet, einschätzt. Gegebenenfalls kann die Screening-Frage zu einem späteren Zeitpunkt gestellt werden.

Nachfolgend einige Beispiele von ungünstigen Situationen. Die Liste ist und kann nicht vollständig sein.

- Der Partner oder eine andere Begleitperson ist anwesend.

- Es muss eine schwierige Diagnose (z.B. Carcinom) mitgeteilt werden.

- Die Patientin ist in einer sehr belastenden Situation (z.B. bei einem Abort).

- Unter Geburt

- Die Patientin ist in einem schlechten Allgemeinzustand.

- Situationen, in denen keine erweiterte Anamnese durchgeführt wird, etwa auf der Not-fallstation, wenn es sich um einen «kleinen» Notfall handelt, z.B. Kolpitis (ausser bei mehrfachem Rezidiv), HWI, Pille danach
- Bei Kontrollen wie Wundkontrollen postoperativ, HCG-Kontrollen, IUD-Einlagen

4. Screening bei Migrantinnen

Wenn es nicht möglich ist, sich mit der Frau genügend zu verständigen, kann die Screening-Frage meist nicht gestellt werden. Bei einem begründeten Verdacht, dass die Frau von Gewalt betroffen ist, soll ein Gespräch zusammen mit einer von der Frau-enklinik Maternité bestellten Übersetzerin durchgeführt werden – erst dann wird der Verdacht thematisiert. Auf keinen Fall wird das Thema Gewalt durch die/den Mitarbei-ter/in der Frauenklinik angesprochen, wenn eine Begleitperson (z.B. ein Familienmit-glied, weiblich oder männlich) übersetzt.

5. Von wem wird das Screening durchgeführt?

Das Screening wird bei derselben Patientin nur einmal durchgeführt, und zwar von fol-genden Personen:

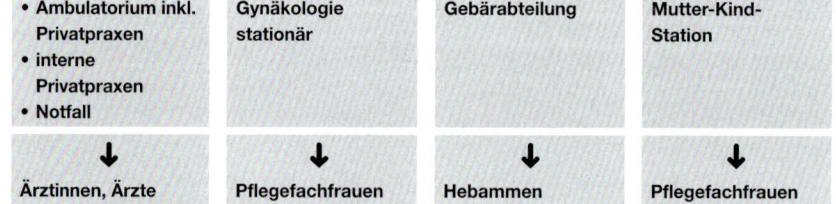

Alle obgenannten Fachpersonen müssen die Screening-Frage stellen können und ab-klären, ob die Patientin ein Gespräch möchte.

Wenn die Patientin ein Gespräch führen möchte, entscheidet jede Fachperson selbst, ob sie Zeit hat und sich dazu bereit fühlt. Ein Gespräch kann heissen, einfach zuzuhö-ren oder Fakten zu sammeln; es kann auch ein vertieftes Gespräch geführt werden.

Jeder Patientin, die von häuslicher Gewalt betroffen ist und darüber sprechen möchte, muss ein Gespräch angeboten werden. Entweder die/der Fragende führt das Ge-spräch selbst durch oder sie/er vermittelt eine geeignete klinikinterne Fachperson.

6. Wann wird das Screening gemacht?

Das Screening wird am Schluss der Anamnese durchgeführt und die entsprechende Rubrik in der KG oder im Kardex ausgefüllt.

Die Leitlinien enthalten folgende Instrumente für die
Durchführung des Screenings:

Screening: Allgemeine Hinweise

Gesprächsführung

Ablaufschema

Gesprächsführung

→ **Ablaufschema und Dokumentationsbogen beachten!**

1. Wie wird die Screening-Frage gestellt?

Die Screening-Frage muss **sehr sorgfältig** gestellt werden. Viele gewaltbetroffene Frauen betrachten das, was sie erleben, nicht als Gewalt. Deshalb ist es sinnvoll, häusliche Gewalt zu umschreiben. Wichtig ist zudem, **einen Grund zu nennen, warum wir danach fragen**.

→ Jede Mitarbeiterin, jeder Mitarbeiter soll die Screening-Frage in ihren/seinen eigenen Worten formulieren. In Schulungen erarbeiten die Teilnehmenden für sich selbst passende Sätze und üben sie.

2. Beispiele, wie die Screening-Frage gestellt werden kann

Allgemeine Einleitung und Begründung

- «Wir haben 2004 eine Untersuchung gemacht, die gezeigt hat, dass ungefähr jede zehnte unserer Patientinnen in den zwölf Monaten vor der Befragung Gewalt von einer ihr nahe stehenden Person erlebt hat. Wir nehmen dieses Thema ernst und fragen deshalb alle Patientinnen, ob sie schon einmal körperliche oder psychische Gewalt innerhalb der Partnerschaft oder Familie erlebt haben.»

- «Wir wissen, dass viele Frauen in ihrer Familie Gewalt erleben. Körperliche, sexuelle und psychische Gewalt, aber auch Respektlosigkeiten oder Einschränkungen in der Freiheit gehören leider zum Leben vieler unserer Patientinnen. Wir fragen deshalb alle Patientinnen routinemässig danach.»

- «Im 2004 haben wir eine Untersuchung durchgeführt, die zeigte, dass viele Frauen unter körperlicher oder seelischer Gewalt leiden. Auf Grund dieses Resultates fragen wir nun alle Patientinnen routinemässig beim Eintritt, ob sie Gewalt erleben oder erlebt haben. Ziel ist, den betroffenen Frauen die Möglichkeit zu geben, darüber zu sprechen und ihnen zu zeigen, wo sie Hilfe bekommen können.»

Screening-Frage: «Wurden oder werden Sie von einer nahe stehenden Person verletzt, bedroht, respektlos behandelt, nicht ernst genommen?»

Weitere Möglichkeiten

Eigene Unsicherheit benennen

- «Bei der nächsten Frage fühle ich mich noch etwas unsicher. Aber weil bekannt ist, dass viele Frauen in ihrer Familie Gewalt erleben und sich nicht getrauen, darüber zu reden, werden in unserer Klinik alle Frauen danach befragt. Ich möchte Sie deshalb auch fragen, ob Sie von jemandem in Ihrer Familie verletzt, bedroht oder auch respektlos behandelt werden.»

- «Es erstaunt Sie vielleicht, dass ich Ihnen die folgende Frage stelle, da sie nichts mit dem zu tun hat, weswegen Sie zu uns gekommen sind. Aber weil bekannt ist, dass viele Frauen in ihrer Familie Gewalt erleben und sich nicht getrauen, darüber zu reden, werden in unserer Klinik alle Frauen danach gefragt. Ich möchte Sie deshalb auch fragen, ob Sie von jemandem in Ihrer Familie verletzt, bedroht oder auch respektlos behandelt werden.»

Klarheit schaffen

- «Die folgende Frage hat nichts damit zu tun, weswegen Sie in die Klinik gekommen sind. Aber weil bekannt ist, dass viele Frauen in ihrer Familie Gewalt erleben und sich nicht getrauen, darüber zu reden, werden in unserer Klinik alle Frauen danach befragt. Ich möchte Sie deshalb auch fragen, ob Sie von jemandem in Ihrer Familie verletzt, bedroht oder auch respektlos behandelt werden.»

- «In unserer Klinik bemühen wir uns darum, Frauen ernst zu nehmen. In einer Untersuchung haben wir festgestellt, dass viele Frauen in ihrer Familie Gewalt erleben und sich nicht getrauen, darüber zu reden. Ich möchte Sie deshalb auch fragen, ob Sie von jemandem in Ihrer Familie verletzt, bedroht oder auch respektlos behandelt werden.»

Bei bekannten Patientinnen (Sprechstunde, Ambulatorium)

- «Jetzt kommen Sie schon einige Jahre zu mir und ich habe Ihnen die folgende Frage noch nie gestellt. In einer kürzlich durchgeführten Untersuchung wurde festgestellt, dass viele Frauen in ihrer Familie Gewalt erleben. Ich habe mir deshalb vorgenommen (oder in unserer Klinik wurde eingeführt), jede Frau danach zu fragen, ob sie von jemandem in ihrer Familie verletzt, bedroht oder respektlos behandelt wird. Wie sieht das bei Ihnen aus?

Hier können Sie Ihre persönliche Screening-Frage eintragen:

_____

_____

_____

_____

_____

_____

Beispiele in anderen Sprachen

Diese anderssprachigen Beispiel-Sätze sollen nur verwendet werden, wenn sich die befragende Person in der jeweiligen Sprache gut verständigen kann.

Englisch

- «We conducted a study in 2004 which showed that roughly every tenth female patient has experienced violence at the hands of a person close to them, in the twelve months prior to their being questioned. We take this topic very seriously and are therefore asking all patients whether they have ever experienced physical or psychological abuse at the hands of a partner or within the family.»

- «Were you ever or are you being abused, threatened, treated without respect, or not taken seriously by a person close to you?»

Französisch

- «Nous avons mené une enquête en 2004 qui montre qu'environ une sur dix de nos patientes a vécu la violence d'un de ses proches dans les douze mois avant l'interview. Nous prenons au sérieux ce thème et demandons à toutes les patientes si elles ont une fois vécues la violence physique ou morale de leur partenaire ou dans leur famille.»

- «Etiez-vous ou êtes-vous offensées, menacées, traitées sans respect ou pas prises au sérieux par une personne proche?»

Spanisch

- «En el año 2004 hemos realizado una investigación, la cual nos demuestra que aproximadamente cada una de diez de nuestras pacientes, han vivido algún episodio de violencia, en los últimos 12 meses anteriores a la consulta, y que ésta fue ocasionada por alguna persona cercana a ella.»

- «Nosotros tomamos en serio este tema y por eso preguntamos a todas nuestras pacientes, si ellas, alguna vez, han sufrido algún tipo de violencia física o psíquica (emocional) oacasionada por su pareja o algún miembro de su familia.»

- «Ha sido usted, alguna vez, herida, amenazada, tratada sin respecto o no tomada en serio por alguna persona cercana a usted?»

Italienisch

- «Nel 2004 abbiamo condotto uno studio che ha dimostrato che all'incirca una nostra paziente su dieci nei 12 mesi precedenti l'inchiesta è stata vittima di violenze da parte di una persona a lei vicina. Prendiamo questi dati con molta serietà e chiediamo quindi a tutte le pazienti se sono state vittime di violenze fisiche o psicologiche all'interno della coppia o della famiglia.»

- Èstata insultata, minacciata, trattata senza rispetto, non presa sul serio da una persona a Lei vicina?"

Serbisch

- «Mi smo u 2004-toj izvšili istraživanje, koje je pokazalo da je svaka deseta pacijentkinja, u poslednjih dvanaest meseci pre ispitivanja doživela nasilje od neke bliske osobe. Mi uzimamo tu temu za ozbiljno i zato postavljamo pitanja pacijentkinjama da li su već jednom doživele fizičko ili psihičko nasilje u braku ili porodici.»

- Da li ste od strane vama bliske osobe povredeni, izlagani pretnjama, niste respektovani, ili niste uzimani za ozbiljno?»

Bitte die zusätzlichen Punkte am Schluss dieses Papiers beachten!

Grundsätzliches

Die Patientin ist unsere Auftraggeberin. Mit der Screening-Frage machen wir ein Angebot, der Patientin steht es frei, dieses Angebot anzunehmen oder abzulehnen.

Wenn eine Patientin nicht über ihr Erlebtes sprechen möchte, respektiere ich das. Ich brauche als Fragende/Fragender kein schlechtes Gewissen zu haben und muss auch nicht gekränkt sein. Ich erhalte von der Patientin einfach keinen Auftrag, mich weiter um dieses Thema zu bemühen.

Unter Umständen möchte sie nicht darüber reden, weil sie vor dem Thema Angst hat. «Ich will nicht darüber reden» kann auch bedeuten «ich kann nicht darüber reden» (Ambivalenzkonflikt).
Ich weise sie darauf hin, dass sie jederzeit auf das Angebot zurückkommen kann und gebe ihr, wenn sie dies akzeptiert, den Flyer ab.

Wenn die Patientin hingegen darüber sprechen möchte, darf ich das Angebot keinesfalls zurückziehen. Ich darf aber entscheiden, ob ich selbst und zu diesem Zeitpunkt das Gespräch führen möchte. Auch wenn der Druck der Patientin gross ist, kann ich ihr zumuten, das Gespräch mit einer anderen Person oder zu einem anderen Zeitpunkt zu führen. Damit nehme ich ihren Auftrag trotzdem ernst.

3. Wenn die Patientin die Screening-Frage mit «Ja» beantwortet

- Wenn die Screening-Frage mit «ja» beantwortet wird, heisst das nicht, dass man unbedingt tätig werden muss. Die Patientin muss jedoch **immer** gefragt werden, ob sie über ihre Situation/ihre Erfahrungen sprechen möchte.

- Ich bedanke mich bei der Patientin für das Vertrauen und anerkenne ihren Mut, die Screening-Frage ehrlich beantwortet zu haben.

- Ich frage die Patientin, ob sie darüber sprechen möchte.

- Ich erkläre der Patientin, dass sie die Möglichkeit hat, mit mir* oder mit einer anderen Fachperson darüber zu reden, und dass sie auf jeden Fall Unterstützung erhalten wird, wenn sie das möchte, innerhalb oder ausserhalb der Klinik.

  * nur anbieten, wenn ich die Bereitschaft und das Know-how für ein solches Gespräch habe.

Wenn die Patientin nicht darüber sprechen möchte

- Wenn die Frau nicht darüber reden möchte, respektiere ich das. Ich weise sie darauf hin, dass sie jederzeit auf das Angebot zurückkommen kann.

- Ich frage sie, ob ich ihr das Infomaterial mitgeben darf (Flyer mit Beratungsadressen).

Wenn die Patientin darüber sprechen möchte

Wenn die Patientin darüber sprechen möchte, gibt es die folgenden Möglichkeiten:

a) Ich kann/will das Gespräch nicht selbst führen

- Ich erkläre der Patientin, dass sie die Möglichkeit hat, mit einer andern Fachperson* darüber zu reden und dass sie auf jeden Fall Unterstützung erhalten wird, wenn sie das möchte.

- Wenn sie das Angebot annimmt, vereinbare ich möglichst gleich den Zeitpunkt für ein Gespräch mit einer andern hausinternen Fachperson*.
- Wenn die Patientin ein Gespräch möchte, ist es wichtig, dass ich verbindlich und klar abmache, wie es weitergeht, z. B.:
  - Frau X. wird sich (heute Nachmittag, am Montag, etc.) bei Ihnen melden
  - Am Montag, um … Uhr, können Sie zu Frau Y gehen

* Team-Kollegin, Sozialarbeiterin, Psychologin, Ärztin mit Spezialausbildung Psychosomatik

b) Ich bin prinzipiell bereit für ein Gespräch, habe aber im Moment keine Zeit

- Ich erkläre der Patientin, dass sie die Möglichkeit hat, zu einem späteren Zeitpunkt mit mir oder jemand anderem darüber zu sprechen, und dass sie auf jeden Fall Unterstützung erhalten wird, wenn sie das möchte.
- Ich biete ihr folgende Gesprächsmöglichkeiten an:
  - mit mir (mit einem konkreten Angebot, wann ich Zeit habe)
  - mit der Sozialarbeiterin
  - mit der internen Psychologin
  - mit der Ärztin mit Spezialausbildung Psychosomatik
- Wenn sie das Angebot annimmt, vereinbare ich möglichst gleich den Zeitpunkt für ein Gespräch resp. einen Termin bei der gewünschten Fachpersonen.
- Wenn die Patientin ein Gespräch möchte, ist es wichtig, dass ich verbindlich und klar abmache, wie es weitergeht, zum Beispiel:
  - Ich habe heute Nachmittag um … Uhr Zeit für das Gespräch mit Ihnen
  - Ich hole Sie um … Uhr ab für das Gespräch.
  - Frau X wird sich (heute Nachmittag, am Montag, etc.) bei Ihnen melden
  - Sie haben am Montag einen Termin bei Frau Y

➜ **für die Durchführung des Gesprächs c) beachten!**

c) Ich habe die Zeit, die Bereitschaft und das nötige Know-how, um das Gespräch zu führen

Ziele des Gesprächs

- Zuhören, die Frau ernst nehmen
- Informationen geben
- Hilfsangebote vermitteln
- Über den Sinn des Doku-Bogens und dessen Archivierung informieren

➜ **Fragen, ob die Patientin mit der Dokumentation einverstanden ist.**
Wenn ja: Vorgehen gemäss Dokumentationsbogen
Wenn nein: keine Dokumentation, auch nicht in KG/Kardex

Ablauf des Gesprächs

- Ich bedanke mich für das Vertrauen, das mir die Frau entgegengebracht hat. Ich anerkenne ihren Mut und ihre Ehrlichkeit, da es bestimmt nicht einfach ist, über die Gewalterfahrung zu sprechen. Ich betone aber auch, dass es sicherlich gut tut, darüber zu reden, dass es Erleichterung bringen kann, dass es wichtig ist, nicht alles allein mit sich herumzutragen.
- Ich sage der Frau, wie viel Zeit ich habe.

- Ich erkläre ihr vorab, dass ich unter Schweigepflicht stehe und mit niemandem ausserhalb des Spitalteams darüber sprechen werde (auch nicht mit dem Mann!).
(«Interner Informationsfluss und berufliche Schweigepflicht» beachten)

- Ich erwähne bereits jetzt, dass es verschiedene Unterstützungsangebote innerhalb und ausserhalb der Klinik gibt, und dass ich ihr zum Schluss des Gesprächs auf jeden Fall die Informationen darüber geben werde.

Frau erzählt ...

- Ich lasse keine Zweifel aufkommen, dass ich ihr glaube. Ich drücke mein Mitgefühl aus und gebe ihr zu verstehen, dass das, was sie erlebt, nicht in Ordnung ist.

- Ich erwähne (noch einmal, auch wenn bereits im Screening erwähnt), dass sie nicht die Einzige ist, dass jede zehnte Patientin Ähnliches erlebt usw. (ev. auf Patientinnenbefragung hinweisen).

- Ich sage ihr, dass ihre Reaktionen auf die Erlebnisse (Unsicherheit, Angst, Verzeihen, Hoffnung, Schlafstörungen usw.) normal sind.

- Wenn sie von akuter Gewalt oder Bedrohung erzählt, muss abgeklärt werden, ob sie nach Hause gehen kann, ob und wo sie gefährdet ist usw.

- Ich gebe meiner Haltung klar Ausdruck, dass es immer die Gewalt ausübende Person ist, die die Verantwortung für ihr Handeln trägt:

Gewalt gehört nicht in eine Beziehung.
Zwischen Konflikten/Streit und Gewalt besteht ein grosser Unterschied.

Ich beende das Gespräch...

- Indem ich die Frau darauf vorbereite, dass die Zeit zu Ende geht und ich mich noch einmal für ihr Vertrauen bedanke.

- Indem ich mit ihr eine klare Vereinbarung treffe, wie es weitergehen soll: internes oder externes Unterstützungsangebot ja oder nein etc. (gemäss Doku-Bogen).

- Falls die Frau kein Unterstützungsangebot annimmt, sondern sagt, es habe einfach «gut getan», mit jemandem darüber zu sprechen, respektiere ich das und weise sie darauf hin, dass sie jederzeit auf das Angebot zurück kommen kann. Ich biete ihr das Infomaterial mit den wichtigsten Adressen an (Flyer).

4. Was unbedingt zu beachten ist

Im Gespräch

- Wir sollten nicht insistieren mit unseren Fragen, sondern respektieren, wenn eine Frau (noch) nicht bereit ist, über ihre Gewalterlebnisse zu sprechen.

- Wir wollen nicht Detektiv, Detektivin spielen und stellen keine Warum-Fragen (z.B. «wie ist es dazu gekommen, dass er ...?») – die Frau wird sonst denken, dass wir ihr nicht glauben.

- Wir äussern keine Zweifel an dem, was uns erzählt wird, auch wenn wir Fragezeichen in Bezug auf die Abfolge der Ereignisse oder die Exaktheit des Erzählten haben oder wenn die Gefühle, die die Frau zeigt, nicht mit dem Inhalt übereinstimmen (typisches Traumatisierungs-Symptom).

- Wir fällen keine Urteile («Ihr Mann ist wirklich unmöglich ...»), sondern hören nur einfühlsam zu.

- Wir erteilen keine Ratschläge («Sie können unmöglich zurück nach Hause …»), («haben Sie schon versucht …»).

- Wir machen der Frau keine Vorwürfe, dass sie so lange gewartet hat, oder dass sie es nicht schon beim letzten Mal erzählt hat, oder dass sie falsche Gründe für ihre Verletzungen / Krankheit angegeben hat.

- Wenn sich die Frau Vorwürfe macht («Hätte ich nur …»), lassen wir diese stehen. Sie dienen vorerst dazu, ihre Ohnmachtsgefühle abzuwehren.

Im Vorgehen

- Ohne das Einverständnis der Frau darf keine Intervention erfolgen (nochmalige Fremdbestimmung vermeiden). Wenn ein Eingreifen gegen den Willen der Frau unvermeidlich ist – z.B. bei Kinderschutzmassnahmen –, soll ihr dieser Schritt begründet und das Vorgehen erklärt werden.

- Nicht überstürzt handeln, auch wenn wir uns stark unter Druck fühlen! Meist besteht das Gewaltverhältnis nicht erst seit gestern, muss deshalb auch nicht innert Stunden gelöst werden (ausser wenn Lebensgefahr besteht).

- Für das gesamte Gespräch gilt, dass es jederzeit abgebrochen werden kann! Wenn es mir oder der Patientin zuviel wird, dürfen das beide klar deklarieren. Das Gespräch kann dann zu einem späteren Zeitpunkt weitergeführt werden.

5. Zusätzliche Punkte, die bei Migrantinnen zu beachten sind

Wenn ich mich mit der Frau nicht genügend verständigen kann, wird das Screening nicht durchgeführt.

Besteht ein begründeter Verdacht, dass die Frau von Gewalt betroffen ist, soll ein Gespräch mit einer von der Frauenklinik Maternité bestellten Übersetzerin stattfinden – erst dann wird der Verdacht thematisiert. Auf keinen Fall wird das Thema Gewalt angesprochen, wenn eine Begleitperson (z. B. ein Familienmitglied, weiblich oder männlich) übersetzt.

Wenn ich mich mit der Patientin genügend verständigen kann, sind bei der Gesprächsführung zusätzlich folgende Punkte zu beachten:

- Bei der Screening-Frage muss die Gewalt unter Umständen noch ausführlicher umschrieben und mit Beispielen untermalt werden (z.B. «Werden Sie von jemandem aus Ihrer Familie geschlagen, eingesperrt, zu Handlungen gezwungen, die Sie nicht möchten? Wurde Ihnen schon einmal gedroht, man nehme Ihnen die Kinder weg, oder Sie müssten die Schweiz verlassen?»). Es sollte deutlich gemacht werden, dass alle Familienmitglieder als mögliche AkteurInnen gemeint sind (auch Schwiegermütter, Brüder usw.).

- Es muss besonders darauf geachtet werden, dass die Frau versteht, was mit der Schweigepflicht gemeint ist. Viele Migrantinnen können sich nicht vorstellen, was das ist und v. a., dass sie eingehalten wird.

- Wenn die Frau Trennungsabsichten äussert, muss das Problem der Aufenthaltsbewilligung miteinbezogen werden. Deshalb muss ihr unbedingt eine weitergehende Beratung empfohlen und diese, wenn die Frau einverstanden ist, in die Wege geleitet werden.

- Für die weitergehende Beratung kommt die Sozialarbeiterin oder eine externe Stelle in Frage. Psychotherapeutische Angebote sollten sehr zurückhaltend empfohlen werden – wer solche Hilfe in Anspruch nimmt, wird in gewissen Kulturen noch stark stigmatisiert.

Ablaufschema Screening und Gespräch

Flussdiagramm	Hinweise für die Durchführung	Unterlagen Dokumente Hilfsmittel
Start		
Screening-Frage stellen	• Beispielsätze in Leitlinien • Patientin nicht in Anwesenheit des Partners oder anderer Begleitpersonen fragen • Rubrik «Screening durchgeführt?» in KG/Kardex ausfüllen	Leitlinien KG, Kardex
Von HG betroffen? — nein		
Besteht ein Verdacht? — nein → **erledigt** / ja	• Patientin nicht bedrängen • Durch die Screening-Frage signalisiere ich, dass HG ein Thema sein darf.	Leitlinien
ja		
Beobachtungen im Kardex/KG notieren	• Beobachtungen (keine Interpretation) im Kardex/KG notieren, kein Doku-Bogen anlegen! • Am Team-Rapport Eindrücke sammeln • Sozialrapport: Besprechung mit Sozialarbeiterin	Kardex/KG Sozialrapport
Möchte darüber reden — nein		
Bestätigung, Hilfsangebot, Flyer	• Kein Doku-Bogen anlegen • Bestätigung: habe gehört; akzeptiere, dass Patientin nicht reden will oder kann. • Info über internes Hilfsangebot (Abläufe kennen) • Abgabe Infomaterial (Flyer) • Betonen, dass Patientin jederzeit auf Thema zurückkommen darf	Leitlinien Flyer
ja — **Gespräch führen**	*Gespräch wird geführt:* • Kann einfach Zuhören sein (ist bereits hilfreich) • Kann Faktensammlung sein • Kann vertiefendes Gespräch sein	Leitlinien Flyer
	Niemand muss ein Gespräch führen. Wenn kein Gespräch geführt wird: • Der Patientin bestätigen, dass ich gehört habe, was sie mir mitgeteilt hat • Weiterleiten an gesprächsbereite Fachperson (Team-Kollegin, Sozialarbeiterin, Psychologin, Ärztin) • Einleiten von Hilfsangebot	
Doku-Bogen ausfüllen	• Patientin über Doku-Bogen informieren (Verwendungszweck und Archivierung) • Patientin fragen, ob sie einverstanden ist, dass ein Doku-Bogen angelegt wird (bei Ablehnung kein Doku-Bogen anlegen)	Leitlinien Doku-Bogen
Doku-Bogen an Sozialarbeiterin	• Doku-Bogen ausfüllen inkl. Datum und Unterschrift • Doku-Bogen zur Archivierung an Sozialarbeiterin weiterleiten • Doku-Bogen gehört **nicht** in die KG!	Leitlinien Doku-Bogen
Ende	Bei eigener Betroffenheit oder bei Schwierigkeiten, die mit dem Thema HG auftreten, evtl. Gespräch mit hausinternen Psychologinnen suchen.	Leitlinien

Dokumentationsbogen

Sinn und Zweck

Der Dokumentationsbogen ist ein Hilfsmittel für die gewaltbetroffene Frau. Im Unterschied zu anderen Dokumentationen wie KG oder Kardex, die in erster Linie für uns respektive zu unserer Absicherung angelegt werden, dient der Dokumentationsbogen einzig der Patientin. Deshalb darf er nur angelegt werden, wenn sie damit einverstanden ist.

Die Patientin kann auf diese Dokumentation zurückgreifen, wenn sie Anzeige erstatten oder ein Eheschutzverfahren einleiten möchte. Das Problem bei häuslicher Gewalt ist, dass sie im privaten Rahmen stattfindet und es meist keine unabhängigen Zeugen gibt, die dazu befragt werden können. Wenn eine betroffene Frau Belege wie unseren Dokumentationsbogen vorbringen kann, dann unterstützt dies ihre Position und Glaubwürdigkeit.

Natürlich handelt es sich bei unserem Doku-Bogen nicht um ein Beweismittel, vor allem weil meist keine objektivierbaren Befunde wie äussere Verletzungen dokumentiert werden können. Trotzdem stellen die Berichte der Patientin zusammen mit unseren Beobachtungen und Eindrücken wichtige Belege dar.

Archivierung

Der Dokumentationsbogen wird bei der Sozialarbeiterin archiviert. Dies muss der Patientin mitgeteilt werden, damit sie weiss, wo sie die Unterlagen abholen kann, wenn sie benötigt werden.

Wir haben diese Lösung gewählt um sicherzustellen, dass der Doku-Bogen nicht in die KG kommt. Damit wird verhindert, dass Unbefugte Zugang zu den Informationen erhalten. Trotzdem sind die Unterlagen zentral archiviert und jederzeit für die betroffene Frau abrufbar.

Häusliche Gewalt – *wahrnehmen – intervenieren*

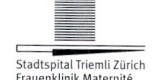

Stadtspital Triemli Zürich
Frauenklinik Maternité

Dokumentationsbogen bei häuslicher Gewalt

Datum

Stempel + Visum
oder
Name, Vorname
Abteilung

Angaben zur Patientin

Name: Geburtsdatum:

Strasse: Plz / Ort:

Patientin ist mit dem Erstellen eines Doku-Bogens einverstanden und über dessen Sinn und Archivierung informiert. Keine Dokumentation in KG (Papier oder elektronisch) und Kardex!

Anamnese

- Jede Information im Zusammenhang mit HG soll notiert werden (wenn Pat. einverstanden ist). Evt. Zusatzblatt verwenden. («Sie haben uns von häuslichen Gewalt-Erlebnissen berichtet, wollen Sie mehr darüber erzählen.»)
- Notieren Sie die Angaben zum Ereignis in den Worten der Patientin.

Zu beachten:

- Bitte sorgen Sie für eine ruhige, ungestörte Gesprächs- und Untersuchungsatmosphäre: Je sorgfältiger und genauer Sie dokumentieren, desto besser kann dieser Bogen für juristische Zwecke eingesetzt werden.
- Stellen Sie direkte Fragen.
- Berichtet die Patientin von sexuellen Gewalttaten (Untersuchungsbogen IRM), psychischen Misshandlungen (psychische Befindlichkeit, Anzeichen für posttraumatisches Stresssyndrom) oder ökonomischer Gewalt?
- Zeitpunkt (Datum / Uhrzeit) und Dauer der Gewalt
- Wurden Gegenstände als Waffen eingesetzt?
- Einschätzung der Sicherheit der Patientin

Leitfaden über Hilfsangebote

Patientin hat Information über Hilfeeinrichtungen erhalten (Flyer)	○ Ja	○ Nein
Patientin hat Telefon-Nummer der Sozialarbeiterin der Maternité erhalten?	○ Ja	○ Nein
Termin mit Sozialarbeiterin vereinbart?	○ Ja	○ Nein
Termin bei Psychologin (intern / extern) erhalten?	○ Ja	○ Nein
Patientin wurde darauf hingewiesen, sich bei uns zu melden, falls neue Symptome wie Schmerzen, Blauverfärbungen, Schwellungen etc. auftauchen	○ Ja	○ Nein
Wurde ein erneuter Termin hier vereinbart? Datum:	○ Ja	○ Nein
Arbeitsunfähigkeitsbescheinigung ausgestellt? (Kopie AUF)	○ Ja	○ Nein
Einverständnis der Patientin, dass Ereignis der Unfallversicherung gemeldet werden kann?	○ Ja	○ Nein
Arztbericht erstellt?	○ Ja	○ Nein

Sonstiges / Auffälligkeiten:

Gynäkologische Untersuchung

Datum

Körperlicher Befund:

Stempel + Visum
oder
Name, Vorname
Abteilung

Zeichnen Sie die Verletzungen ins Schaubild ein, kennzeichnen Sie diese mit fortlaufenden Ziffern und beschreiben Sie die Einzelheiten unter Angabe der entsprechenden Farbe der Legende in der Tabelle. Notieren Sie Grösse, Alter und Charakteristika jeder Verletzung.

Verletzungsarten:

Rot   = offene Wunde
Grün   = Quetschung
Lila   = ärztliche Massnahme
Braun   = Hautabschürfung (Richtung)
Blau   = Hautunterblutung (Suffusion, Hämatom)
Orange = Narben

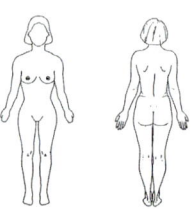

Ziffer	Verletzungsarten	Grösse	Alter (frisch, frischer, in Abheilung, alt)	Charakteristika, Besonderheiten, Schmerz
1				
2				
3				

Ggfls. weitere Befunde auf einem Extrablatt vermerken.

Liegen viele schwerwiegende neue oder ältere Verletzungen vor, vermitteln Sie der Patientin eine Untersuchung in einem rechtsmedizinischen Institut, bzw. holen Sie von dort kollegialen Rat ein.

Therapie/Medikamente/Überweisung

Befunde und Ergebnisse

Röntgen: ○ Ja   ○ Nein   Befund: _____

Sono: ○ Ja   ○ Nein   Befund: _____

Urin-Stix: ○ Ja   ○ Nein   Befund: _____

Abstriche: ○ Ja   ○ Nein   Wo: _____

Konsil/Beizug von Psychologin: _____

Fotos: ○ Ja   ○ Nein   Anzahl: _____
                              (Immer mit Massstab/Patientin muss erkennbar sein)

Diagnose

Subjektiver Eindruck

Dokumentationsbogen in Anlehnung an «Gewaltintervention im Gesundheitswesen» Hessisches Sozialministerium erarbeitet

Ärztlicher Bericht bei häuslicher Gewalt

(kann auch bei Vergewaltigungsdelikten zur Anwendung kommen)

Wann wird ein ärztlicher Bericht erstellt?

Ein schriftlicher Bericht wird nur auf schriftliche Anfrage durch eine Behörde oder eine Opferhilfe-Stelle erstellt. Die Entbindung vom Arztgeheimnis durch die Patientin muss vorliegen.

Notwendige Unterlagen bzw. Beilagen

- Dokumentationsbogen HG oder Vergewaltigung (Untersuchungsbogen IRM)
- Krankengeschichte, Kardex
- Konsiliarberichte, Notizen Sozialarbeiterin
- Laborbefunde
- Fotos

Inhalt

Titel:
Personalien, Grund der Untersuchung

Anamnese:
- Zuweisende Stelle (wenn vorhanden, z.B. Polizei, andere Institution)
- Sachverhalt
- Angaben der Patientin: die Worte der Patientin benutzen. Vorgeschichte mit erwähnen
- Eigene Wahrnehmungen und Wahrnehmungen des Pflegepersonals, der Sozialarbeiterin während der Hospitalisation

Befunde:
Körperliche Untersuchung, soweit vorhanden kurzer Psychostatus, evtl. kurze neurologische Untersuchung, gynäkologischer Status
Wichtig! Möglichst genaue Beschreibung der Befunde (z.B. unreg. Narbe auf Oberarm rechts, Länge 2 cm, Breite 0,5 cm), auch «alte» Befunde beschreiben
Asservationen
bildgebende Verfahren

Weitere Untersuchungen:
Auf allfällige weitere Gutachten hinweisen

Therapien:
Allfällige therapeutische oder andere Massnahmen

Interpretation, Gesamteindruck

Beilagen

Klinikinterne Hilfsangebote

Möglichkeiten der Sozialarbeiterin

Ziel der Beratung

Durch das Gespräch mit der Sozialarbeiterin sollen gewaltbetroffene Frauen die Unterstützung erhalten, die sie in ihrer momentanen Situation brauchen.

Um diese Unterstützung vermitteln zu können, braucht es eine sorgfältige Situationsanalyse. Die Sozialarbeiterin muss von den Frauen erfahren, wie ihre Situation ist und was sie brauchen:

- Wann und wo fühlt sich die Frau bedroht bzw. sicher?
- Über welche Kontakte verfügt sie?
- Wo erhält sie Unterstützung?
- Sind die Kinder mitbetroffen?
- Was für persönliche Ressourcen hat sie?
- Wie ist ihre finanzielle Situation?
- Was für Probleme gibt es sonst noch?
- Was ist für die Frau im Moment das Wichtigste?

Die Sozialarbeiterin bietet den Frauen

- Psychosoziale Unterstützung
- Informationen über weiterführende Hilfsangebote und entsprechende Unterlagen
- Klinikinterne Vernetzung mit den Psychologinnen, der Ärztin für Psychosomatik
- Externe Vernetzung mit Frauenhäusern und spezialisierten Beratungsstellen

Was der Sozialarbeiterin nicht möglich ist

- Beratungen über eine längere Zeitspanne

Fallführung

- Die Sozialarbeiterin koordiniert und initiiert die notwendige Vernetzung intern und extern.
- Für externe Beratungsstellen/Ämter ist sie fallbezogen die Ansprechperson

Wenn Mütter gewaltbetroffen sind

Dann gilt es, das Ausmass der Gefährdung der Kinder im Auge zu behalten. Wichtige Fragen dabei sind:

- Sind die Kinder unmittelbar betroffen (erleben sie selber Gewalt)?
- Lebenssituation und Alter der Kinder

Ziel der Beratung von gewaltbetroffenen Müttern ist immer die Stärkung der Kompetenzen als Mutter. Die Frauen sollen darin bestärkt werden, ihre Rolle als Mutter wahrzunehmen.

Es soll ein Gesprächsklima entstehen, in dem offen auch über die Situation der Kinder gesprochen werden kann. Dies ist nur möglich, wenn die Frau nicht befürchten muss, dass sofort Kinderschutzmassnahmen eingeleitet werden.

Wir setzen die Frauen nicht unter Druck , sondern handeln nach dem Grundsatz: Jede Frau verändert ihre Situation nach ihren eigenen Möglichkeiten.

Möglichkeiten der Psychologin/Psychotherapeutin

Die Psychologin wird bei einer der folgenden Situationen beigezogen:

A) **Die von häuslicher Gewalt betroffene Frau hat das Bedürfnis, über ihre Situation, über ihre Gefühle zu reden oder:**
Die von häuslicher Gewalt betroffene Frau wünscht psychotherapeutische Gespräche oder lässt sich dazu motivieren.

Angebot:
- Krisenintervention (1–3 Sitzungen)
- Psychotherapeutische Begleitung (bis ca. 10 Sitzungen)

Wenn das Bedürfnis nach einer längeren Therapie besteht, werden die Frauen an externe Angebote verwiesen (z. B. Privatpraxen).

Es geht darum, den betroffenen Frauen bei Bedarf die Möglichkeit zu geben, ihre Ängste, Belastungen, Trauer im Gespräch oder durch kunsttherapeutische Mittel auszudrücken. Diese fachliche psychologische Unterstützung ist stark ressourcenorientiert: Es geht darum, die Frau in ihren Fähigkeiten, für sich und ihre Kinder zu sorgen, zu stärken.

B) **Die von häuslicher Gewalt betroffene Frau wirkt psychisch auffällig (z. B. bedrückt, verschlossen, hoffnungslos)**

Angebot:
Die Psychologin schätzt die allfällige psychische Störung (inkl. Suizidalität) ein und kontaktiert nach Bedarf die Konsiliarpsychiaterin (z.B. bei Depression oder bei akuter oder posttraumatischer Belastungsstörung)

C) **EinE MitarbeiterIn (ÄrztIn, Pflegefachperson, Hebamme), welche in die Behandlung/Betreuung der von häuslicher Gewalt betroffenen Frau involviert ist, wünscht Unterstützung im Umgang mit diesem belastenden Thema.**

Angebot:
- Fallbezogenes Gespräch

Möglichkeiten der psychosomatisch geschulten Ärztin

Die psychosomatisch geschulte Ärztin wird bei einer der folgenden Situationen einbezogen:

A) Unterstützung von gewaltbetroffenen Frauen

Das kann dann sinnvoll sein,

- wenn die Frau somatisiert,
- wenn die Frau Unterstützung möchte, aber keine Psychologin akzeptiert («ich bin ja nicht verrückt»),
- wenn ein ärztliches Gutachten benötigt wird und sich die für die Patientin zuständigen ÄrztInnen nicht in der Lage sehen, diese Aufgabe zu übernehmen.

B) Beratung einer Kollegin, eines Kollegen in der Gesprächsführung oder auch Supervision eines Gespräches

Ziel des Gesprächs mit der betroffenen Frau

Je nach Ausgangssituation geht es einerseits darum, die Zusammenhänge zwischen ihren Symptomen und der Gewaltsituation zu erarbeiten (falls ein solcher Zusammenhang vermutet wird), andererseits darum, ihr aufzuzeigen, dass sie durch die psychotherapeutische Unterstützung wieder handlungsfähig werden kann.

Zudem kann die Frau mit anderen internen und externen Unterstützungsangeboten vernetzt werden.

Die Ärztin ist keine Psychotherapeutin, sie kann und soll also die Psychologinnen nicht ersetzen, nur ergänzen. Es kann aber bei bestimmten Frauen das niederschwelligste Angebot sein, da die Patientinnen im Spital mit der Anwesenheit von verschiedenen ÄrztInnen vertraut sind.

Bei gewaltbetroffenen Frauen ist es besonders wichtig, die von ihnen gesteckten Grenzen zu respektieren. Dazu gehört auch, herauszufinden, was im Moment die richtige Unterstützung für sie ist.

Interner Informationsfluss und berufliche Schweigepflicht

Grundlagen:

- Weisung Stadtspital Triemli zu Berufsgeheimnis und Schweigepflicht (1993/99)
- StGB, Gesundheitsgesetz und Strafprozessordnung des Kantons Zürich
- Regelung Schweigepflicht des ASPV (Schweizer Psychotherapeutinnen und Psychotherapeuten Verband)

Einleitung

Die berufliche Schweigepflicht nach aussen ist sehr klar und eindeutig geregelt: Mit der Anstellung im Stadtspital Triemli verpflichten sich alle Mitarbeiterinnen und Mitarbeiter, keine Informationen, die sie im Rahmen ihrer Berufstätigkeit erfahren haben, nach aussen zu tragen. Die Schweigepflicht ist auch im Schweizer Strafgesetzbuch sowie im Gesundheitsgesetz und der Strafprozessordnung des Kantons Zürich geregelt. Die entsprechenden Auszüge sind im Anhang aufgeführt.

Schwieriger ist die Frage des internen Informationsflusses. Es gibt keine gesetzliche Regelung, wie mit vertraulichen Informationen innerhalb einer Institution umzugehen ist. Im Bereich häusliche Gewalt ist es besonders wichtig, mit dem Weitergeben von Informationen keinen Vertrauensbruch zu begehen.

Interne Weitergabe heikler Informationen

Es kommt immer wieder vor, dass eine Patientin zu einer Person (Pflegefachfrau, Hebamme, Arzt oder Ärztin) Vertrauen fasst und ihr ihre Geschichte erzählt, mit dem Auftrag, dieses Geheimnis auf keinen Fall weiterzugeben. Dieser Wunsch, das Geheimnis zu wahren, ist sehr verständlich. Die Fachperson kann dadurch in eine schwierige Situation gebracht werden: Einerseits will sie das Bedürfnis der Patientin respektieren, andererseits möchte sie eine andere Fachperson einbeziehen dürfen. Zudem kann der Umstand, ein solches Geheimnis hüten zu müssen, auch sehr belastend sein und die betroffene Person überfordern.

Grundsätzlich steht der Persönlichkeitsschutz an erster Stelle. Informationen dürfen ohne Einwilligung der Patientin auch im Team nicht weitergegeben werden. Im Zusammenhang mit häuslicher Gewalt kann die Fachperson der Patientin nahe legen, ein Gespräch mit einer anderen Fachperson (z.B. Psychologin, Sozialarbeiterin) zu führen, um dort weiterführende Informationen und Unterstützung zu bekommen.

Unter Umständen gibt die Patientin die Einwilligung für den Beizug einer Fachperson, wenn sie weiss, dass nicht das ganze Team von ihrem Geheimnis erfährt und dass die Angehörigen inkl. Ehepartner auf gar keinen Fall informiert werden.

Wenn keine solche Einwilligung vorliegt, kann es sinnvoll sein, die Situation ohne Namensnennung und ohne Nennung von näheren Umständen, die eine Identifizierung möglich machen, mit der Sozialarbeiterin oder einer der Psychologinnen zu besprechen. Dies dient auch der eigenen Entlastung.

Wer von häuslicher Gewalt erfährt, muss nicht sofort aktiv werden. In der Regel ist das Problem der Patientin komplex und besteht schon seit längerer Zeit. Zuhören alleine kann schon hilfreich sein. Vielleicht ist es das erste Mal, dass diese Frau es wagt, von ihrer Situation zu Hause zu sprechen. Die Zuhörende kann und muss das Problem aber nicht lösen. Sie muss nach Möglichkeit abklären, ob die Patientin oder ihr Kind akut gefährdet sind und dann allenfalls eine weitere Fachperson beiziehen – auch wenn die Patientin eigentlich wünscht, dass niemand anders ihr Geheimnis erfährt.

Informationspflicht gegenüber Behörden

Laut StGB sind ÄrztInnen und andere medizinische Fachpersonen nur dann berechtigt, Auskunft zu geben, wenn sie vom Berufsgeheimnis entbunden worden sind – entweder von der Frau oder von der Aufsichtsbehörde. Es besteht jedoch **keine Mitteilungspflicht**.

Gemäss Gesundheitsgesetz darf ein Arzt/eine Ärztin in bestimmten Situationen auch ohne Entbindung vom Berufsgeheimnis Meldung machen, er/sie hat ein **Melderecht**. Obwohl es sich bei häuslicher Gewalt um ein Offizialdelikt handelt, geht das Arzt- bzw. Patientengeheimnis vor. Da derartige Straftaten (Vergewaltigungen, häusliche Gewalt) nur im Einvernehmen mit dem Opfer geklärt werden können, sollte nie Meldung ohne Einverständnis der Patientin gemacht werden. Ausnahmefälle sind Situationen, in denen das Leben der Frau oder ihrer Kinder unmittelbar bedroht sind.

Anhang: Gesetzesartikel zur beruflichen Schweigepflicht

Bundesrecht
Strafgesetzbuch:

Art. 321

1. Geistliche, (…) Ärzte, Zahnärzte, Apotheker, Hebammen sowie ihre Hilfspersonen, die ein Geheimnis offenbaren, das ihnen infolge ihres Berufes anvertraut worden ist, oder das sie in dessen Ausübung wahrgenommen haben, werden, auf Antrag, mit Gefängnis oder Busse bestraft.
Ebenso werden Studierende bestraft, die ein Geheimnis offenbaren, das sie bei ihrem Studium wahrnehmen.
Die Verletzung des Berufsgeheimnisses ist auch nach Beendigung der Berufsausübung oder der Studien strafbar.

2. Der Täter ist nicht strafbar, wenn er das Geheimnis auf Grund einer Einwilligung des Berechtigten oder einer auf Gesuch des Täters erteilten schriftlichen Bewilligung der vorgesetzten Behörde oder Aufsichtsbehörde offenbart hat.

kantonales Recht
Gesundheitsgesetz des Kantons Zürich:

§ 15

– Abs.1: Die Angehörigen der Berufe der Gesundheitspflege haben der Polizeibehörde verdächtige oder aussergewöhnliche Todesfälle wie Unglücksfälle und Selbstmorde unverzüglich zu melden.
– Abs. 2: Die Angehörigen der Berufe der Gesundheitspflege sind ohne Rücksicht auf die Pflicht zur Wahrung des Berufsgeheimnisses befugt, der Polizeibehörde Wahrnehmungen zu melden, die auf ein Verbrechen oder Vergehen gegen Leib und Leben, die öffentliche Gesundheit oder die Sittlichkeit schliessen lassen.

Strafprozessordnung des Kantons Zürich:

§130

Geistliche, Ärzte (…) dürfen die Mitteilung von Geheimnissen ablehnen, die ihnen um ihrer Berufsstellung willen anvertraut worden sind.

Abgrenzung und Selbstschutz im Umgang mit dem Thema häusliche Gewalt

Reaktionen von traumatisierten Frauen

Frauen, die häusliche Gewalt erleb(t)en, sind meistens mehrfach traumatisiert. Sie haben immer wieder Gewalt erlebt, oft verschiedene Formen der Gewalt: psychische, physische, vielleicht auch sexuelle Gewalt.

Traumatisierte Frauen können grenzenlos sein, weil ihre eigenen Grenzen ständig verletzt werden. Sie werden oft über eine lange Zeit fremdbestimmt. Das kann dazu führen, dass sie uns die Verantwortung für die Lösung ihres Problems zuschieben. Sie fordern manchmal viel, haben übertriebene Erwartungen an uns.

Trotzdem will eine gewaltbetroffene Frau die angebotene Hilfe vielleicht nicht oder nicht sofort annehmen. Das kann frustrierend sein. Es kann uns entlasten, wenn wir wissen, dass sie dazu vielfältige Gründe hat (s. auch Ausführungen bei der Definition).

Was kann bei mir selbst ausgelöst werden?

- Die Arbeit mit traumatisierten Menschen und vor allem auch das Konfrontiert-Werden mit ihrer Geschichte, mit ihren belastenden Erlebnissen kann zu einer sogenannten sekundären Traumatisierung führen. Das heisst, dass wir als Zuhörende, Helfende «angesteckt» werden können von den Emotionen der traumatisierten Frau. Was ihr widerfahren ist, kann sich plötzlich in uns «einnisten», wir erleben ihre Gefühle (Ohnmacht, Hilflosigkeit, Angst, Wut u.a.) selbst, manchmal bekommen wir sogar ihre psychischen und physischen Symptome. Das ist sehr belastend.

- Vielleicht löst die Konfrontation mit einer gewaltbetroffenen Frau Erinnerungen an eigene Gewalterfahrungen aus.

- Ein weiteres Problem im Umgang mit gewaltbetroffenen Frauen sind «Rettungsphantasien». Wir möchten der Frau helfen, sie vor den Grausamkeiten bewahren. Dass wir das aus verschiedenen Gründen nicht können, erleben wir möglicherweise als Versagen, wir fühlen uns schuldig und ohnmächtig.

Wie kann ich mich schützen?

- Abgrenzung: Ich kann und muss das Problem nicht lösen!

- Ich achte darauf, meine eigenen zeitlichen und emotionalen Grenzen nicht zu überschreiten.

- Ich stoppe die Frau, wenn mir das, was ich zu hören bekomme, zu viel wird.

- Ich bestimme das Setting, d.h. ich sage der Frau klar, wie viel Zeit ich für das Gespräch mit ihr habe respektive wann wir es weiterführen können.

- Ich erkläre der Frau, was ich für sie tun kann und was ich NICHT leisten kann.

Wo erhalte ich Unterstützung?

Wenn wir mit einer belastenden Situation alleine bleiben, können wir das Gehörte und/oder Gesehene nicht verarbeiten, unsere Wahrnehmungen und Gefühle nicht überprüfen. Wenn mich eine konkrete Geschichte stark belastet und/oder Erinnerungen an eigene Gewalterfahrungen ausgelöst werden, suche ich das Gespräch mit einer Fachperson. Dies kann eine interne Fachperson sein (Sozialarbeiterin, Psychologin, Konsiliar-Psychiaterin) oder eine externe Beratungsstelle oder Psychologin. Ein Gespräch mit einer internen Psychologin wird von der Frauenklinik Maternité übernommen.

→ Kapitel «Interner Informationsfluss und berufliche Schweigepflicht» beachten!

Umgang mit Angehörigen, die Gewalt ausüben oder damit drohen

1. Umgang mit Menschen (Partner, Angehörige), von denen ich weiss, dass sie Gewalt ausüben, die aber in meiner Gegenwart nicht auffällig sind

Grundsätzlich ist festzuhalten dass es in der Frauenklinik Maternité um den Schutz/die Behandlung der gewaltbetroffenen Patientin geht.

Vermittlungs- und/oder Versöhnungsgespräche mit dem Paar, mit der gewaltausübenden Person sind zu vermeiden.

Als Pflegefachperson, Arzt/Ärztin oder Hebamme kann ich eine gewaltausübende Person nicht «bekehren» oder «zur Vernunft» bringen. Wenn in meiner Anwesenheit keine Grenzverletzungen und Entwertungen gegenüber der Patientin oder mir gegenüber vorkommen, spreche ich das Thema häusliche Gewalt nicht an.

2. Was tun mit den eigenen Gefühlen?

Wenn ich mit Menschen zu tun habe, von denen ich weiss, dass sie Gewalt ausüben, kann dies Gefühle wie Wut und Zorn, Ohnmacht oder Hilflosigkeit auslösen. Oder ich kann den starken Wunsch haben, diese Person zu konfrontieren und mit einer klaren Stellungnahme für die gewaltbetroffene Frau eine gewisse Gerechtigkeit herzustellen. Grundsätzlich gilt auch hier: Punkt 1 (siehe oben) und die Ausführungen zum Thema «Abgrenzung und Selbstschutz» im Umgang mit dem Thema häusliche Gewalt sind zu beachten.

➜ **Wenn nötig beruhige ich mich selbst mit Strategien wie zum Beispiel: Tiefe Atemzüge, jeweils beim Ein- und Ausatmen auf drei zählen (hilft, bei sich zu bleiben und die Konzentration nicht zu verlieren), kaltes Wasser auf die Unterarme.**

Es ist wichtig, die eigenen Gefühle wahr- und ernst zu nehmen. Wenn ich unsicher bin und/oder wenn ich eine Situation als bedrohlich wahrnehme, kann ich meine Beobachtungen im Team besprechen und so die eigenen Gefühle überprüfen.

3. Wenn ich Grenzverletzungen und abwertendes Verhalten direkt miterlebe

Ich reagiere sofort, wenn das möglich ist und wenn ich mir das zutraue. Zum Beispiel: «Ich habe gesehen, oder gehört, was Sie soeben gesagt/gemacht haben. Ein solches Verhalten wird in der Frauenklinik Maternité nicht toleriert. Deshalb weise ich Sie an, mit diesem Verhalten aufzuhören». Oder: «Ich habe gesehen oder gehört, was Sie soeben gesagt/gemacht haben. Ein solches Verhalten wird in der Maternité nicht geduldet. Aus diesem Grund melde ich diesen Vorfall an die Klinikleitung weiter».

4. Wenn die Patientin bedroht wird oder ich selbst bedroht werde

Ich informiere die Notfallzentrale des Stadtspitals Triemli, Tel. 2221, diese schickt einen männlichen Mitarbeiter (Securitas oder Polizei).

Impressum

Autorinnen

Vreni Bänziger, Barbara Bass, Marlene Fleischli, Pascale Navarra,
Anatinna Trionfini, Martha Weingartner

Folgende Personen haben an der Erarbeitung dieser Leitlinien mitgewirkt:

Edita Basaric, Pflegefachfrau Gynäkologie, Frauenklinik Maternité

Barbara Bass, Oberärztin, Frauenklinik Maternité

Vreni Bänziger, Leiterin Qualitätsmanagement, Frauenklinik Maternité

Käthi Burgener, Pflegefachfrau Wochenbettabteilung, Frauenklinik Maternité

Marlene Fleischli, Leiterin Sozialberatung, Frauenklinik Maternité

Damiana Hafner, Leiterin Pflegedienst, Frauenklinik Maternité

Francine Honegger, Psychotherapeutin, Frauenklinik Maternité

Pascale Navarra, Mitarbeiterin der bif Beratungs- und Informationsstelle
für Frauen gegen Gewalt in Ehe und Partnerschaft, Zürich

Anatinna Trionfini, Fachpsychologin für Psychotherapie FSP

Martha Weingartner, Projektleiterin, Fachstelle für Gleichstellung der Stadt Zürich

Die Arbeitsgruppe stützte sich auf Arbeitsmaterialien von:

Bildungsstelle Häusliche Gewalt Luzern / Fachgruppe WeG Weiterbildung gegen
Gewalt in Ehe und Partnerschaft, Zürich / S.I.G.N.A.L Berlin / Social Insight, Zürich

Zürich, im Mai 2006

Nützliche Adressen

Frauenhäuser

Die Frauenhäuser bieten vorübergehend Schutz, Unterkunft und Beratung für gewaltbetroffene Frauen und ihre Kinder. Auf der Internet-Seite der Dachorganisation der Frauenhäuser wird ein Belegungsplan geführt, der Auskunft gibt über freie Plätze. Einige Frauenhäuser führen zudem eine ambulante Beratungsstelle, bei der sich Betroffene oder Drittpersonen telefonisch oder persönlich informieren und beraten lassen können. Die Telefonnummern der Beratungsstellen sind ebenfalls auf untenstehender Internet-Seite zu finden (unter «Angebote»).

www.frauenhaus-schweiz.ch

Frauenhaus Aargau / Solothurn	062 823 86 00
Frauenhaus Basel	061 681 66 33
Frauenhaus Bern	031 332 55 33
Frauenhaus Biel	032 322 03 44
Frauenhaus Freiburg	026 322 22 02
Frauenhaus Graubünden	081 252 38 02
Frauenhaus Luzern	041 360 70 00
Frauenhaus Schaffhausen	052 625 08 76
Frauenhaus St. Gallen	071 250 03 45
Frauenhaus Thun – Berner Oberland	033 221 47 47
Frauenhaus Winterthur	052 213 08 78
Frauenhaus Zürich	044 350 04 04
Frauenhaus Violetta für Migrantinnen, Zürich	044 291 08 70
Frauenhaus Zürcher Oberland, Uster	044 994 40 94

Opferhilfe-Beratungsstellen

Frauen, Männer und Kinder, die Opfer eines Gewaltdeliktes geworden sind, haben Anspruch auf kostenlose Beratung. Dies ist eine der Bestimmungen des Opferhilfegesetzes OHG. Alle Kantone führen eine oder mehrere Opferberatungsstellen. Zum Teil richten sich diese an eine ganz bestimmte Zielgruppe, z. B. an Frauen, die Gewalt in der Ehe und Partnerschaft erleben. Andere Opferberatungsstellen richten sich an alle Betroffenen.

Die Adressen der Opferberatungsstellen sowie weitere Informationen zum Opferhilfegesetz sind auf folgender Internet-Seite zu finden: www.opferhilfe-schweiz.ch

Opferhilfe-Beratungsstellen für gewaltbetroffene Frauen

Im folgenden sind nur diejenigen Stellen aufgeführt, die sich ausschliesslich an gewaltbetroffene Frauen wenden. Falls für den jeweiligen Kanton keine Stelle aufgeführt ist, ist die allgemeine Opferberatungsstelle zuständig (Adressen s. www.opferhilfe-schweiz.ch).

Nottelefon
Beratungsstelle und Opferhilfe für gewaltbetroffene Frauen
Steinenring 53
4051 Basel
Tel. 061 692 91 11
E-Mail: info@nottelefon.ch
www.nottelefon.ch

Frauenhaus und Beratungsstelle der Region Biel
Kontrollstrasse 12
2503 Biel
Tel. 032 322 03 44
E-Mail: info@solfemmes.ch

Opfer-Beratungsstelle für Frauen / Frauenhaus
Postfach 1400
1701 Freiburg
Tel. 026 322 22 02
E-Mail: info@sf-lavi.ch

Beratungsstelle Gewaltbetroffene Frauen
Fachstelle der Stiftung Opferhilfe
SG / AI / AR
Teufenerstrasse 11
9001 St. Gallen
Tel. 071 227 11 44
E-Mail: beratungsstelle.frauen@opferhilfe-sg.ch
www.opferhilfe-sg.ch

VISTA Fachstelle Opferhilfe
bei häuslicher und sexueller Gewalt
Scheibenstrasse 3
3600 Thun
Tel. 033 223 07 90
E-Mail: bs-thun@freesurf.ch

Frauen Nottelefon Beratungsstelle für
gewaltbetroffene Frauen
Technikumstrasse 38
8401 Winterthur
Tel. 052 213 61 61
E-Mail: info@frauennottelefon.ch
www.frauennottelefon.ch

bif Beratungs- und Informationsstelle für
Frauen gegen Gewalt in Ehe und Partnerschaft
Postfach 1164
8031 Zürich
Tel. 044 278 99 99
E-Mail: info@bif-frauenberatung.ch
www.bif-frauenberatung.ch

Opferhilfe-Beratungsstellen
für Kinder und Jugendliche

Im folgenden sind nur diejenigen Stellen aufgeführt, die sich ausschliesslich an die Zielgruppe
Kinder und Jugendliche wenden. Falls für den
jeweiligen Kanton keine Stelle aufgeführt ist, ist
die allgemeine Opferberatungsstelle zuständig
(Adressen s. www.opferhilfe-schweiz.ch).

Triangel Opferhilfe-Beratungsstelle
beider Basel
für gewaltbetroffene Kinder und Jugendliche
Steinenring 53
4051 Basel
Tel. 061 683 31 45
E-Mail: info@triangel-basel.ch
www.triangel-basel.ch

Opferhilfe-Beratungsstelle
Fachstelle Kindesschutz GR
Loestrasse 37
7000 Chur
Tel. 081 256 31 50
E-Mail: mail@kindesschutz.gr.ch

Kinderschutzzentrum In Via
Fachstelle Kindesschutz
Falkensteinstrasse 84
Postfach 226
9006 St. Gallen
Tel. 071 243 78 02
E-Mail: invia@kszsg.ch
www.kszsg.ch

Opferhilfe für Kinder / Jugendliche und
Beratungsstelle für Fragen bei
Kindsmisshandlung
Frauenfeldstrasse 37
8570 Weinfelden
Tel. 071 626 58 44

Fachstelle OKey für Opferhilfeberatung
und Kinderschutz
Zeughausstrasse 76
8400 Winterthur
Tel. 052 267 63 62
www.okey-winterthur.ch

Beratungsstelle für Mädchen und junge
Frauen / Mädchenhaus Zürich
Postfach 1923
8031 Zürich
Tel. 044 341 49 45 (24-Std.-Betrieb)
E-Mail: info@maedchenhaus.ch
www.maedchenhaus.ch

Schlupfhuus
Schönbühlstrasse 8
8032 Zürich
Tel. 043 268 22 66
Sorgentelefon 043 268 22 68
E-Mail: info@schlupfhuus.ch
www.schlupfhuus.ch

Kinderschutzgruppe und
Opferberatungsstelle des Kinderspitals Zürich
Steinwiesstrasse 75
8032 Zürich
Tel. 044 266 71 11 / 044 266 76 46
E-Mail: sekretariat.ksg@kispi.unizh.ch
www.kinderschutzgruppe.ch

Opferhilfe-Beratungsstelle
für männliche Opfer

Beratungsstelle für gewaltbetroffene
Jungen und Männer
Hallwylstrasse 78
Postfach 8155
8036 Zürich
Tel. 043 322 15 00
E-Mail: info@vzspo.org
www.vzsp.org

Erziehungs- und Familien-
beratungsstellen

Männer und Frauen, die in der Erziehung an
Grenzen kommen oder Gewalt ausüben, finden
Beratung und Hilfe bei Erziehungs- und Familienberatungsstellen. Das Bundesamt für Sozialver-
sicherung führt ein Adressverzeichnis aller Hilfs-
und Beratungsstellen in den Kantonen. Die
Adressen sind auf folgender Internet-Seite zu
finden:
www.bsv.admin.ch/blind/fam/beratung/d/kinder.htm

Kinderschutzgruppen

Die Kinderschutzgruppen sind interdisziplinär
zusammengesetzte Fachgruppen, die Informationen
und Beratung bei Verdacht auf Vernachlässigung,
psychische und/oder körperliche Misshandlung
oder sexuelle Übergriffe anbieten.
Kinderschutzgruppen gibt es in Kinderspitälern
sowie auf kantonaler oder regionaler Ebene.
Auskünfte über bestehende Kinderschutzgruppen
können die Opferhilfe-Beratungsstellen sowie
die Erziehungs- und Familienberatungsstellen
erteilen.

Gewaltberatungsstellen
für Männer

Die Männerberatungsstellen bieten Einzel- oder
Gruppenberatungen an für Männer, die Gewalt
ausüben oder befürchten, gegenüber der Partnerin
gewalttätig zu werden. Es handelt sich um nicht-
staatliche Stellen, die Angebote können freiwillig
genutzt werden und sind zum Teil kostenpflichtig.

Hau den Lukas
Peter Merian-Strasse 49
4052 Basel
Tel. 061 273 23 13
E-Mail: hau-den-lukas@bluemail.ch

Männer gegen Männer-Gewalt Basel
Singerstrasse 8
4052 Basel
Tel. 079 700 22 33
E-Mail: mgmbasel@bluewin.ch

Männerbüro Region Basel
Drahtzugstrasse 28
4057 Basel
Tel. 061 691 02 02
E-Mail: mbrb@gmx.ch

STOPPMännerGewalt
Haslerstrasse 21
3001 Bern
Tel. 031 381 75 06
E-Mail: info@stoppmaennergewalt.ch
www.stoppmaennergewalt.ch

Fachstelle gegen Gewalt
Ring 4
2502 Biel
Tel. 032 322 50 30
E-Mail: fachstelle-gegen-gewalt@bluewin.ch

Fachstelle gegen Männergewalt Luzern
Tribschenstrasse 78
6005 Luzern
Tel. 041 362 23 33, Hotline: 078 744 88 88
E-Mail: fgm@manne.ch
www.maennergewalt.ch

**Institut Männer gegen Männer-Gewalt
Ostschweiz**
Vadianstrasse 40
Postfach 233
9001 St.Gallen
Tel. 071 223 33 11
E-Mail: ostschweiz@gewaltberatung.org

mannebüro züri
Hohlstrasse 36
8004 Zürich
Tel. 044 242 08 88
E-Mail: info@mannebuero.ch
www.mannebuero.ch

Lern- und Trainings-programme der Justiz

Diese Angebote sind eingebettet in staatliche Inter-ventionsstrategien. Die Männer können im Rahmen des Strafverfahrens zum Besuch eines solchen Programms verpflichtet werden.

**Soziales Trainingsprogramm für
gewaltausübende Männer**
Interventionsstelle gegen häusliche Gewalt
Basel-Land
Rathausstrasse 2, 4410 Liestal
Tel. 061 925 62 38
E-Mail: interventionsstelle@jpm.bl.ch

**Soziales Trainingsprogramm für
gewaltausübende Männer**
Halt-Gewalt, Interventionsstelle gegen häusliche
Gewalt Basel-Stadt
Rheinsprung 16
4001 Basel
Tel. 061 267 44 93
www.ajfp.bs.ch

**Lernprogramm Partnerschaft ohne Gewalt,
Kanton Zürich**
Bewährungsdienst Zürich II
Feldstrasse 42
8090 Zürich
Tel. 043 259 83 11
E-Mail: lernprogramme@ji.zh.ch

Interventionsprojekte und -stellen gegen häusliche Gewalt

In vielen Kantonen gibt es Interventionsprojekte und -stellen, die bei der kantonalen Verwaltung angesiedelt sind. Die LeiterInnen der Interventions-projekte und -stellen koordinieren die Massnah-men gegen häusliche Gewalt in den Kantonen und sorgen für die Vernetzung zwischen den ver-schiedenen Stellen und Fachbereichen. Sie erar-beiten Informationsmaterialien und sind informiert über aktuelle Projekte und die rechtliche Situation. Sie kennen die zuständigen Beratungsstellen und Ansprechpersonen und leisten Unterstützung bei der Planung von Informationsveranstaltungen und Weiterbildungen.
Die Adressen der Interventionsprojekte und -stellen sind auf der Internet-Seite der Schweizerischen Konferenz der Gleichstellungsbeauftragten zu finden: www.equality.ch; > Aktivitäten > Gewalt gegen Frauen

Weitere Adressen

Fachstelle gegen Gewalt
Eidg. Büro für die Gleichstellung
von Frau und Mann
Schwarztorstrasse 51
3003 Bern
Tel. 031 322 69 43
E-Mail: info.fgg@ebg.admin.ch
www.against-violence.ch

Die Fachstelle gegen Gewalt ist Bestandteil des Eidg. Büros für die Gleichstellung von Frau und Mann und somit Teil der Bundesverwaltung. Sie fungiert als Informations-Drehscheibe zum Thema Gewalt auf nationaler Ebene. Gewalt in Paar-beziehungen ist ein Schwerpunkt der Fachstelle. Sie bietet Informationen zu häuslicher Gewalt und zur Gesetzgebung, erstellt Forschungsberichte, vernetzt bestehende Aktivitäten und AkteurInnen und informiert über aktuelle Publikationen und Veranstaltungen.

Kinderschutz Schweiz
Hirschengraben 8
Postfach 6949
3001 Bern
Tel. 031 398 10 10
E-Mail: info@kinderschutz.ch
www.kinderschutz.ch

Kinderschutz Schweiz ist ein Verein, der sich als
landesweit tätige Organisation für den Schutz,
das Wohl und die Rechte der Kinder einsetzt. Die
Internet-Seite von Kinderschutz Schweiz informiert
über aktuelle Themen, Projekte und Veranstaltungen. Auf der Internet-Seite ist eine Liste aller Beratungsangebote in den Kantonen zu finden.

**AGAVA – Arbeitsgemeinschaft gegen die
Ausnützung von Abhängigkeitsverhältnissen**
Blaufahnenstrasse 10
8001 Zürich
Tel. 044 258 92 47
www.agava.ch
E-Mail: info@agava.ch

AGAVA bietet Weiterbildung und Beratung für
Organisationen, Behörden und Fachleute an,
vermittelt Referentinnen und Referenten und
bietet Unterstützung bei der Umsetzung gewalt-
präventiver Massnahmen an.

Bildungsstelle Häusliche Gewalt Luzern
Kornmarktgasse 1
6004 Luzern
Tel. 041 410 59 72
E-Mail: bildungsstelle@frauenhaus-luzern.ch
www.frauenhaus-luzern.ch

Die Bildungsstelle Häusliche Gewalt bietet Schulungen in Institutionen und Behörden an, organisiert
Informationsveranstaltungen und Tagungen und
entwickelt massgeschneiderte Bildungsangebote
für verschiedene Zielgruppen.

Wisdonna
cfd Migrantinnenwerkstatt
Falkenhöheweg 8
Postfach
3001 Bern
Tel. 031 300 50 60

Die Migrantinnenwerkstatt «wisdonna» des
Christlichen Friedensdienstes (cfd) führt ein Sensi-
bilisierungsprojekt zum Thema «Häusliche Gewalt
und Migration». Wisdonna vermittelt Referentinnen
für Weiterbildungen, Workshops, Referate, Teilnahme an Podien usw. Die Referentinnen verfügen
über Erfahrung im Migrations-, Gesundheits- oder
Sozialbereich und über Fachwissen zum Thema
häusliche Gewalt und Migration.

Schweizerische Kriminalprävention
Faubourg de l'Hôpital 3
Postfach 2073
2001 Neuchâtel
Tel. 032 729 91 60
E-Mail: info@skppsc.ch
www.skppsc.ch

In den Jahren 2002 und 2003 führte die Schweizerische Kriminalprävention eine Kampagne gegen
häusliche Gewalt durch. Hintergrundinformationen
sowie eine Broschüre zum polizeilichen Vorgehen
bei häuslicher Gewalt sind auf der Internet-Seite
unter dem Stichwort «Gewalt» zu finden.

Internet-Seiten (Auswahl)

www.stopit.ch
Das Frauenhaus und die Beratungsstelle Zürcher
Oberland bieten schweizweit Beratung zum Thema
Gewalt in der Familie an. Über die Internet-Seite
kann frau sich an Expertinnen wenden, die per
E-Mail antworten, oder – wenn die anfragende
Person anonym bleiben möchte – die Antwort
direkt auf der Internet-Seite veröffentlichen.

www.amnesty.ch
Die Menschenrechtsorganisation Amnesty Inter-
national (AI) startete im März 2004 eine weltweite
Kampagne gegen Gewalt an Frauen. Die Schweizer
Sektion von AI organisierte im Jahr 2006 eine
Aktionstournee gegen häusliche Gewalt quer durch
die Schweiz. Ausgangspunkt der Kampagne sind
die Verpflichtungen des Staates, gegen häusliche
Gewalt aktiv zu werden. Dazu wurde das Dokument
«Standards für staatliches Handeln im Bereich
häusliche Gewalt» ausgearbeitet. Dieses Dokument
sowie weitere Infos und Links sind auf dieser
Internet-Seite zu finden.

www.frauengesundheit-nrw.de/
Internetseite der Koordinationsstelle Frauen und
Gesundheit NRW. Literatur- und Materialien-
sammlung zum Thema «Gesundheitliche Versor-
gung gewaltbetroffener Frauen» für Ärztinnen,
Ärzte, medizinisch-pflegerisches Personal und
weitere Interessierte. Mit direkten Links zu den
Materialien, die im Internet verfügbar sind.

www.signal-intervention.de
Internet-Seite des S.I.G.N.A.L-Interventions-
programmes in Berlin. Sie bietet Dokumentationen,
Factsheets, Schulungsangebote sowie Literatur-
hinweise und Links für Fachleute aus dem Gesundheitsbereich.

www.who.int
Internet-Seite der Weltgesundheitsorganisation
WHO. Die WHO hat verschiedene Berichte
zum Thema «geschlechtsbezogene Gewalt»
verfasst. Zwei aktuelle Berichte befassen sich
mit (häuslicher) Gewalt und Gesundheit: Die
«WHO Multi-country Study on Women's Health
and Domestic Violence against Women» ist
(in Englisch, Französisch und Spanisch) abrufbar
unter: www.who.int/gender/
violence/who_multicountry_study/summary_
report/en/; der «World report on violence and
health» (in Englisch) und diverse Factsheets
(in verschiedenen Sprachen) sind abrufbar unter:
www.who.int/violence_injury_prevention/en/.

Filmhinweise

**Häusliche Gewalt – wenn die Familie
zur Hölle wird**
Dokumentarfilm, ausgestrahlt am 21. April 2005
auf SF 1, Länge: 50,5 Min.

Dieser DOK-Film gibt Einblick in das Vorgehen
der Stadtpolizei Zürich bei häuslicher Gewalt, lässt
Bewohnerinnen eines Frauenhauses zu Wort
kommen und zeigt Männer, die am Lernprogramm
«Partnerschaft ohne Gewalt» teilnehmen. Verschiedene Frauen und Männer berichten über ihre
Erfahrungen als Opfer oder als Täter.

Te doy mis ojos
Kinofilm von Iciar Bollain, Spanien 2003
(Frenetic Films)
107 Min., 35 mm, spanisch/d/f
Thema: Gewalt in der Ehe

Der Film zeigt die charakteristischen Stationen
einer von Gewalt geprägten Beziehung. Durch die
Beobachtung der Beziehungsmuster zweier Leute,
losgelöst von einer einseitigen Betrachtungsweise,
entsteht ein spannendes Geflecht von Gefühlen
zwischen zwei Menschen, die verzweifelt versuchen,
ihre Ansprüche auf einen Nenner und ihre Gefühle
unter Kontrolle zu bringen.

Bezug (35 mm): Frenetic Films, Bachstrasse 9,
8038 Zürich, Tel. 044 488 44 13/14/15
Der Film ist auch als DVD im Handel erhältlich:
EAN-Code: 7640120990008

Angaben zu den Autorinnen und Autoren

Vreni Bänziger

Ausbildung als Pflegefachfrau und Hebamme. Seit 1994 an der Frauenklinik Maternité als Hebamme und Qualitätsleiterin tätig. Seit 2005 Qualitätsbeauftragte der Frauenklinik Maternité und Stv. Qualitätsmanagerin am Stadtspital Triemli. Kontakt: Vreni.Baenziger@triemli.stzh.ch

Barbara Bass

Dr. med., Fachärztin für Gynäkologie und Geburtshilfe FMH, Fähigkeitsausweis Psychosoziale und Psychosomatische Medizin APPM. Eigene Praxistätigkeit als Gynäkologin in Gemeinschaftspraxis. Oberärztin in der Frauenklinik Maternité Zürich mit Tätigkeit in psychosozialer Medizin, Palliativmedizin und Lehre. Lehrauftrag an der medizinischen Fakultät der Universität Zürich, speziell zu Kommunikation und Interaktion. Co-Präsidium Ärztinnen Schweiz (mws). Kontakt: Barbara.Bass@triemli.stzh.ch

Lu Decurtins

Sozialpädagoge und Supervisor. Selbständig tätig im Bereich der Fachberatung, als Genderexperte und Gewaltberater. Mitbegründer des mannebüro züri und des Netzwerks Schulische Bubenarbeit. Kontakt: www.lu-decurtins.ch/ mail@lu-decurtins.ch

Marlene Eggenberger

Langjährige Mitarbeiterin in einem Frauenhaus, Mit-Initiantin und Co-Leiterin des Zürcher Interventionsprojektes gegen Männergewalt (ZIP) in der Stadt Zürich, bis September 2006 Leiterin der IST Interventionsstelle gegen häusliche Gewalt des Kantons Zürich. Kontakt: Marlene.Eggenberger@bluewin.ch

Sandra Fausch

Dipl. Sozialarbeiterin FH. Langjährige Erfahrung in der Beratung von gewaltbetroffenen Mädchen und jungen Frauen, in der Krisenintervention und der stationären Arbeit. Schulungen und Weiterbildungen zu den Themen häusliche Gewalt, Mädchenarbeit, sexuelle Ausbeutung. Zurzeit Mitarbeiterin Leitungsteam Mädchenhaus Zürich und Bildungsstelle Häusliche Gewalt Luzern. Kontakt: bildungsstelle@frauenhaus-luzern.ch

Marlene Fleischli

Dipl. Sozialarbeiterin HFS, langjährige Tätigkeit in der Frauenklinik Maternité, Stadtspital Triemli, Zürich. Arbeitsschwerpunkte: Psychosoziale Beratung von Frauen bei Schwangerschaft, Geburt und in der ersten Zeit mit dem Baby sowie bei gynäkologischen Operationen und Krebserkrankungen. Kontakt: marlene.fleischli@triemli.stzh.ch

Regula Flury

Lic. phil. I, Psychologin, Executive Master of Cultural & Gender Studies, HGKZ, Zürich. Aufbau und Mitarbeit in der bif Beratungs- und Informationsstelle für Frauen – gegen Gewalt in Ehe und Partnerschaft, Zürich. Entwicklung und Durchführung diverser berufsspezifischer Weiterbildungen im Bereich häusliche Gewalt. Schwerpunkte: Gewalt gegen Frauen, Gender, Migration. Kontakt: re.f@gmx.ch

Daniela Gloor

Lic. phil. I, Soziologin, Mit-Inhaberin des Forschungsbüros Social Insight in Zürich, www.socialinsight.ch. Zu ihrem Tätigkeitsfeld gehören Forschungen, Evaluationen und Beratungen u. a. im Bereich häusliche Gewalt, Gender und Gleichstellung. Kontakt: sociology@socialinsight.ch

Franziska Greber
Psychotherapeutin SPV, Supervisorin und Beraterin von Organisationen in eigener Praxis. Schwerpunkte: Psychotraumatologie, Begleitung von Organisationen nach Vorfällen von Machtmissbrauch und Grenzverletzungen, Beratung beim Erarbeiten von Präventions- und Interventionsmöglichkeiten. Tätig in der Aus- und Fortbildung.
Leitungsmitglied der AGAVA (Arbeitsgemeinschaft gegen die Ausnützung von Abhängigkeitsverhältnissen). Seit Oktober 2006 Co-Leiterin der IST Interventionsstelle gegen häusliche Gewalt des Kantons Zürich.
Kontakt: fgreber@bluewin.ch

Matthias Hagner
Diplom in Sozialer Arbeit der höheren Fachschule für soziokulturelle Animation, Zürich. Diplom in Gewaltberatung/Gewaltpädagogik (nach Hamburger Modell). Zusatzausbildungen in Opferhilfe, Traumaberatung, Psychodramatiker i. A. Arbeitsschwerpunkte in der Jungen- und Männerarbeit. Seit Januar 2003 Mitarbeiter der Opferberatungsstelle für gewaltbetroffene Jungen und Männer in Zürich.
Kontakt: info@vzsp.org/
www.opferberatungsstelle.ch

Werner Huwiler
Sozialarbeiter FH, Geschäftsleiter und Männerberater mannebüro züri.
Kontakt: info@mannebuero.ch

Barbara Ingenberg
Psychologiestudium an der Universität Konstanz. Zusatzausbildungen in integrativer Gestalttherapie, Opferhilfe und Notfallpsychologie. Langjährige Berufserfahrung als Therapeutin mit Leitungsfunktionen in verschiedenen stationären Therapieeinrichtungen. Mitarbeit in der Kommission Fortbildung Opferhilfe FSP und Care Team. Seit August 2002 Leiterin der Opferberatungsstelle für gewaltbetroffene Jungen und Männer in Zürich.
Kontakt: info@vzsp.org/
www.opferberatungsstelle.ch

Cornelia Kranich Schneiter
Lic. iur. Rechtsanwältin, Mediatorin SAV. Rechtsanwältin in eigener Praxis zusammen mit zwei Kolleginnen. Schwerpunkte: Familien- und Vormundschaftsrecht, Opferhilfe. Mitarbeit im strategischen Kooperationsgremium des Kantons Zürich gegen häusliche Gewalt, seit 2002 beratend für die IST Interventionsstelle gegen häusliche Gewalt des Kantons Zürich tätig, ab Oktober 2006 Co-Leiterin der IST.
Kontakt: kranich@kgr.ch

Klaus Mayer
Diplom-Psychologe, Psychologischer Psychotherapeut, arbeitet seit 1999 an der Entwicklung und Durchführung deliktorientierter Lernprogramme beim Bewährungsdienst Zürich. Autor des Lernprogramms «Partnerschaft ohne Gewalt».
Kontakt: klaus.mayer@ji.zh.ch

Hanna Meier
Lic. phil. I, Soziologin, Mit-Inhaberin des Forschungsbüros Social Insight in Zürich, www.socialinsight.ch. Zu ihrem Tätigkeitsfeld gehören Forschungen, Evaluationen und Beratungen u.a. im Bereich häusliche Gewalt, Gender und Gleichstellung.
Kontakt: sociology@socialinsight.ch

Pascale Navarra
Dipl. Sozialpädagogin HSSAZ. Seit 2001 Mitarbeiterin der *bif* Beratungs- und Informationsstelle für Frauen – gegen Gewalt in Ehe und Partnerschaft, Zürich.
Kontakt: info@bif-frauenberatung.ch

Gabriella Schmid
Lic. phil. I, Soziologin und Sozialpädagogin HFS. Langjährige Erfahrung in der Beratung und Unterstützung von gewaltbetroffenen Frauen in einem Frauen-Nottelefon. Seit 2001 hauptamtliche Dozentin an der Fachhochschule St. Gallen, Fachbereich Soziale Arbeit, mit den Schwerpunkten Gewalt, Traumatisierung und Opferhilfe sowie Methodik der Gesprächsführung.
Kontakt: gabriella.schmid@fhsg.ch

Anatinna Trionfini

Lic. phil. I, Fachpsychologin für Psychotherapie FSP. Arbeit in eigener Praxis in Zürich (Psychotherapie, Paartherapie, Supervision, Weiterbildung). Schwerpunkte in der therapeutischen Arbeit: Krisenbewältigung, Sinn- und Lebensfragen, Persönlichkeitsstörungen, Depressionen, Aufarbeitung traumatischer Ereignisse, Partnerschafts- und Sexualprobleme. Schwerpunkte in der Weiterbildung: Partnerschaft (Beziehungsgestaltung, Wege aus Krisen, Konfliktlösung, interkulturelle Partnerschaften, häusliche Gewalt), Burnout-Prophylaxe.
Kontakt: atrionfini@bluewin.ch

Annina Truninger

Lic. phil. I, Psychologin. Langjährige Mitarbeit in einem Frauenhaus, Aufbau und Mitarbeit in der *bif* Beratungs- und Informationsstelle für Frauen – gegen Gewalt in Ehe und Partnerschaft, Zürich, Mitarbeit in der Fachgruppe WeG Weiterbildung gegen Gewalt in Ehe und Partnerschaft (Entwicklung und Durchführung berufsspezifischer Weiterbildungen im Bereich häusliche Gewalt, mit Schwerpunkt Gesundheitsberufe).
Kontakt: atruninger@gmx.net

Silvia Tschupp

Dipl. Sozialarbeiterin FH. Diplom in Feministisch Reflektierter Psychologie und Beratung FRP. Langjährige Arbeit im Frauenhaus Zürich, Mitarbeit beim Aufbau und anschliessende Beratungs- und Leitungstätigkeit in der *bif* Beratungs- und Informationsstelle für Frauen – gegen Gewalt in Ehe und Partnerschaft, Zürich. Zurzeit Erziehungsberaterin bei der Kontaktstelle Kleinkindfragen des Jugendsekretariats Bülach.
Kontakt: silvia.tschupp@bluewin.ch

Andrea Wechlin

Dipl. Sozialarbeiterin FH. Langjährige Erfahrung in der Krisenintervention und Beratung von gewaltbetroffenen Frauen. Schulungen und Weiterbildungen zu den Themen häusliche Gewalt, sexuelle Ausbeutung, Stalking. Zurzeit Mitarbeiterin Leitungsteam Frauenhaus Luzern und Bildungsstelle Häusliche Gewalt Luzern.
Kontakt: bildungsstelle@frauenhaus-luzern.ch

Martha Weingartner

Dipl. Erwachsenenbildnerin AEB. Mitarbeiterin der Fachstelle für Gleichstellung der Stadt Zürich. Mit-Initiantin und Co-Leiterin des Zürcher Interventionsprojektes gegen Männergewalt (ZIP) der Stadt Zürich (1996–2000). Leiterin des Projektes «Häusliche Gewalt – wahrnehmen – intervenieren» in der Frauenklinik Maternité, Stadtspital Triemli, Zürich.
Kontakt: martha.weingartner@zuerich.ch / www.stadt-zuerich.ch/gleichstellung

Literatur

Amrein Bernhard, Guler Albert, Häfeli Christoph (2005). *Mustersammlung zu Adoptions- und Kinderrecht*. 4. Aufl. Hrsg. von der Konferenz der kantonalen Vormundschaftsbehörden. Zürich: Schulthess.

Antonovsky Aaron (1997). *Salutogenese. Zur Entmystifizierung von Gesundheit*. Tübingen: dgvt.

Arbeitskreis Häusliche Gewalt bei der Ärztekammer Niedersachsen (Hg.) (2004). *Betrifft: Häusliche Gewalt. Informationen und Arbeitshilfen für Ärztinnen und Ärzte*. Hannover: Ärztekammer Niedersachsen. (Abrufbar unter: www.aekn.de/ > Information > Veröffentlichungen > Materialien «Häusliche Gewalt»)

Arendt Hannah (1994). *Macht und Gewalt*. München: Piper

Ärztekammer Nordrhein et al. (2005). *Diagnose: Häusliche Gewalt. Leitfaden und Dokumentationsbogen*. Düsseldorf: Ministerium für Arbeit, Gesundheit und Soziales NRW. (Abrufbar unter: www.aekno.de/ > ArztInfo > KammerArchiv > Häusliche Gewalt)

Bänziger Felix, Hubschmid Annemarie, Sollberger Jürg (2006). *Zur Revision des Allgemeinen Teils des Schweizerischen Strafrechts und zum neuen materiellen Jugendstrafrecht*. Bern: Stämpfli.

Barben Marie-Louise, Ryter Elisabeth (2004). *Bildungsbedarf zu häuslicher Gewalt: Handlungsmöglichkeiten der Fachstelle gegen Gewalt*. Hrsg. von der Fachstelle gegen Gewalt. Bern: Eidg. Büro für die Gleichstellung von Frau und Mann.

Bentheim Alexander, Firle Michael (1996). Ansätze und Erfahrungen in der Arbeit mit gewalttätigen Männern. In: Brandes Holger, Bullinger Hermann (Hg.). *Handbuch Männerarbeit*. Weinheim: Psychologie Verlags Union.

Bettermann Julia, Moetje Feenders (2004). *Stalking. Möglichkeiten und Grenzen der Intervention*. Frankfurt: Verlag für Polizeiwissenschaft.

Bildungsstelle Häusliche Gewalt Luzern (2005). *Broschüre «Was kann ich tun?»*. Luzern.

Bommer Felix (2006). *Offensive Verletztenrechte im Strafprozess*. Bern: Stämpfli.

Brückner Margrit (2002). *Wege aus der Gewalt gegen Frauen und Mädchen. Eine Einführung*. 2. veränderte Auflage. Frankfurt am Main: Fachhochschul-Verlag.

Brzank Petra (2005). *Häusliche Gewalt gegen Frauen: gesundheitliche Versorgung. Das S.I.G.N.A.L.-Interventionsprogramm. Materialien zur Implementierung von Interventionsprogrammen*. Berlin. (Abrufbar unter: www.signal-intervention.de > Aktuelles > Materialien)

Büchler Andrea (1998). *Gewalt in Ehe und Partnerschaft: Polizei-, straf- und zivilrechtliche Interventionen am Beispiel des Kantons Basel-Stadt*. Basel: Helbing & Lichtenhahn.

Büchler Andrea (2000). *Zivilrechtliche Interventionen bei Gewalt in Lebensgemeinschaften. Rechtstatsachen – Rechtsvergleich – Rechtsanalyse*. In: FamPra 4/2000, S. 583–608.

Bundesamt für Polizei (2005). *Polizeiliche Kriminalitätsstatistik PKS 2004*. Bern. (Abrufbar unter: www.fedpol.ch/d/aktuell/stat/)

Bundesministerium für Familie, Senioren, Frauen und Jugend (Hg.) (2004). *Gemeinsam gegen häusliche Gewalt. Kooperation, Intervention, Begleitforschung. Forschungsergebnisse der Wissenschaftlichen Begleitung der Interventionsprojekte gegen häusliche Gewalt (WiBIG)*. Berlin: BMFSFJ. (Abrufbar unter: www.bmfsfj.de/Kategorien/Forschungsnetz/forschungsberichte,did=20562.html)

Bundesministerium für Familie, Senioren, Frauen und Jugend (Hg.) (2004). *Gewalt gegen Männer – Personale Gewaltwiderfahrnisse von Männern in Deutschland. Ergebnisse der Pilotstudie*. (Abrufbar unter: www.bmfsfj.de/Kategorien/Publikationen/Publikationen,did=20526.html)

Bundesministerium für Familie, Senioren, Frauen und Jugend (Hg.) (2005). *Kongressbericht Gewalt im Leben von Männern und Frauen – Forschungszugänge, Prävalenz, Folgen, Intervention*. Europäischer Kongress 23. September 2004 in Osnabrück. (Abrufbar unter: www.bmfsfj.de/Kategorien/Forschungsnetz/forschungsberichte, did=26370.html)

Burton Sheila, Regan Linda, Kelly Liz (1998). *Supporting women and challenging men: Lessons from the Domestic Violence Intervention Project*. Bristol: Policy Press.

Cabernard Myriam, Vetterli Rolf (2003). *Die Anrufung des Zivilgerichts bei häuslicher Gewalt; ein Beitrag zur Umsetzung des St. Gallischen Polizeigesetzes.* In: Fampra 3/2003, S. 589–609.

Campbell Jacquelyne C. (1992). Wife battering. Cultural contexts versus Western social sience. In: Counts D. A., Brown J. K. und Campbell J. C. (Eds). *Sanctions an sanctuary: Cultural perspectives on the beating of wifes.* Boulder: Westview, S. 229–249.

Dearing Albin, Haller Birgitt, Liegl Barbara (2000). *Das österreichische Gewaltschutzgesetz.* Wien: Verlag Österreich. (Juristische Schriftenreihe Band 163)

Dutton MaryAnn (2002). *Gewalt gegen Frauen – Diagnostik und Intervention.* Bern: Verlag Hans Huber.

Edelmann Walter (1994). *Lernpsychologie. Eine Einführung.* Weinheim: Psychologie Verlags Union.

Eggenberger Marlene (2005). *persönlich.* In: IST-Info Nummer 9, Dezember 2005.

Feller Klaus (2005). Häusliche Gewalt als Offizialdelikt und andere strafrechtliche Aspekte. Vortrag 25. Mai 2005. In: *infointerne des Bernischen Obergerichts, Heft 26.* (Abrufbar unter: www.jgk.be.ch/site/og_infointerne26.pdf)

Fischer Gottfried (2000). *Neue Wege nach dem Trauma. Informationen und Hilfen für Betroffene.* Konstanz: Vesalius.

Fischer Gottfried, Riedesser Peter (2003). *Lehrbuch der Psychotraumatologie.* 3. Auflage. München: Ernst Reinhardt Verlag.

Frauenfragen 1 (2005). *Häusliche Gewalt und Migration.* Bern: Eidg. Kommission für Frauenfragen.

Frauenfragen 2 (2000). *Häusliche Gewalt: Wie intervenieren?* Bern: Eidg. Kommission für Frauenfragen.

Gelles Richard J. (1972). *The violent home – a study of physical aggression between husbands and wives.* Beverly Hills, London: Sage.

Gelles Richard J. (1987). *The violent home.* Beverly Hills, London: Sage.

Gelles Richard J., Straus Murray A. (1988). *Intimate violence. The causes and consequences of abuse in the American Family.* New York: Simon and Schuster.

Geser-Engleitner Erika (2003). *Weil Wände nicht reden können… schützen sie den Täter. Gewalt in Paarbeziehungen.* Empirische Untersuchung in Vorarlberg (Ö), Fürstentum Lichtenstein (FL) und Kanton Graubünden (CH). (Abrufbar unter: www.3laenderfrauen.org)

Gewalt in Paarbeziehungen. Interregionale Studie zum Verständnis und zur Akzeptanz von Gewalt in Paarbeziehungen (2003). Auftraggeber: Vorarlberger Landesregierung, Gleichstellungsbüro Liechtenstein, Stabsstelle für Gleichstellungsfragen des Kantons Graubünden. (Bezug: www.stagl.gr.ch)

Gillioz Lucienne, De Puy Jacqueline, Ducret Véronique (1997). *Domination et violence envers la femme dans le couple.* Lausanne: Edition Payot.

Gillioz Lucienne, Gramoni Rosangela, Margairaz Christiane, Fry Collette (2003). *Voir et agir. Responsabilités des professionnel-le-s de la santé en matière de violence à l'égard des femmes.* Genève: Editions Médecine & Hygiène.

Gloor Daniela, Meier Hanna (2001). Intervention von Polizei und Justiz bei Anzeigen zu Gewalt im sozialen Nahraum. Empirische Untersuchung zu Veränderungen in Basel-Stadt 1995–2000. In: *FamPra 4/2001,* S. 651–675.

Gloor Daniela, Meier Hanna (2003a). Gewaltbetroffene Männer – wissenschaftliche und gesellschaftlich-politische Einblicke in eine Debatte. In: *FamPra 3/2003,* S. 526–547.

Gloor Daniela, Meier Hanna (2003b). *Häusliche Gewalt als Thema des Gesundheitswesens. Aktuelle Situation und Bedarf des Personals der Klinik Maternité Inselhof Triemli für Geburtshilfe und Gynäkologie, Zürich.* Im Auftrag des Büros für die Gleichstellung von Frau und Mann der Stadt Zürich und der Klinik Maternité Inselhof Triemli Zürich.

Gloor Daniela, Meier Hanna (2004). *Frauen, Gesundheit und Gewalt im sozialen Nahraum. Repräsentativbefragung bei Patientinnen der Maternité Inselhof Triemli, Klinik für Geburtshilfe und Gynäkologie.* Hrsg. von Büro für die Gleichstellung von Frau und Mann der Stadt Zürich und Maternité Inselhof Triemli Zürich. Bern: Edition Soziothek.

Gloor Daniela, Meier Hanna (2005). *Häusliche Gewalt bei Patientinnen und Patienten. Eine sozialwissenschaftliche Studie am Universitätsspital Basel.* Im Auftrag von Halt-Gewalt, Interventionsstelle gegen häusliche Gewalt. Basel: Justizdepartement des Kantons Basel-Stadt.

Gloor Daniela, Meier Hanna, Baeriswyl Pascale, Büchler Andrea (2000). *Interventionsprojekte gegen Gewalt in Ehe und Partnerschaft. Grundlagen und Evaluation zum Pilotprojekt Halt-Gewalt.* Bern: Haupt-Verlag.

Godenzi Alberto (1989). *Bieder, brutal. Frauen und Männer sprechen über sexuelle Gewalt.* Zürich: Unionsverlag.

Godenzi Alberto (1993). *Gewalt im sozialen Nahraum.* Basel, Frankfurt am Main: Helbing & Lichtenhahn.

Goebel Gaby, Lapp Matthias (2003). Stalking mit tödlichem Ausgang. Fünf vollendete bzw. versuchte Tötungen von Frauen durch ihre Ex-Partner. In: *Kriminalistik, 6/03,* S. 369–377.

Gomm Peter, Zehntner Dominik (Hg.) (2005). *Opferhilfegesetz. Bundesgesetz vom 4. Oktober 1991.* Handkommentar, Bern: Stämpfli.

Greber Franziska, Kranich Schneiter Cornelia, Strub Hans (2006). Postvention – ein Konzept gegen häusliche Gewalt. In: *momentum (Vierteljahreszeitschrift der schweizerischen kirchlichen Weiterbildung), 3/2006.*

Gutbrod Erika, Hutz Pieter, Marthaler Rosella, Meier Jeannine, Rihs Dagmar (1998). *Beratungskonzept KINDERSCHUTZ.* Zürich: Abteilung Jugend- und Familienhilfe der Stadt Zürich.

Haas Henriette (2001). *Gewalt und Viktimisierung: Eine Untersuchung zu nicht entdeckten Gewalt- und Sexualstraftätern.* Aarau: Sauerländer.

Haas Henriette (2004). Gefährlichkeitsabklärung in der Notfallsituation – First Responders' Assessment of Dangerousness (FRAD). In: *Häusliche Gewalt und ausländische Mitbürgerinnen und Mitbürger in der Schweiz. Intervention – Prävention – Postvention.* Referate der Fachtagung vom 19. November 2004. Zürich: Arbeitsgemeinschaft gegen die Ausnützung von Abhängigkeitsverhältnissen AGAVA.

Hafner Gerhard (1999). Psychosoziale und kommunale Interventionen gegen häusliche Gewalt. In: Deegener Günther (Hg.) *Sexuelle und körperliche Gewalt. Therapie jugendlicher und erwachsener Täter.* Weinheim: Psychologie Verlags Union.

Hagemann-White Carol, Bohne Sabine (2003). *Versorgungsbedarf und Anforderungen im Gesundheitswesen im Problembereich Gewalt gegen Frauen. Expertise für die Enquete-Kommission «Zukunft einer frauengerechten Gesundheitsversorgung in Nordrhein-Westfalen».* Düsseldorf: Ministerium für Gesundheit, Soziales, Frauen und Familie des Landes Nordrhein-Westfalen.

Hanetseder Christa (1997). Weil es uns alle angeht: Die Rolle Aussenstehender. In: Schweizerische Konferenz der Gleichstellungsbeauftragten (Hg.). *Beziehung mit Schlagseite. Gewalt in Ehe und Partnerschaft.* Bern: eFeF-Verlag.

Hardesty Jennifer L. (2002): *Separation Assault in the Context of Postdivorce Parenting. Violence Against Women,* Vol. 8 (5), S. 597–625.

Hartwig Luise (2006). Zusammenhänge zwischen Gewalt gegen Frauen und Gewalt gegen Kinder – Der Blick der Forschung. In: Kavemann Barbara, Kreyssig Ulrike (Hg.). *Handbuch Kinder und häusliche Gewalt.* Wiesbaden: VS Verlag für Sozialwissenschaften.

Häusliche Gewalt und ausländische Mitbürgerinnen und Mitbürger in der Schweiz. Intervention – Prävention – Postvention. Referate der Fachtagung vom 19. November 2004. Zürich: Arbeitsgemeinschaft gegen die Ausnützung von Abhängigkeitsverhältnissen AGAVA.

Heilmann-Geideck Uwe, Schmidt Hans (1996). *Betretenes Schweigen. Über den Zusammenhang von Männlichkeit und Gewalt.* Mainz: Matthias-Grünewald-Verlag.

Heinz Alexandra (2002). *Jenseits der Flucht. Neue Interventionsprojekte gegen häusliche Gewalt im Vergleich.* Opladen: Leske und Budrich.

Heise Lori, Ellsberg Mary, Gottenmoeller Megan (1999). *Ending Violence Against Women. Population Reports, Series L, No. 11.* Baltimore: Johns Hopkins University School of Public Health.

Helfferich Cornelia et al. (1997). *Anlaufstelle für vergewaltigte Frauen. Abschlussbericht der wissenschaftlichen Begleitforschung.* Stuttgart: Kohlhammer. (Schriftenreihe des Bundesministeriums für Familie, Senioren, Frauen und Jugend, Band 146)

Hellbernd Hildegard (2005). *Häusliche Gewalt gegen Frauen – Hintergründe und Folgen. Referat an der Tagung Häusliche Gewalt und Gesundheit vom 29. September 2005 an der Paulus-Akademie Zürich.* (Abrufbar unter: www.stadt-zuerich.ch/ internet/bfg/home/veranstaltungen/ veranstaltungen_2005/paz_tagung.html.)

Hellbernd Hildegard, Brzank Petra et al. (2004). *Häusliche Gewalt gegen Frauen: gesundheitliche Versorgung. Das S.I.G.N.A.L.-Interventionsprogramm. Handbuch für die Praxis, Wissenschaftlicher Bericht.* Berlin. (Abrufbar unter: www.signal-intervention.de)

Herman Judith (2003). *Die Narben der Gewalt. Traumatische Erfahrungen verstehen und überwinden.* Paderborn: Junfermann Verlag.

Hester Marianne, Radford Lorraine (1996). *Domestic violence and child contact arrangements in England and Denmark.* Bristol: The Policy Press.

Heynen Susanne (2004). Prävention häuslicher Gewalt. Kinder als Opfer häuslicher Gewalt. In: Kerner Hans-Jügen, Marks Erich (Hg.). *Internetdokumentation Deutscher Präventionstag.* Hannover: Deutsche Stiftung für Verbrechensverhütung und Straffälligenhilfe. (Abrufbar unter: www.praeventionstag.de/content/9_praev/doku/ heynen/index_9_heynen.html)

Huber Michaela (2003).*Trauma und die Folgen. Trauma und Traumabehandlung Teil 1.* Paderborn: Junfermann.

Huber Michaela (2004). *Wege der Traumabehandlung. Trauma und Traumabehandlung Teil 2.* Paderborn: Junfermann.

Institut für Rechtsmedizin Köln (2005). *MED-DOC-CARD, Medizinische Befunddokumentation speziell bei Gewalteinwirkung.* Stand 06/2005. Köln. (Abrufbar unter: www.medizin.uni-koeln.de/ institute/rechtsmedizin/hg/hgarstart.shtml)

Jabornigg Daniela V. (2004). Migrantinnen und häusliche Gewalt. In: *Häusliche Gewalt und ausländische Mitbürgerinnen und Mitbürger in der Schweiz. Intervention – Prävention – Postvention.* Referate der Fachtagung vom 19. November 2004. Zürich: Arbeitsgemeinschaft gegen die Ausnützung von Abhängigkeitsverhältnissen AGAVA.

Jaspard Maryse et al. (2003). Reproduction ou résilience: les situations vécues dans l'enfance ont-elles une incidence sur les violences subies par les femmes à l'âge adulte? In: *Revue française des Affaires Sociales,* 3, S. 159–190.

Jones Edward E., Nisbett Richard E. (1972). The actor and the observer: Divergent perceptions of the causes of behavior. In: Jones Edward E. et al. (Hg.). *Attribution: Perceiving the causes of behavior.* Morristown, New York: General Learning Press.

Kalmuss Debra S., Straus Murray A. (1982). *Wives' marital dependency and wife abuse.* Journal of Marriage and the Family, 44, 277–286.

Kantonale Opferhilfestelle Zürich (2005). *Informationen zum Opferhilfegesetz.* Zürich: Direktion der Justiz und des Innern des Kantons Zürich. (Abrufbar unter: www.opferhilfe.zh.ch; > Informationsbroschüre)

Kantonspolizei Zürich (2005). *KRISTA, Kriminalstatistik des Kantons Zürich. Häusliche Gewalt Jahr 2004.* Zürich.

Kantonspolizei Zürich (2006). *KRISTA, Kriminalstatistik des Kantons Zürich. Häusliche Gewalt Jahr 2005.* Zürich. (Abrufbar unter: www.kapo.zh.ch; > Mitteilungen > Statistiken)

Kavemann Barbara (2001). *Kinder und häusliche Gewalt – Kinder misshandelter Mütter.* Osnabrück: Wissenschaftliche Begleitung von Interventionsprojekten gegen häusliche Gewalt (WiBIG). (Abrufbar unter: www.wibig.uni-osnabrueck.de)

Kavemann Barbara (2002). Entwicklung der Diskussion über Gewalt im Geschlechterverhältnis – Historische Verschiebung, neue Schwerpunkte, neue Verknüpfungen. In: Agha Tahereh et al. (Hg.): *Frauen in Gewaltverhältnissen.* Dokumentation des Hochschultages vom 31.10.2001 an der Alice-Salomon-Fachhochschule Berlin: ASFH, S. 13–33.

Kavemann Barbara (2002). *Gewalt gegen Männer – ein vernachlässigtes Problem?* Osnabrück: Wissenschaftliche Begleitung von Interventionsprojekten gegen häusliche Gewalt (WiBIG). (Abrufbar unter: www.wibig.uni-osnabrueck.de)

Kavemann Barbara, Kreyssig Ulrike (Hg.) (2006). *Handbuch Kinder und häusliche Gewalt.* Wiesbaden: VS Verlag für Sozialwissenschaften.

Kelly Liz (2000). In wessen Interesse? Was wir aus der internationalen Forschung und Praxis für die koordinierte Intervention bei Gewalt in Partnerschaften lernen können. In: *Frauenfragen, Nr. 2.2000.* S. 72–77.

Killias Martin, Simonin Mathieu, De Puy Jacqueline (2005). *Violence experienced by women in Switzerland over their lifespan. Results of the International Violence against Women Survey* (IVAWS) (mit deutscher Zusammenfassung). Bern: Stämpfli.

Kindler Heinz (2002). *Partnerschaftsgewalt und Kindeswohl. Eine meta-analytisch orientierte Zusammenschau und Diskussion der Effekte von Partnerschaftsgewalt auf die Entwicklung von Kindern: Folgerungen für die Praxis.* München: Deutsches Jugendinstitut. (DJI-Arbeitspapier)

Kindler Heinz, Unterstaller Adelheid (2006). Primäre Prävention von Partnergewalt: Ein entwicklungsökologisches Modell. In: Kavemann Barbara, Kreyssig Ulrike (Hg.) (2006). *Handbuch Kinder und häusliche Gewalt.* Wiesbaden: VS Verlag für Sozialwissenschaften. S. 419–443.

Kirchhoff Gerd Ferdinand (2001). Hilflose Opfer – Männer aus viktimologischer Sicht. In: «Mann oder Opfer?» Dokumentation der Fachtagung des Forum Männer in Theorie und Praxis der Geschlechterverhältnisse und der Heinrich Böll Stiftung am 12./13. Oktober 2001 in Berlin. Berlin: Heinrich Böll Stiftung. (Schriften zur Geschlechterdemokratie)

Kommission für Kindesschutz Kanton Zürich (2004). *Leitfaden zur Standardisierung des Verfahrens in Fällen von Kindesmisshandlung.* Zürich: Amt für Jugend und Berufsberatung Kanton Zürich.

Koordinationsstelle Frauen und Gesundheit NRW (Hg.) (2004). *Wo erscheinen Frauen mit Gewalterlebnissen im gesundheitlichen Versorgungssystem?* Köln. (Abrufbar unter: www.frauengesundheit-nrw.de/ges_them/frauenimgesundheitssystem_nov_04.pdf)

Koordinierungsstelle gegen häusliche Gewalt (Hg.) (2005). *Häusliche Gewalt, erkennen – behandeln – dokumentieren. Eine Information für Ärztinnen und Ärzte.* Saarbrücken: Ministerium für Justiz, Gesundheit und Soziales, Saarland.

Koordinierungsstelle RIGG (2002). *Diverse Unterlagen im Rahmen des Rheinland-pfälzischen Interventionsprojektes gegen Gewalt in engen sozialen Beziehungen.* Mainz: Ministerium für Bildung, Frauen und Jugend Rheinland-Pfalz. (Abrufbar unter: www.rigg-rlp.de/)

Kranich Schneiter Cornelia, Eggenberger Marlene, Lindauer Ursula (2004). *Gemeinsam gegen häusliche Gewalt. Eine Bestandesaufnahme im Kanton Zürich.* Hrsg. von IST Interventionsstelle gegen häusliche Gewalt. Zürich: Schulthess.

Krug Etienne G. et al. (2002). *World report on violence and health.* Genf: WHO World Health Organization.

Lamnek Siegfried, Ottermann Ralf (2004). *Tatort Familie. Häusliche Gewalt im gesellschaftlichen Kontext.* Opladen: Leske und Budrich.

Landesinstitut für den öffentlichen Gesundheitsdienst (lögd) NRW (2005). *Häusliche Gewalt und Gesundheit – Ortsnahe Koordinierung.* Köln: Ministerium für Arbeit, Gesundheit und Soziales des Landes NRW.

Lempert Joachim, Oelemann Burkhard (1998). *«...dann habe ich zugeschlagen.» Gewalt gegen Frauen. Auswege aus einem fatalen Kreislauf.* München: dtv Verlag.

Lenz Hans-Joachim (Hg.) (2000). *Männliche Opfererfahrungen. Problemlagen und Hilfeansätze in der Männerberatung.* Weinheim: Juventa.

Leonard Kenneth E. (2005). Alcohol and Intimate Partner Violence: When can we say that heavy drinking is a contributing cause of violence? In: *Addiction,* 100, S. 422–425.

MacAndrew Craig, Edgerton Robert B. (1969). *Drunken comportment: A social explanation.* Chicago: Aldine.

Maffli Etienne, Zumbrunn Andrea (2001). *Alkohol und Gewalt im sozialen Nahraum.* Lausanne: Schweizerische Fachstelle für Alkohol- und Drogenprobleme. (Forschungsbericht No. 37)

Martin Del (1976). *Battered wives*. San Francisco: Glide Publications.

Martinez Manuela et al.(2005). *Report on the state of the research on prevalence of interpersonal violence, and its impact on health and human rights available in Europe*. CAHRV – Co-ordination Action on Human Rights Violations, 6. EU-Rahmenprogramm. (Abrufbar unter: www.cahrv.uni-osnabrueck.de/reddot/CAHRVreportPrevalence(1).pdf)

Mayer Klaus (2002). *Partnerschaft ohne Gewalt – Informationen zum deliktorientierten Lernprogramm für Männer, die in ihrer Partnerschaft Gewalt ausüben*. Zürich: Amt für Justizvollzug des Kantons Zürich, Bewährungsdienst Zürich II.

Mayer Klaus (2003). Das deliktorientierte Lernprogramm «Partnerschaft ohne Gewalt» – Eine Zwischenbilanz. In: *Schweizerische Zeitschrift für Kriminologie* (SKZ), 1, 57–58.

McFarlane Judith et al. (1996). Abuse during pregnancy: associations with maternal health and infant birth weigth. In: *Nurs Res*, 45(1), S. 37–42.

Moore Todd M., Stuart Gregory L. (2005). A Review of the Literature on Masculinity and Partner Violence. In: *Psychology of Men and Masculinity*, 6, S. 46–61.

Mullen Paul. E. et al.(1999). A study of Stalkers. In: *American Journal of Psychiatry*, 156, 1244–1249.

Müller Ursula, Schröttle Monika (2004). *Lebenssituation, Sicherheit und Gesundheit von Frauen in Deutschland. Eine repräsentative Untersuchung von Gewalt gegen Frauen in Deutschland*. Berlin: Bundesministerium für Familie, Senioren, Frauen und Jugend. (Abrufbar unter: www.bmfsfj.de/Kategorien/Forschungsnetz/forschungsberichte, did=20560.html)

Müller Ursula, Schröttle Monika (2004). *Lebenssituation, Sicherheit und Gesundheit von Frauen in Deutschland. Eine repräsentative Untersuchung zu Gewalt gegen Frauen in Deutschland. Zusammenfassung zentraler Studienergebnisse*. Berlin: Bundesministerium für Familie, Senioren, Frauen und Jugend.

Neubauer Erika, Steinbrecher Ute, Drecher-Aldendorf Susanne (1998). *Gewalt gegen Frauen: Ursachen und Interventionsmöglichkeiten*. Stuttgart: Kohlhammer. (Schriftenreihe des Bundesministeriums für Familie, Senioren, Frauen und Jugend, Band 153)

O`Brien John E. (1974). Violence in divorce-prone families. In: Steinmetz Susanne K., Straus Murray A. (eds). *Violence in the Family*. New York: Harper & Row.

Olbricht Ingrid (2004). *Wege aus der Angst. Gewalt gegen Frauen. Ursachen, Folgen, Therapien*. München: C. H. Beck Verlag.

Olympe. *Feministische Arbeitshefte zur Politik (2000). Männer – Gewalt gegen Frauen: gesellschaftlich, grenzenlos, grauenhaft*, Heft 12. Zürich und München: Olympe.

Parliamentary Assembly of the Council of Europe (2002). *Domestic Violence against Women, Recommendations 1582*. Adopted 27th of September. Strasbourg: Council of Europe.

Pence Ellen, McDonnel Coral (1999). In: Shepard Melanie, Pence Ellen. *Coordinating Community Response to Domestic Violence: Lessons from Duluth and Beyond*, London: Sage. S. 41–46.

Pence Ellen, McMahon Martha (1998). Das DAIP-Projekt in Duluth, USA – Eine erfolgreiche Strategie gegen häusliche Gewalt. In: Heiliger Anita, Hoff-man Steffi (Hg.). *Aktiv gegen Männergewalt. Kampagnen und Massnahmen gegen Gewalt an Frauen international*. München: Frauenoffensive, S. 155–175.

Reddemann Luise (2001). *Imagination als heilsame Kraft. Zur Behandlung von Traumafolgen mit ressourcenorientierten Verfahren*. Stuttgart: Pfeiffer bei Klett Cotta.

Reddemann Luise, Dehner-Rau Cornelia (2004). *Trauma. Folgen erkennen, überwinden und an ihnen wachsen*. Stuttgart: Trias.

Reetz Carola (2005). Wer schlägt, bleibt! Zur rechtlichen Situation gewaltbetroffener Migrantinnen. In: *Frauenfragen 1.2005. Häusliche Gewalt und Migration*, S. 29–32.

Resick Patricia (2003). *Stress und Trauma. Grund-lagen der Psychotraumatologie*. Bern: Hans Huber.

Romito Patrizia (2004). *Health impact of violence: Struggling to demonstrate the obvious*. Unveröffentl. Referat, Konferenz EU-Projekt CAHRV, Osnabrück.

Rosenbaum Alan, Maiuro Roland (1989). Eclectic Approaches in Working with Men who Batter. In: Caesar P. Lynn, Hamberger L. Kevin (eds). *Treating Men Who Batter. Theory, Practice and Programs*. New York: Springer Publishing Company.

Scheibling Martina (2005). *Gewalt in lesbischen Beziehungen. Diplomarbeit an der Hochschule für Soziale Arbeit in Zürich*. Bern: Edition Soziothek.

Schütt Thomas (2002). *Die Anhörung des Kindes im Scheidungsverfahren, unter besonderer Berück-sichtigung des psychologischen Aspekts*. Zürich: Schulthess.

Schwander Marianne (2003). Interventionsprojekte gegen häusliche Gewalt: Neue Erkenntnisse – neue Instrumente. In: *Schweizerische Zeitschrift für Strafrecht*, 121 (2), S. 195 – 215.

Schweizerische Konferenz der Gleichstellungsbeauf-tragten (Hg.) (1997). *Beziehung mit Schlagseite. Gewalt in Ehe und Partnerschaft*. Bern: eFeF-Verlag.

Schweizerische Koordinationsstelle für Verbrechen-sprävention (Hg.) (2003). *Stopp! Häusliche Gewalt*. Informationsbroschüre der Polizei. Übersetzt in sieben Sprachen, gratis erhältlich auf dem nächsten Polizeiposten. Neuenburg. (Abrufbar unter: www.verbrechenspraevention.ch)

Schweizerische Verbindungsstellen-Konferenz OHG (2002). *Empfehlungen zur Anwendung des Bundes-gesetzes über die Hilfe an Opfer von Straftaten* (OHG). 2. Aufl. (Abrufbar unter: www.opferhilfe-schweiz.ch/wDeutsch/Dokumente/Empfehlungen_deutsch.pdf)

Schwenzer Ingeborg (Hg.) (2005). *Scheidung*. FamKommentar. Bern: Stämpfli.

Seith Corinna (2003). *Öffentliche Interventionen gegen häusliche Gewalt. Zur Rolle von Polizei, Sozial-dienst und Frauenhäusern*. Frankfurt/Main: Campus.

Seith Corinna (2006). *Gewalt aus der Sicht von Kindern*. Bern: Forschungsprojekt im Rahmen des Nationalen Forschungsprogramms 52. (Publikation in Vorbereitung)

Senn Marcel, Gschwend Lukas (2004). *Rechtsgeschichte II, Juristische Zeitgeschichte*. Zürich: Schulthess.

Staub Liselotte, Felder Wilhelm (2004). *Scheidung und Kindeswohl. Ein Leitfaden zur Bewältigung schwieriger Übergänge*. Bern: Hans Huber.

Strasser Philomena (2005). *Kinder legen Zeugnis ab. Gewalt gegen Frauen als Trauma für Kinder*. 2. Auflage. Innsbruck, Wien: Studien Verlag.

Straus Murray A. (1994). State-to-state-differences in social inequality and social bonds in relation to assaults on wives in the United States. In: *Journal of Comparative Family Studies*, 25, S. 7 – 24.

Straus Murray A., Gelles Richard J., Steinmetz Susanne K. (1980). *Behind closed doors. Violence in the American family*. Newbury Park: Sage.

Terr Leonore (1995). *Schreckliches Vergessen, heilsames Erinnern*. München: Kindler Verlag.

Tröger Hans Dieter (2003). *Diagnostik und Spuren-sicherung. Häusliche Gewalt aus Rechtsmedizinischer Sicht*. Hannover. Referat im Rahmen der Tagung «Netzwerke gegen häusliche Gewalt – auch eine Auf-gabe des Gesundheitswesen», 2.7.2003. Hannover. (Abrufbar unter: www.aekn.de/web_aekn/home.nsf/ContentView/Fortbildung_troeger)

Voss Hans-Georg W., Hoffmann Jens, Wondrak Isabel (2006). *Stalking in Deutschland. Aus Sicht der Betroffenen und Verfolger*. Baden-Baden: Nomos. (Mainzer Schriften zur Situation von Kriminalitätsopfern, Bd. 40)

Walby Sylvia (2004). *The Cost of Domestic Violence*. London: Department of Trade and Industry Women and Equality Unit.

Walby Sylvia, Allen Jonathan (2004). *Domestic violence, sexual assault and stalking: Findings from the British Crime Survey*. Home Office Research Study 276. London: Home Office.

Walker, Lenore (1979). *The battered woman*. New York: Harper & Row.

Walker, Lenore (1984): *The battered women syn-drome*. New York: Springer Publishing Company.

Weishaupt Eva (1998). *Die verfahrensrechtlichen Bestimmungen des Opferhilfegesetzes (OHG), unter besonderer Berücksichtigung der Auswirkungen auf das Zürcher Verfahrensrecht*. Zürich: Diss. Uni. Zürich.

Weishaupt Eva (2002). Besonderer Schutz minderjähriger Opfer, Teilrevision OHG. In: *Schweizerische Zeitschrift für Strafrecht ZStR*, Bd. 120, S. 231–248.

Weishaupt Eva (2002). Finanzielle Ansprüche nach Opferhilfegesetz. In: *SJZ, 98 (13)*, S. 322–332. Fortsetzung in: *SJZ, 98 (14)*, S. 349–357.

Weiss Andrea, Winterer Heidi (Hg.) (2005). *Stalking und häusliche Gewalt. Interdisziplinäre Aspekte und Interventionsmöglichkeiten*. Freiburg im Breisgau: Lambertus.

WHO World Health Organization (2006). *WHO Multi-country Study on Women's Health and Domestic Violence against Women. Initial results on prevalence, health outcomes and women's responses*. (Abrufbar unter: www.who.int/gender/violence/who_multicountry_study/summary_report/chapter2/en/index.html

Windlin Franziska (2005). *Grundfragen staatlicher Opferentschädigung*. Bern: Stämpfli.

World Health Organization Geneva (2003). *Guidelines for medico-legal care for victims of sexual violence*. Geneva. WHO Library Cataloguing-in-Publication Data.

Wormser Helen, Wigger Walter, Schnyder Nadine (2001). *Julia ist kein Einzelfall. Wie das Opferhilfegesetz Kindern zu ihrem Recht verhilft*. Luzern: Verlag für Soziales und Kulturelles.

Wyss Eva (2005). *Gegen häusliche Gewalt. Interventionsprojekte in den Kantonen St. Gallen und Appenzell Ausserrhoden: Erste Erfahrungen mit der Umsetzung der polizeilichen Wegweisung. Evaluation*. Bern: Eidgenössischen Büro für die Gleichstellung von Frau und Mann.

Yllö Kersti, Straus Murray A. (1981). Interpersonal violence among married and cohabiting couples. In: *Family Relations, 30*, S. 339–347.

Yodanis Carrie L. (2004). Gender Inequality, Violence against Women and Fear. In: *Journal of Interpersonal Violence*, 19, S. 655–675.

Zürcher Interventionsprojekt gegen Männergewalt (ZIP) (1996). Projektbericht. Zürich.

Stichwortverzeichnis

A

Abhängigkeit 58, 70, 176f., 180
Abgrenzung
   (s. a. Grenzen, Selbstschutz) 192, 210, 248
Abwehr, Abwehrreaktionen
   (der Helfenden) 165, 182
Ambivalenz, ambivalentes Verhalten
   (des Opfers) 54, 88, 106, 166, 180, 182
Anamnese 147, 211
Ansprechen (von häuslicher Gewalt)
             42f., 80, 88ff., 142ff., 147, 149
Antragsdelikt 116, 132
Anwältin, Anwalt 105, 127
Anwaltskosten 127
Anzeichen von Gewalt (s. Indikatoren)
Anzeige (Strafanzeige) 46, 110ff., 125, 160
Anzeigebefugnis 46, 110
Anzeigepflicht . . . . 46, 110f.
ArzthelferIn 38
Arztpraxis (s. a. hausärztliche Praxis)
       38, 48, 68, 110, 136, 141, 144, 152f.
Aufenthaltsbewilligung, Aufenthaltsrecht
             58f., 125f., 146, 212
Aussenstehende
   (s. a. Umfeld) . . . . 66, 80f., 148, 178f.
Aus- und Weiterbildung
   (s. a. Schulung) . . . . 25, 46ff., 192, 212f.

B

Begriff «häusliche Gewalt» 15f., 113
Berufsgeheimnis . . . . 46, 109ff., 246f.
Besuchsrecht (Kinder) 55f., 64
Betretungs- und Kontaktverbot (s. a. polizeiliche
   Schutzanordnungen) 55, 114, 117, 123, 132
Beweise, Beweissicherung 105ff., 159, 163

D

Definition «häusliche Gewalt»
   (s. a. Konflikt, Streit, Gewalt) 16ff., 222
Diagnose 138, 162
Dokumentation, Dokumentationsbogen
     45, 107ff., 159ff., 169ff., 200f., 238ff.
Dominanz . . . . 23, 52, 72f.
Dynamik der Gewalt (s. a. Gewaltzyklus) . . . 51f., 89

E

Eheschutz, Eheschutzverfahren 55, 121
Einstellung des Strafverfahrens 119f., 133
Entbindung (vom Arztgeheimnis, von
   der Schweigepflicht) . . . . . . 46, 105, 110f., 124f.
Erkennen (von häuslicher Gewalt)
        43, 66, 136, 140ff., 144, 175f.

F

Fehldiagnosen 137, 156
Fortbildung (s. a. Aus- und Weiterbildung,
   Schulung) . . . . 48, 212f.
Frauenhaus, Frauenhäuser
     12, 15, 56f., 61, 93, 115, 182, 195, 252

G

Geburt, Fehlgeburt
   (s. a. Schwangerschaft) 26, 39, 52, 157, 216
Gefährdung . . . 44, 54, 89, 96, 107, 112, 124, 164f.
Gefährdungsmeldung (Kinder) 96, 111, 124
Geschlechterfrage, Geschlechterhierarchie,
   Geschlechterverhältnis 13, 23, 183, 185
Gesprächsführung 43, 148, 230
Gesundheitsgesetz 46, 110, 247
Gewalt (vermutete)
   (s. a. Verdacht) 40, 144, 148, 154
Gewalt in Kindheit und Jugend 23f., 62f., 71
Gewalt und Gesundheit
   (s. häusliche Gewalt und Gesundheit)
Gewaltberatung, Täterberatung . . . 76f., 81, 83f., 254
Gewaltformen, Formen der Gewalt
            16f., 67, 101, 222
Gewaltzyklus, Gewaltkreislauf (s. a. Dynamik
   der Gewalt) 67, 78, 52f., 165
Gleichstellung (der Geschlechter, von Frau
   und Mann) 14, 23, 185, 187
Grenzen, eigene Grenzen, Umgang mit Grenzen
    45, 150, 156, 158, 165ff., 192, 210, 248
Grenzverletzung 43, 67, 154, 250
Gynäkologin, gynäkologische Untersuchung
        39, 152, 154, 211, 240

H

Hausärztin, Hausarzt, hausärztliche Praxis
        38, 57, 87, 107, 116, 137
häusliche Gewalt und Gesundheit
   (Zusammenhang) 28ff., 194, 197
Hebamme 39, 41, 45f., 87, 157, 197
Hilfe (annehmen, ablehnen) 45, 89, 181f., 152

I

Indikatoren 138ff., 224
Interventionsprojekte, -stellen
 13f., 25, 84, 129ff., 187, 255

J

Jugendhilfe. 95ff., 124

K

Kinder als Mitbetroffene/als Zeugen
 17, 62f., 95ff., 100
Kinderschutz, Kinderschutzgruppen, Kinder-
 schutzmassnahmen 64, 96, 111, 113, 124, 254
Konflikt, Streit, Gewalt
 (Unterschiede) . . . . 18, 51, 151, 175ff.
Konzepte (institutionelle). 49, 183f., 202
Kooperation (s. a. Vernetzung, Zusammen-
 arbeit) 12, 130ff., 184
körperliche Folgen. 26f., 36f., 47
Kosten von häuslicher Gewalt 25f., 33
Krise, Krisenintervention 76, 88ff., 106

L

Leitlinien . . . . 197ff., 207ff., 220ff.
Lernprogramm für Täter (s. a. Trainingsprogramm)
 14, 65f., 73, 79, 83, 85, 118, 219, 255

M

Macht, Machtgefälle
 51, 67, 70, 72, 175ff., 180, 185
Medikamente. . . . . 35, 137, 156f.
Meldepflicht (s. Anzeigepflicht)
Migrantinnen, Situation von Migrantinnen
 49, 57ff., 69, 106, 113, 125f., 137,
 143, 145f., 196, 212, 228, 236
Mitschuld 40, 57, 92, 103, 151, 176
Mütter 56, 63, 95f., 97, 115

N

Notfallaufnahme, Notfalldienst, Notfallstation
 35, 37f., 89, 126, 136, 152ff., 194f., 211

O

Offizialdelikt 100, 116, 131ff., 219
Opferberatungsstellen . . . . 93, 99, 116, 195, 252ff.
Opferhilfe, Opferhilfegesetz
 93, 113, 115, 117, 128, 217, 219

P

Paarberatung, Paartherapie 92, 177, 191
Pflegefachfrau, Pflegende, Pflegepersonal
 25, 38ff., 45, 46, 107, 195, 197, 208, 214, 250
Polizei . . . . 116, 121ff., 164, 195, 217f.
polizeiliche Schutzanordnungen 114f., 127
posttraumatische Belastungsstörung
 (s. a. Trauma) 61, 181
Prävalenz, Prävalenzstudien. . . . . 18ff.
Prävention. . . . . 36, 118, 129, 184f.
Provokation (des Opfers) . . . . 40, 151, 179f.
PsychiaterInnen, Psychiatrie 38, 126, 136, 195
psychische und psychosomatische Folgen
 27, 37f., 143, 153, 194
PsychotherapeutIn, Psychotherapien
 38, 107ff., 136, 152

R

Rechtsmedizin. 107
Resilienzforschung 24, 95
Retraumatisierung (s. a. Trauma) 72, 151, 154
Rollenbilder, Rollenverteilung 23, 57, 72, 102

S

Scham (s. a. Schuld) 27, 57, 59, 76, 95, 99,
 137, 145, 149, 151, 163, 178
Schuld(gefühle) (s. a. Scham) 27, 31, 57, 59,
 76, 88, 95, 137, 141, 145, 149, 151, 178f.
Schulung (s. a. Aus- und Weiterbildung, Fort-
 bildung) 48f., 117, 120ff., 202ff., 206ff., 211
Schutz (s. a. Sicherheit) 44, 55, 64, 89f.,
 93, 95ff., 111ff., 131, 144, 150, 155, 164
Schwangere, Schwangerschaft,
 Schwangerschaftskomplikationen
 23, 26, 37, 39, 52, 140, 142, 214, 193
Schweigepflicht . . . 44, 46, 108, 110, 150, 167, 245
Schwierigkeiten (institutionelle) 156, 183, 185, 209
Screening . . . . . . 43, 147, 196ff., 211f., 214, 227ff.
Selbstbestimmung, Selbstbestimmungsrecht
 61f., 89, 149f., 154
Selbstschutz (s. a. Abgrenzung) 182, 248
Sensibilisierung. 18, 25, 40f., 46f., 202, 210
sexuelle Gewalt, Sexualdelikte
 16f., 20f., 69, 72, 107f., 110, 163, 193f.
Sicherheit (s. a. Schutz)
 38, 44, 46f., 55, 62, 90, 144, 150, 155f, 164
Sicherheitsplan 165, 173
Sorgerecht. 55, 64, 95, 102, 177
Spital . . . . 38, 48f., 87, 136, 154ff., 167, 183, 187ff.

Spitalaufenthalt 155f., 164
Spitex, Hauspflege. 157f.
Stalking (s. a. Trennungsgewalt) 21, 54, 101, 120ff.,
Stockholm-Syndrom 60f., 178
Strafantrag (s. a. Antragsdelikt) 116, 219
Strategien (der Täter) 67, 76ff., 179
Strategien (gegen Gewalt) 79f., 130, 182
Strafuntersuchung, Strafverfahren
         106, 115ff., 119f., 127, 163, 218f.
Streit (s. Konflikt, Streit, Gewalt)

T

Täterinnen 13, 101ff., 183
Therapiedokumentation (s. a. Dokumentation) 107ff.
Tötung, Tötungsdelikte . . 36, 53, 111, 116, 121, 142
Trainingsprogramm
    (s. a. Lernprogramm für Täter) 81, 83ff., 255
Trennung, Trennungssituation,
    Trennungsphase 53, 56, 59, 64, 116,
                 142, 164, 178f., 182, 120f., 123
Trennungsgewalt (s. a. Stalking) . 44, 54f., 114, 120f.
Trauma, Traumatisierung, Retraumatisierung
                 59ff., 90, 148, 248

U

ÜbersetzerIn, Übersetzung 143, 153, 155, 212
Umfeld, Reaktionen des Umfelds
    (s. a. Aussenstehende) 47, 56f., 103
Untersuchung (ärztliche, medizinische)
                 45, 107f., 140f., 153f., 162
Untersuchungshaft 116f., 218

V

Verdacht (auf häusliche Gewalt) (s.a. Gewalt,
    vermutete). 44, 46, 88, 96, 107, 110, 147
Verfahrenskosten 127
Verletzungen
         21, 26f., 37ff., 42, 136ff., 162, 194, 224ff.
Vernetzung (s. a. Kooperation, Zusammen-
    arbeit) 50, 91, 97, 184, 211
Verpflichtung zur Anzeigeerstattung
    (s. Anzeigepflicht)
Vormundschaftsbehörde   96f., 111, 123f.
Vorurteile 40, 43, 46f, 49, 103, 185, 196, 212

W

Waffen. 54, 101, 112, 125
Warnsignale, Warnzeichen
    (s. a. Indikatoren) 37, 141, 144
Wegweisung (polizeiliche). . . . 114, 123, 131f., 218

Z

Zahnärztin, Zahnarzt, zahnärztliche
    Praxis 38f., 152
Zeugen, Zeuginnen, Zeugenaussagen
                 107, 109f., 159
Zeugnisverweigerungsrecht . . . . 119f.
Zivilverfahren 113, 120f., 127
Zusammenarbeit (interdisziplinäre)
    (s. a. Kooperation). 50, 130, 205
Zusammenarbeit (interinstitutionelle)
                 12f., 15, 97, 130ff., 184
Zyklus der Gewalt
    (s. Gewaltzyklus, Gewaltkreislauf)

Adressen der Herausgeberinnen

Fachstelle für Gleichstellung
Stadt Zürich
Ausstellungsstrasse 88
8005 Zürich
Telefon 044 447 17 77
gleichstellung@zuerich.ch
www.stadt-zuerich.ch / gleichstellung

Frauenklinik Maternité
Stadtspital Triemli
Birmensdorferstrasse 501
8063 Zürich
Telefon 044 466 11 11
www.triemli.ch

Verein Inselhof Triemli
Birmensdorferstrasse 505
8063 Zürich
Telefon 044 498 50 00
zentrum@zentrum-inselhof.ch
www.zentrum-inselhof.ch